侯建宁临床经验集

HOU JIANNING
LINCHUANG JINGYAN JI

王晓丽 主编

甘肃科学技术出版社
甘肃·兰州

图书在版编目（CIP）数据

侯建宁临床经验集 / 王晓丽主编. -- 兰州 : 甘肃科学技术出版社，2025. 3. -- ISBN 978-7-5424-3282-7

Ⅰ. R249.7

中国国家版本馆CIP数据核字第2025UT2649号

侯建宁临床经验集

王晓丽　主编

责任编辑　陈学祥
封面设计　麦朵设计

出　版　甘肃科学技术出版社
社　址　兰州市城关区曹家巷1号　730030
电　话　0931-2131572(编辑部)　0931-8773237(发行部)

发　行　甘肃科学技术出版社　　印　刷　甘肃兴业印务有限公司
开　本　787毫米×1092毫米　1/16　　印　张　16.75　插　页　2　字　数　353千
版　次　2025年3月第1版
印　次　2025年3月第1次印刷
印　数　1~1000
书　号　ISBN 978-7-5424-3282-7　　定　价　68.00元

图书若有破损、缺页可随时与本社联系：0931-8773237

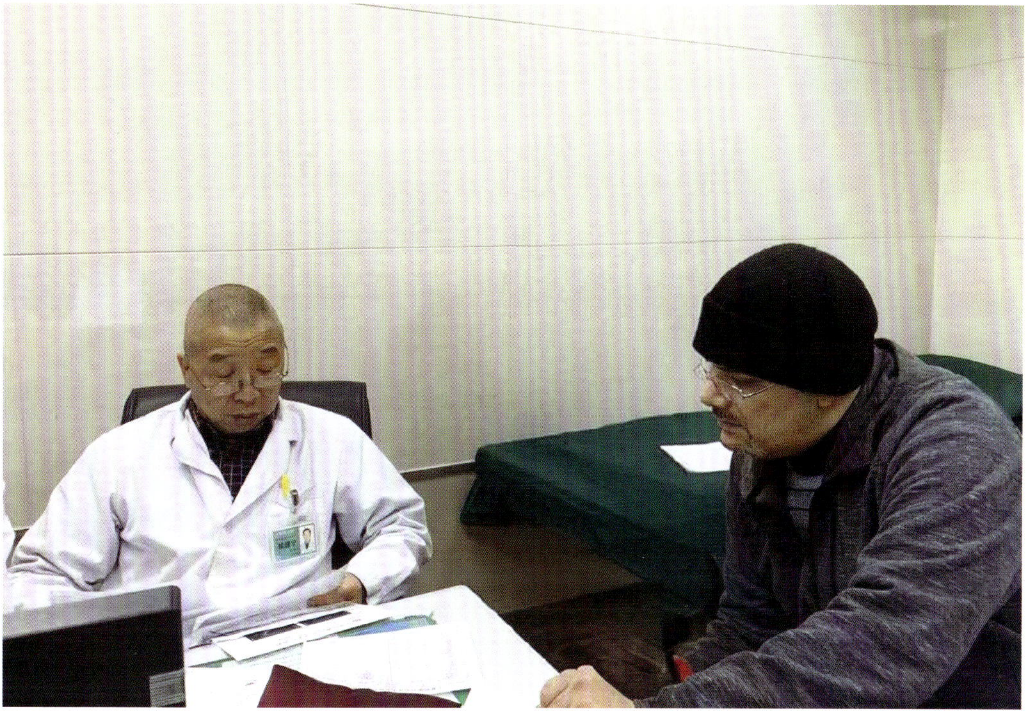

侯建宁主任医师为约旦友人诊病

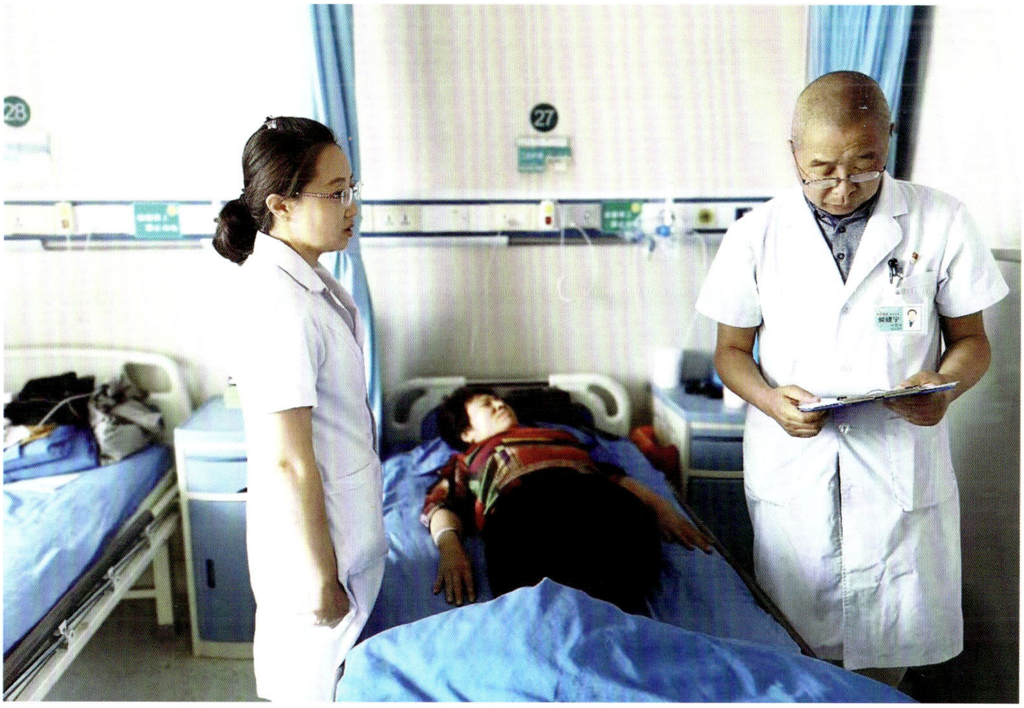

侯建宁主任医师查房并指导下级医师诊疗方案

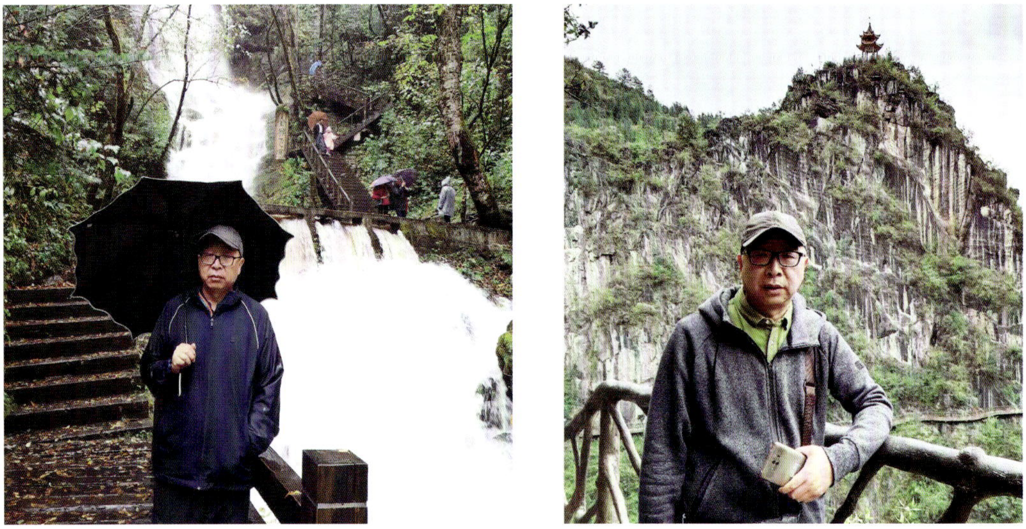

侯建宁主任医师闲暇时光

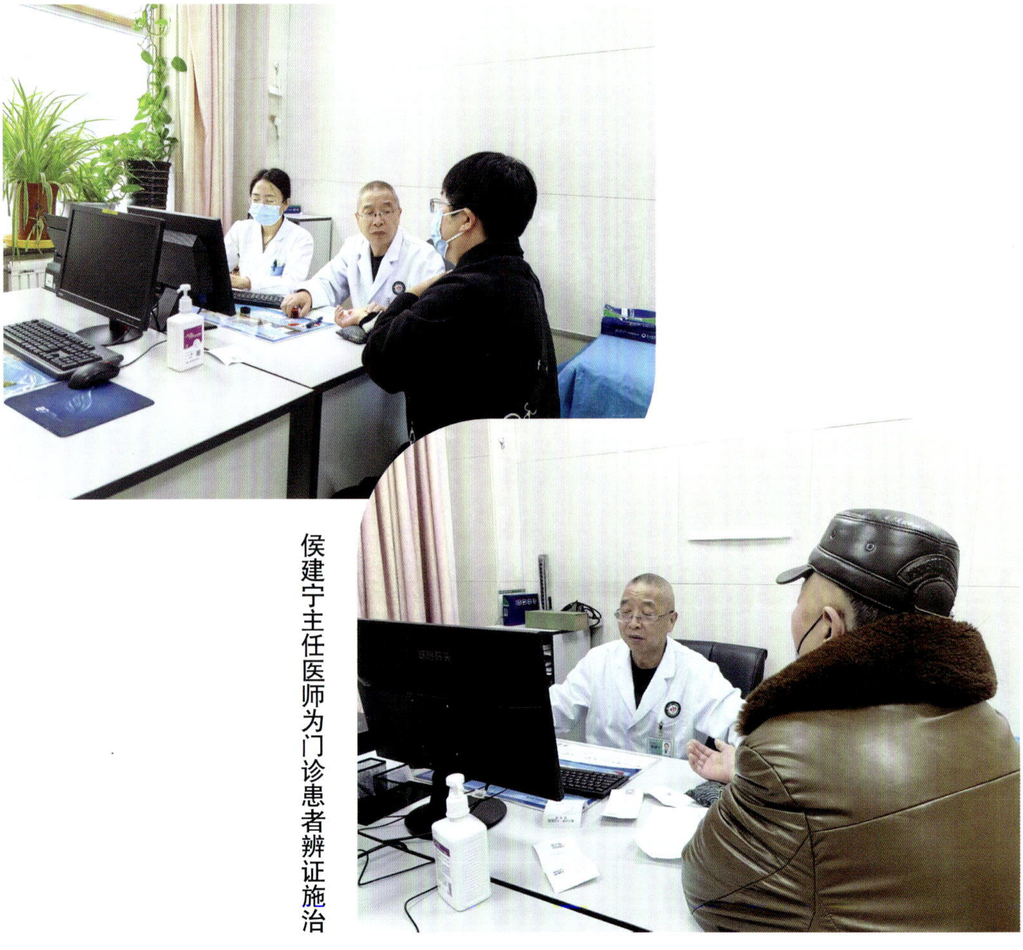

侯建宁主任医师为门诊患者辨证施治

编 委 会

主　　编：王晓丽

副主编：付慧玲　曹丽翠

编　　委：马立凤　王佩佩　蒋敏之　刘　丽
赵　婷　周　斌　李占涛　孔繁斌

侯建宁主任医师简介

侯建宁，男，中医内科主任医师，银川市“凤城名医”。1960年生于宁夏银川，毕业于宁夏医科大学，从事中医内科临床、教学、科研工作40余年，擅长中医辨证治疗消化系统疾病、呼吸系统疾病、心脑血管疾病、急慢性胰腺炎、慢性皮肤病、宫外孕等常见病及内外妇儿疑难杂病。

侯建宁主任医师临证治疗坚持辨病、辨证、辨症相结合，将疾病诊断、中医证候、兼次症状有机结合，既体现了中医辨证论治的准则，又结合疾病、症状的中西医结合学术理论，针对有明确病因和病理变化的疾病以辨病论治为主，针对病因复杂、症状多变的功能性疾病则以辨证论治为主，辨病、辨证、辨症三者有机结合，共同构成现代医学和古典中医的综合诊疗体系。主要学术思想如下：

一、中西医互补

中医作为中华民族的文化瑰宝，有着五六千年的悠久历史，经过历史的沉淀，不断传承与发展，中医学似乎到了转型期，但“中西医结合”模式和理念一直是医者们讨论的热点。中医学的理论基础与哲学有着很深的渊源，它更注重宏观与整体，以人为整体，以病为载体，更重视整体与局部、宏观与微观之间的关系。中医和西医在诊疗过程中，各自发挥着独特的优势，各有长短，中医认为人体是一个有机整体，强调从整体角度出发去诊断和治疗；西医则从微观角度出发，研究疾病的发生和发展机制。中西医结合的正确方式是二者的优势互补、取长补短，是理论思维的互补结合，是诊断的互补结合，是治疗的互补结合，是用药的互补结合，同样是科研的互补结合，通过中西医融会贯通，打破原有的学科分界。

二、临床重视辨证、辨病、辨症相结合

辨证论治是中医学的基本特点，长期以来，我们在临床中重辨证而轻辨病，证是疾病某一阶段本质的反应，是对疾病发展过程中某阶段的病位、病性的概况，因此运用辨证论治对治疗疾病虽有特色，但也有缺陷，它只反映疾病某一阶段的特点，无法贯穿整个疾病的基本矛盾。辨病是依靠医生的感官、四诊诊断疾病，收集病例信息，从而诊断疾病并治疗疾病的一种方法；辨病论治针对患者具体的病情进行治疗，具有较高的针对性和个性化，中医注重整体观念，但抛开证型，只单纯看病，往往会思维固定；辨证是在辨病的前提下进行，证从属于病，病之所见为证。因此在临床中，不同的疾病可以同属于一种证型，同一种病可以有多种证型，是动态的演变过程。

辨症，就是辨别症状，根据四诊所得的资料进行分析、综合、归纳，以判断疾病的原因、部位、性质，从而作出正确的诊断，为治疗疾病提供依据。“证”与“症”应该严格区分，“症”是一个一个的症状，而“证”是证候，是辨证所得到的结果。“症”与“病”的概念亦是不同的。辨证论治并不是说中医不讲究辨病，在临床中，更多的是三者相合。

三、活血化瘀是治疗妇科病的根本大法

侯建宁主任医师认为：活血化瘀是治疗一切妇科疾病的根本大法，尤其是在难治性妇科疾病及妇科疾病术后的并发症及调理等，均离不开活血化瘀。脏腑为气血之源，气血是化生月经的基本物质，血是物质基础，气是运行动力，督脉调节、带脉约束冲任及胞宫的功能。所以气血失调是妇科疾病的重要病机，调理气血是妇科治疗大法。侯建宁主任医师在治疗宫外孕、产后诸病中灵活运用活血化瘀类药物，效如桴鼓。

侯建宁主任医师从小就勤学好问，从事中医事业后，勤求古训，博采众方，锤炼精湛医术，修养高尚医德，高度重视《黄帝内经》《伤寒论》《金匮要略》《温病学》四大中医经典著作的学习和研究。他师古而不泥古，对历代各家学说兼收并蓄，将诊疗思路贯穿诊病全过程。

序

《侯建宁临床经验集》即将问世，该书重点讲述侯建宁主任医师的中西医结合学术思想及临床实践经验，并附录曾发表的学术论文，这是一部理论联系实际的好书，对于促进名中医药专家学术思想和临床经验传承、推进中医药创新发展具有重要意义。

侯建宁主任医师自幼崇尚医学，中医学功底扎实，从医40多年来，勤思笃行，学验丰富，疗效显著，是宁夏地区著名的中医专家之一。平素多受亲朋之托慕名请他诊病均获良效。根据自己数十年的切身感悟和临床体会，由门人弟子整理出这本经验集，较为全面地反映了他的中西医结合学术思想、临床经验和个人独到见解，特别是关于中西医结合内涵与模式的思考、中医药治疗急症等案例对读者颇多启迪。阅览全书，内容丰富，既有学术思想内涵又有大量的真实验案，详细记录了临床常见病、多发病的诊疗思路及遣方用药。他的中西医结合理念和丰富求实的临床诊疗经验富有创新性和启发性，体现了在继承前贤学术经验的基础上，不断弘扬与拓展的精神，符合当前中医药传承创新发展时代特色，为年轻一代中医人在工作中提供思路及帮助，大有裨益。

谨以上述感言为序，既表达对侯建宁主任医师在中医药工作中取得的成绩表示衷心祝贺，也是对中医药高质量发展前景的热切期待。

张 涛

2024年12月

前　　言

光阴荏苒，回顾岁月，弹指一挥间，对镜自览，头发已花白，岁月的积累与沉淀，如同一条大河，经历了急流险滩，经历了柔风细涟，向无垠的大海缓缓流去。我在临床摸爬滚打40余年，在40多年的临床实践中，不断摸索，不断总结，虽取得了小小的成绩，得到众多患者的认可，但仍需不断完善理论总结。“不为良相，则为良医。”回顾自己的从医之路，一步一步踏踏实实走过来，感谢我的家人对我长期以来工作上的支持、生活上的照顾，感谢我的领导、同事在我从医生涯中给予的帮助。俗话说：“实践出真知。”在多年的临床实践中，不断总结，积累了一些经验，也吸取了一些教训。我经常与我的学生分享，学医其实没那么难，融会贯通之后，你就会发现，看病其实是比较简单的，但前提是在众多病例的实践中磨炼多年，达到一定高度，既要胆子大，又要心细。在我的学生们的建议下，整理出这本经验集，目的是让年轻的同道们少走弯路，拿现成的验方运用，也算是为人类健康事业作出自己应有的贡献。本书主要阐述中医辨证理论及内科杂病的诊疗经验，主要分为三部分：上篇为中西医结合的学术见解。中篇为内科杂病临床实践的总结，也是经验集的重点部分，其中对胃脘痛、咳喘证、胰腺炎、宫外孕、痤疮等疾病的治疗经验，是我毕生临床实践的精华，所载方药真实，疗效可靠。下篇附录了近些年发表的经验论文，并对疗效显著的验方逐一介绍，最后是门人弟子记录的一些肺腑之言。

桃李无言，下自成蹊，40多年的临床生涯，由我的学生及徒弟们编成这本经验集，以期让热爱中医的同道们参考应用，如果对中医学术的发展有所禅益，那将是我最大的欣慰。感谢张涛先生为本书作序，感谢我的学生们为本书之付梓付出辛勤的劳动。祝大家工作顺利，身体健康。

侯建宁

2024 年 12 月

目 录

上篇

中西医结合学术思想

第一章　中医辨证论治的基本法则

中医学的基本特点是整体观念和辨证论治，在近两千年的传承发展过程中，通过思辨推理、审证求因等方法，独创了一系列辨证论治的基本法则，如：脏腑辨证、八纲辨证、六经辨证、卫气营血辨证、三焦辨证等。辨证论治是中医的特色和优势，在古代医学诊断技术不甚发达的情况下，发挥了重要作用，但辨证论治并不是中医唯一的辨治方法，也无法解决所有的临床问题，过度强调和追求辨证论治往往容易造成辨治思维的局限。西医重于微观、局部认识，而中医偏重于宏观、整体认识，中西医结合在汲取两种医学精华的过程中，着重体现中医整体观、宏观、哲学思想理论基础。侯建宁主任医师在从事40多年临床实践工作中，不断学习，总结经验，比较崇尚仝小林院士的辨治方法，认为完整的辨治方法论应包括辨证论治、辨症论治、辨病论治和审因论治，分别阐述了辨证、辨病、审因、辨症的内容及其在临床中的综合应用。侯建宁主任医师在临床工作中，多应用脏腑辨证，结合辨病论治、辨症论治，临证拟方，多效如桴鼓。中医辨证论治的基本法则如下：

一、阴阳

阴阳为八纲之首，疾病的性质总括起来可分为阴证和阳证两大类，任凭临床证候错综复杂、变化多端，归纳起来不外阴盛阳衰、阳盛阴衰两端。辨证时首先辨别阴阳，然后进一步区分表里、寒热、虚实，这样才能层次分明，辨证准确。《素问·阴阳应象大论》说：“阴阳者，天地之道也，万物之纲纪，变化之父母，生杀之本始，神明之府也，治病必求于本。”《素问》中提到：“善诊者，察色按脉先别阴阳。”张景岳则说：“凡诊脉施治，必先审阴阳，乃为医道之纲纪，阴阳无废，治焉有差，医道虽繁，可一言蔽之曰阴阳而已。”由此可见阴阳在辨证论治中的重要地位。

1. 阴证和阳证的基本表现

阴证的基本表现：精神萎靡，面色晦暗，目光无神，声音怯微，形寒肢冷，举止迟缓，纳呆少饮，小便清长，大便稀薄，苔薄白，脉细迟缓。总之，凡人体机能衰退，营养不足，脏器退变等里证、虚证、寒证大多均属于阴证范畴。

阳证的基本表现：精神亢奋，面色潮红，两目充血，声音高亢，恶热喜凉，烦躁多动，口渴气粗，小便短赤，大便干结，苔黄厚燥，脉数大有力。总之，大凡人体机能亢进，营养充足，脏器出现新的器质性病变等表证、实证、热证大多数属于阳证范畴。

在临床上所遇见的阳证和阴证，并不是像上述举例那样典型。通常表现为“阴中有阳”“阳中有阴”，形成“表里兼备”“寒热错杂”“虚实并见”等复杂证候。有的患者出现阴虚阳亢，有的则阴盛阳衰，有的则阴阳俱虚，有的则阴阳俱盛。

2. 表里

表里可鉴别疾病部位深浅，病在表者，病势浅而轻，治疗较易；病在里者，病势深而重，治疗较难。由表入里，说明病情进展、加重；由里出表，说明病情减轻、向愈。前者为“逆”，后者为“顺”。此外，半表半里证，是病位介于表里之间，属少阳病。

(1) 表证

病位较浅，多指外感诸证而言。多见头痛，身痛，发热恶寒，脉浮，苔薄。在此基础上加恶风、汗出、脉缓者为表虚证（中风）；加恶风、无汗、脉紧者，为表实证（伤寒）；加口渴、热多寒少、脉数者，为表热（温病）。在治疗方面，表虚证之主方为桂枝汤，表实证为麻黄汤，表热证为桑菊饮。

(2) 里证

病位已深，病在脏腑。里证有寒热虚实不同，有来自“外邪入里”者，有“脏腑自生”者，均属里证。里寒证见肢冷畏寒，腹中冷痛，便溏水泻，恶心呕吐，脉沉迟，苔白滑；里热证见高热汗出，烦渴引饮，面红目赤，小便短涩，甚者神昏谵语，舌红苔黄，脉沉数；里实证见大便燥结，腹满痞硬，腹痛拒按，谵语发狂，苔黄厚，脉沉实有力；里虚证见少气懒言，厌食乏力，泄泻遗精，舌胖嫩，脉沉而无力。

(3) 半表半里

病位在表里之间，大多为邪气客于足少阳胆经，临床表现主要有往来寒热，胸胁苦满，心烦欲呕，嘿嘿不欲饮食，口苦咽干，脉弦等。

辨别出的表里证，也非单纯表证或单纯里证，临床上往往以许多复杂的形式出现，如表里皆热、表里皆寒、表里皆虚、表里皆实、表热里寒、表寒里热、表虚里实、表实里虚等。上述证候虽然复杂，只要掌握了辨别表里的基本规律，也不难作出正确诊断。

3. 寒热

寒热是辨别疾病性质的二纲。寒证通常由寒邪引起，或由于脏腑、经络、肌肉、气血之不足而生；热证通常由热邪引起，或由于脏腑、经络、肌肉、气血之有余而生。中医对寒热之辨证多由口渴与否？二便如何？四肢之温凉、脉象、舌象等来综合辨证。

(1) 寒热的证候特征

寒证的临床表现为手足冷而不温，怕冷，面色苍白，口不渴而喜热饮，小便清长，大便稀薄无臭，苔薄白，脉迟。热证的临床表现为发热口渴，喜冷饮，颜面潮红，烦躁易动，大便燥结，黏涩肛灼，小便短赤，舌红苔黄，脉弦数。

(2) 寒热的病所部位

寒热的发生通常具有部位特征，如脏腑、经络、气血、三焦、表里等。脏腑的寒热在腑脏辨证中谈，经络的寒热在六经辨证中讲，三焦的寒热在三焦辨证中介绍，气血为五脏六腑所共有，也可在脏腑辨证中窥其端倪。

(3) 寒热的真假

通常有真热假寒与真寒假热两种情况。所谓“真热假寒”，证见大便燥结、腹满实痛、渴欲冷饮、小便短赤等一派热证之同时，又见颜面苍白、四肢冰凉、六脉细微等寒象。此证之特点乃乍看众多寒象，细审则热居其里，通常又称阳盛于内、格阴于外，西医所谓之急腹症休克、热病休克等“暖休克”多属此类。所谓真寒假热临床证见身热而不欲去衣、渴欲饮水而不欲咽、脉洪大而重按无加面潮红而四肢冰凉、四肢躁扰而神志清楚。此证之特点为寒其内而虚阳浮越，通常又称为阴感于内、格阳于外，有人称此为“戴阳证”。西医证候学中，此多为植物神经及内分泌紊乱之类。

4. 虚实

正气不足为虚，邪气淫内为实，虚实的基本含义是邪正盛衰的关系。体质有强弱之分，病邪有盛衰之别，用药有补泻之异，辨别虚实的目的是为了确定正确的治疗法则。攻乎？补乎？全在于虚实之辨。“实则泻之”“虚则补之”，如果虚实有误，则失之毫厘，差之千里，“虚虚”“实实”乃医家之大忌。

(1) 虚实的临床表现

凡正气不足、阴阳气血亏损者皆属虚证范畴。引致虚证的原因，有因先天禀赋素弱，有因病后失于调理，有因病久迁延失治。先天禀赋之虚弱大多责之于肾，后天正气之不足大多责之于脾。用现代医学观点来看，所谓虚证大多指生理机能之衰退而言，当然这种衰退除先天之生理功能衰退外，大多数皆为疾病之迁延、病后之失于康复所致。最常见的虚证临床表现为形体消瘦，声音低微，食欲不振，体乏无力，视物模糊，听觉减退，舌淡胖，脉细弱无力。在虚证中大体又分为气虚、血虚、阴虚、阳虚等类。所谓气虚又有脾气虚、肾气虚、肺气虚等；血虚有心血不足、心脾两虚等；阴虚有肺阴虚、肾阴虚、肝肾阴虚等；阳虚有脾阳虚、肾阳虚、脾肾阳虚、心阳虚等。近年对脾阴虚、肝阴虚报道甚多，且已有专著问世。上述与脏腑相关的虚损证候，详细内容将在脏腑辨证中论述。凡邪气亢盛，邪气与正气激烈相争者皆属实证之范畴，引致实证的基本原因是正邪相争。身体强壮时，通常的邪气不能导致发病；身体虚弱时，通常的邪气便能引起发病，但所引起的疾病大多属虚证。如邪气强大，正气虚弱所引起的疾病亦多属虚证，只有在邪气和正气都强时，正邪相争则为实证。实证的临床表现有壮热烦渴，大便燥结，小便短赤，气粗声高，腹痛拒按，发热恶寒无汗，精神兴奋，脉大而有力。总之，实证时生理机能呈现病态亢奋，病邪强大，机体抗病能力亦盛。

（2）虚实的真假

《内经》说“大实有羸状，至虚有盛候”。张景岳说：“至虚之病反见盛候，大实之病反见羸状，此不可不辨也。如病起七情，或饥饱劳倦，或酒色所伤，或先天不足，及至发病，则每多身热、便秘、胀满、虚狂等，初看似为有余之证，而其病实为不足。又如外之邪未除，而伏邪经络，食饮之滞不消，而积聚于脏腑，或郁结道气，有所未散，或顽痰瘀血，有所留藏，久病至羸，外面似乎不足，不知其病本是实证，乃当治其根本，不可为其外证所惑。”虚实的真假与寒热的真假同为一个道理，凡遇到此种情况，应全面分析，如体质的强弱、疾病的新旧，细审其证，详辨其脉，就可以辨别真伪，去伪存真。

二、脏腑辨证

以脏腑为纲进行辨证论治，就是脏腑辨证，它是中医辨证论治的重要组成部分，是内伤病的主要辨证法则。

1. 脾胃辨证

（1）脾胃气虚

颜面萎黄，食欲不振，体困无力，少气懒言是此证的基本症群，如伴浮肿、腹胀、便溏之一者，称脾不运化；伴咳血、吐血、便血、衄血等出血症状之一者，称脾不统血；伴眼睑下垂、子宫脱垂、胃下垂、游走脾等内脏下垂之一者，称中气下陷。脾胃气虚的治法是健脾益气，基础方剂是四君子汤（《太平惠民和剂局方》）。脾不运化宜健脾益气、行气治湿，用香砂六君子汤（《太平惠民和剂局方》）；脾不统血宜健脾益气、引血归脾，用归脾汤（《济生方》）；中气下陷宜健脾益气、升阳举陷，用补中益气汤（李东垣）。香砂六君子汤、归脾汤、补中益气汤均由四君子汤化裁而成，盖脾不运化、脾不统血、中气下陷均由脾胃气虚所衍生。

（2）脾胃阳虚

本证由脾胃气虚发展而生，故仍有颜面萎黄，食欲不振，体困无力，少气懒言四证候；阳虚则见阳虚症群——形寒肢冷，自汗；脾为运化之宜，运化失司则见腹胀、浮肿、便溏，上述症群合而为一，组成脾胃阳虚证候群。脾胃阳虚之治法为健脾温中，方剂是理中汤（《伤寒论》），此方仍与四君化裁相似，盖脾胃阳虚亦脾胃气虚之衍生。

(3) 寒湿困脾

头痛寒热，脘腹胀满，恶心呕吐，肠鸣腹泻，脉濡滑，治宜解表散寒、芳香化浊，常用藿香正气散（《太平惠民和剂局方》）。脾胃素虚，一旦感受风寒，内湿与外寒相合，遂成此证，故此证候群由两部分组成：①头痛寒热，脉濡滑（外寒）。②脘腹胀满、恶心呕吐、肠鸣腹痛（内湿）。

(4) 脾胃湿热

湿热相合，滞于脾胃，遂生此证。热重于湿，则见高热，口渴，下痢肛灼，苔黄腻，脉滑数，治宜清热燥湿，方用葛根芩连汤（《金匮要略》）。湿重于热，则首重如裹，身热不扬，脘腹胀满，肠鸣腹泻，恶心呕吐，宜清热除湿、芳香化浊，方用三仁汤（《温病条辨》）、藿朴夏苓汤（《医原》）。热重于湿则急（暴注下迫皆属于热），湿重于热则缓（湿性黏滞，不易速去），故前者之特点是热急夹湿，后者之特点是湿缓夹热。

(5) 胃火炽盛

口干，口臭，口腔糜烂，牙痛龈肿，牙龈出血，胃脘灼痛，舌红苔黄，脉数，宜清胃泻火，用清胃散（李东垣）。此证之特点在口腔，盖口乃脾胃之窍，位居于上，火性上炎，则直冲口腔，于是形成此证。

(6) 胃阴虚

胃脘灼痛，口干不饮，舌红少苔，脉细而数，同时伴有骨蒸潮热，五心烦热，盗汗，治宜滋阴养胃，方用养胃汤（叶天士）、沙参麦门冬汤（张仲景）。此证之组成有两部分：①阴虚证候：骨蒸潮热，五心烦热，盗汗，口干不欲饮，舌红少苔，脉细而数。前三证候是阴虚基本证候，后三证候是阴虚一般证候。②胃热证候：胃脘灼痛，虽有胃热，但与胃火炽盛有别，前者因热而伤阴，后者由热而火旺，火性上炎引致口腔诸证。

2. 心病辨证

(1) 心气虚、心阳虚、亡阳

心悸气短、脉细而结代是心气虚基本症群，如伴形寒肢冷、自汗，则为心阳虚。心阳虚进一步发展，出现颜面苍白、冷汗、肢凉、脉细欲绝者为亡阳。心气虚、心阳虚、亡阳三证，是逐步加深的三个病理阶段。气虚至极则阳虚，阳虚至极则亡阳，这是中医病机的基本概念。心气虚与心阳虚治宜益气宁心，用养心汤（王肯堂）；亡阳宜急求回阳，用参附汤、四逆汤（张仲景）。

(2) 心血虚、心阴虚、亡阴

心悸、健忘、失眠、多梦是心血虚基本症群。如伴潮热骨蒸，五心烦热，盗汗者则为心阴虚。心阴虚进一步发展，证见烦躁气粗、呼吸困难、皮肤干燥、手足温者为亡阴。心血虚、心阴虚、亡阴三证亦是逐渐加深过程中的三个病理阶段。血虚之极则阴虚，阴虚之极则亡阴，这也是中医病机的基本概念之一。心血虚、心阴虚治宜养血安神，用天王补心丹（危亦林）；亡阴宜益气养阴，用生脉散（《千金方》）。

（3）心火过旺

胸中烦热，虚烦不得眠，舌尖红，脉细数是心火过旺的基本症群。如伴口舌糜烂，小便短涩，是心火移热于小肠（脏热移腑）。心火位于胸中，上炎则胸烦不眠、舌红；心与小肠互为表里，由经络相贯通，火虽上炎，亦可沿经络下行小肠，“小肠者受盛之官，化物出焉”，其有泌别清浊的作用，小肠有热则小便赤涩。口舌糜烂是小肠之湿热火性上达之故。心火过旺治宜泻火安神，用黄连阿胶汤（张仲景）；心火移热于小肠宜导热下行，用导赤散（《小儿药证直诀》）。

（4）痰迷心窍

神识错乱（烦、狂、笑、语）、脉滑、舌腻是此证的基本症群，治宜导痰、开窍、安神，方用生铁落饮（《医学心悟》）。心主神明，心窍闭塞则神识错乱；脉滑、舌腻是痰证的脉舌表现，因为心窍闭塞的原因是痰。

（5）心血郁滞

心前疼痛，痛引手臂，心悸气短，舌质紫暗，脉涩而结代是此证基本症群，治宜活血化瘀、宣郁通阳，用冠心Ⅱ号方（北京地区协作组方）、瓜蒌薤白半夏汤（张仲景）。脉涩、舌质紫暗是血瘀；心前疼痛，心悸气短说明血瘀部位在心。

3. 肝病辨证

（1）肝气郁结

口苦，咽干，急躁易怒，胸胁苦满，脉弦是此症基本症群。如伴脘腹胀满、厌食、泛恶则为肝胃不和；如伴咽中有物，吐之不出，咽之不下，则为肝气上逆（梅核气）。肝气郁结宜疏肝解郁，方用柴胡疏肝散（《景岳全书》）；肝胃不和宜疏肝和胃，方用逍遥散（《太平惠民和剂局方》）；肝气上逆宜疏肝降气，用半夏厚朴汤（张仲景）。肝性条达，郁则横逆犯胃（肝胃不和）是第一种表现，郁则上逆冲咽（梅核气）是第二种表现，二者均是肝气郁结的产物。

（2）肝胆实火

口苦咽干，急躁易怒，胸胁苦满，头晕头痛，耳鸣目赤，心悸气急，小便短赤，脉弦而数，治宜清肝泻火，用龙胆泻肝汤（《医宗金鉴》）。此证多因郁久化火所致，其基本症群由两部分组成：①口苦咽干，急躁易怒，胸胁苦满（肝气郁结）。②头晕头痛，面红目赤，小便短赤，脉数（火性上炎）。

（3）肝阴不足

头晕目眩，腰酸耳鸣，骨蒸潮热，五心烦热，盗汗，手足麻木，震颤，舌红少苔，脉弦细数，治宜滋水涵木，用杞菊地黄丸（《医级》）。

肝肾同源，肝阴借肾阴以滋之，因此肝阴虚之表现由三部分组成：①头晕目眩，腰酸耳鸣（肾虚）。②骨蒸潮热，五心烦热，盗汗（阴虚）。③手足麻木、震颤（阴不养筋）。

(4) 肝风内动

临床上通常表现为三种情况：①热极生风（风火相煽）：证见高热、伴惊悸、抽搐、厥逆，脉弦数，治宜泻火镇惊，用羚角钩藤汤（《通俗伤寒论》）。②阳亢生风（诸暴强直皆属于风）：主要表现头痛耳鸣，偏瘫失语，口眼歪斜，抽风昏迷，治宜镇肝熄风，方用镇肝熄风汤（《医学衷中参西录》）。③血虚生风（血不养筋）；主要临床表现是震颤、麻木、抽搐、肌肉瞤动等，治宜养血熄风，方用大定风珠（《温病条辨》）。

(5) 寒滞肝经

少腹冷痛，阴囊回缩，睾丸重坠，宜暖肝散寒，方用暖肝煎（《景岳全书》）。少腹、阴囊、睾丸均为足厥阴肝经循行之地。

4. 肺病辨证

(1) 肺寒咳嗽

证见头痛，发热恶寒，咳喘痰多，痰涎清稀，脉浮紧，治宜解表散寒、止咳祛痰，方用麻黄汤（《伤寒论》），此证是风寒表证兼咳嗽。

(2) 肺热咳嗽

证见头痛，发热恶寒（热多寒少），口渴，多饮，烦躁，咳喘，舌红，脉数，治宜清热、宣肺、止咳，用麻杏石甘汤（《伤寒论》），此证是风热表证兼咳嗽。

(3) 肺燥咳嗽

口干、咽干、鼻干，咳嗽吐痰，痰黏不利，舌红少津，宜清燥救肺，方用清燥救肺汤（《医门法律》）。中医"大凡燥证必有三干"即口干、咽干、鼻干，此证即由三干与咳嗽痰黏组成。

(4) 痰浊阻肺

痰涎壅塞，咳逆倚息不得卧，治宜导痰宣肺，方用苏子降气汤（《太平惠民和剂局方》）、葶苈大枣泻肺汤（张仲景）。

(5) 肺气虚

颜面皖白，少气懒言，自汗乏力，咳喘痰涎，舌胖淡，脉濡细，治宜益气补肺，方用补中益气汤（李东垣），该方为培土生金之主剂。

(6) 肺阴虚

咳嗽吐痰，痰黏不利，痰中带血，骨蒸潮热，五心烦热，盗汗，治宜滋阴清热，方用百合固金汤《医方集解》，此证由阴虚证候于肺咳症群组成。

5. 肾病辨证

头晕耳鸣，腰酸腿困，尺脉弱是肾虚证候群。如伴骨蒸潮热、五心烦热、盗汗者为肾阴虚；如伴形寒怯冷、自汗者为肾阳虚。肾阴虚治宜滋阴补肾，方用六味地黄汤(《小儿药证直诀》)；肾阳虚则可分成下列四个类型，分别论治：

(1) 肾不藏精

肾阳虚基本症群伴遗精、阳痿者，治宜壮肾固精，方用补肾丸(《银海精微》)。

(2) 肾不纳气

肾阳虚基本症群伴气急喘息者，宜温肾纳气，方用都气丸(《医宗己任编》)。

(3) 命门火衰

肾阳虚基本症群伴五更泻，治宜温肾止泻，方用四神丸(《内科摘要》)。

(4) 阳虚水泛

肾阳虚基本症群伴全身或区域性浮肿者，治宜温阳化水，用真武汤(张仲景)。

附：①下元虚寒：遗尿、频尿、夜尿、少腹清冷，宜温补下元，方用缩泉丸(《妇人良方》)。②膀胱湿热：尿频、尿急、尿痛、少腹急结，宜清热利湿，方用八正散（《太平惠民和剂局方》)。

上述脏腑辨证的临床症群，可单独出现，但在大多数情况下，常是几个脏腑的证候联合出现，如心脾两虚证、脾肾阳虚证、肝肾阴虚证等。心脾两虚证是由心血虚与脾气虚联合表现而成，既有属于脾气虚的颜面萎黄、食欲不振、体困无力、少气懒言，又有属于心血虚的心悸、健忘、失眠、多梦。治疗此症的代表方剂是归脾汤，方有健脾益气的党参、白术、茯苓、黄芪类，又含有补益心血的远志、龙眼肉、炒酸枣仁类。掌握了脏腑单独证候，对其联合形式的临床表现是容易分析理解与认识的。

三、热病辨证

热病是伤寒和温病的总称，伤寒系寒邪致病，温病是热邪致病，均属外感范畴，同称为热病，亦称为外感病。《伤寒论》以六经辨证辨伤寒，《温热论》以卫气营血辨证辨温病，《温病条辨》以三焦辨证对卫气营血辨证做补充。

1. 六经辨证

将外感热病顺其传变途径分为太阳、阳明、少阳、太阴、少阴、厥阴等六个阶段，方剂均出自《伤寒论》。

(1) 太阳证

头痛，发热恶寒，脉浮，为太阳证之基本证候群。如伴无汗、脉紧者为伤寒(狭义伤寒)，代表方剂麻黄汤；如伴有汗、脉缓者为中风，代表方剂桂枝汤；如伴口渴者为温病，《伤寒论》未曾立方。太阳证之证候类型如以八纲辨证原则来看，所谓伤寒即风寒表实，中风即风寒表虚，温病即风热表证。前两种证型在《伤寒论》中明确提出了治法及治方，第三种证型即温病型，其治法与用方由以后的温病学派提出，代表方剂如桑菊饮、银翘散（二方均出自《温病条辨》)。

(2) 阳明证

壮热、烦渴、多汗、脉洪大有力为阳明经症群；痞、满、燥、实为阳明腑症群。

经证代表方剂白虎汤；腑证代表方剂承气汤（包括大承气汤、小承气汤、调胃承气汤）。阳明证如以八纲辨证原则来看，当属里实热证，偏于里热者属阳明经证，偏于里实者为阳明腑证。经证说明里热散于经，腑证说明里热结于腑，前者为无形，后者为有形。“痞”指心下痞硬，“满”指脘腹胀满，“燥”指大便燥结，“实”指腹中实痛。

（3）少阳证

口苦、咽干、目眩，往来寒热，胸胁苦满，心烦喜呕，嘿嘿不欲饮食，方用小柴胡汤；兼头痛，恶寒，发热为太少合证，用柴胡桂枝汤；兼便结，苔黄厚者，为少阳阳明合证，用大柴胡汤。少阳证如从八纲辨证标准来看，属半表半里证，在上述少阳七症状中，只要遇见其中之一证候者，便可诊断为少阳证，此证之发病较多，现代医学所称之一切亚急性及慢性炎症之全身反应性症群，大多属此类。

（4）太阴证

腹满而吐，食不下，自利益甚，时腹自痛，方用理中汤。此证以八纲辨证看，属脾胃虚寒证。

（5）少阴证

阴之为病，脉微细，但欲寐，方用四逆汤。此证以八纲辨证看，属心肾阳虚证，阳虚乃至亡阳，大有阳虚欲脱之象，理当急救回阳，四逆汤方证相合。以现代医学观点看，此证乃周围循环衰竭之象。

（6）厥阴证

消渴，气上冲心，心中疼热，饥而不欲食，食则吐蛔，方用乌梅丸。厥阴证的临床表现比较复杂，历代医家对此证认识尚不一致，上述证候表现仅是厥阴证许多证候中的一组证候，人们通常把这组证候视为厥阴证之代表证候。八纲观点看此证属寒热错杂证；以现代医学观点看，此证属肠蛔虫病或胆道蛔虫病类。

六经辨证是《伤寒论》之精华所在，外感寒邪犯人入里的六个不同阶段，首犯太阳，继则阳明；尚可不经太阳，直中阳明。亦可由阳明退于太阳，由少阳可转入太阴、少阴、厥阴。《伤寒杂病论》成书于东汉末年，在战乱中篇简散落，虽经王叔和重订，其原有完整面目，仍无从考证。历代医家如方有执、喻嘉言等，对此均表遗地，喻氏用“碎剪美锦，缀以败絮”（《尚论篇》）之语来比喻其美中之不足。当代医家阎德润说：“关于三阴经于事实上并不相传。”（《伤寒论评释》）陆渊雷认为：“既以全身虚寒证为少阴，胃肠虚寒证为太阴，更无他种虚寒证而堪为厥阴者，乃不得不出于凑合，此拘牵六经之名数，削足适履之过也。”（《伤寒论今释》）上述医家对六经辨证提出质疑，正说明这一辨证法则有进一步完善和发展的必要。但六经所揭示的方药和证候，确是久用不衰、千古不二的财富，这一点历代医家是从无异议的。

2. 卫气营血辩证

将外感热病顺其传变途径分为卫分、气分、营分、血分四个阶段。

(1) 卫分证

头痛，发热恶寒（热多寒少），口渴咽干、咳嗽、脉浮数，方用桑菊饮（《温病条辨》）、银翘散（《温病条辨》）。

(2) 气分证

壮热烦渴，大汗出，腹满而痛，大便秘结，舌红苔燥黄，脉洪大，方用白虎汤（《伤寒论》）、承气汤（《伤寒论》）类。

(3) 营分证

潮热烦渴，躁动谵语，舌质红少苔，脉细而数，方用清营汤（《温病条辨》）加味。

(4) 血分证

潮热烦渴，神昏谵语，抽风惊悸，斑疹，诸出血证，舌绛无苔，脉细数，方用化斑汤、安宫牛黄丸（二方均出自《湿病条辨》）。此辨证乃温病学家叶天士在《内经》营卫气血的基础上，同时接受了张仲景六经分证的启发，结合自己丰富的临床经验提出的。

卫分证基本属于经络辨证之太阳病，但重点放在邪热犯表方面；气分证基本上属于六经的阳明证，又通过对邪留三焦的阐发，增加了胸肺及肝肾方面的热证证候，似较六经之阳明证表现更能概括临床；营分证是气分证的进一步深入和发展，其主要特点是热盛伤阴；血分证是营分证的进一步发展，其主要特点是热盛伤阴的同时，又有热入心包、迫血妄行、热盛动风等更为严重的临床表现。

3. 三焦辨证

将外感热病按其发病部位、病情轻重传变阶段分成上焦、中焦、下焦三证。

(1) 上焦证

①手太阴肺证：头痛，发热恶寒（热多寒少），自汗口渴，咳嗽，脉浮数或两寸独大，宜解表宣肺，方用桑菊饮、银翘散。

②手厥阴心包证：舌绛质红，神昏谵语或舌謇肢厥，宜清心开窍，方用安宫牛黄丸、紫雪丹（《温病条辨》）。

(2) 中焦证

①足阳明胃证：发热、口渴、脉大，宜泻火救阴，方用白虎汤、人参白虎汤。

②足太阴脾证：首重如裹，身热不扬，体痛且重，胸闷呕恶，苔腻脉缓，宜清热化湿，方用三仁汤（《温病条辨》）、藿朴夏苓汤（《温病条辨》）。

(3) 下焦证

①足少阴肾证：身热面赤，手和足心热甚于手背，烦躁不寐，唇裂口燥，宜滋阴养血，方用知柏地黄汤（《症因脉治》）、杞菊地黄汤。

②足厥阴肝证：热深厥深，心中澹澹大动，手足蠕动，甚则瘛疭，宜养肝熄风，方用大定风珠、三甲复脉汤（二方均出自《温病条辨》）。

三焦辨证为温病大师吴鞠通所创，上焦证相当于六经中之太阳、卫气营血中之卫分，然而增加了热入心包的神昏、舌謇、肢厥等证候，充分反映了热病（尤其是病情重笃的急性传染病）之始，即可逆传心包的特点。中焦病既相当于六经的阳明、卫气营血的气分，又增加了足太阴脾湿合热的中焦湿热证候，从而补充了六经与卫气营血之不足，恰当地反映了胃肠传染病中如肠伤寒、慢性痢疾等的临床特点。下焦证则相当于卫气血中之营分与血分，又具有为六经中厥阴证之一部分特点。

四、病因辨证

中医对病因的认识源于《内经》《金匮要略》《三因方》等书，大体把致病因素分成三类：外因、内因、不内外因。所谓内因亦称七情，外因亦称六淫，不内外因则指饮食、劳倦、房事、虫兽、金刃所伤。近代亦有学者将其概括为内、外二因者。

1. 六淫

即风、寒、暑、湿、燥、火，它们本是自然界中六种气候变化，正常情况下称为六气，如果上述六种自然现象超越了人体所能适应的范围，有时是太过，有时是不及，就成为致病因素了，而这里所说的六淫，就是指六气的太过或不及。淫者，邪也，太过或不及也。

（1）风

“风为百病之长”，意思是风可与所有致病因子相结合，共同致病，如风寒、风湿、风热…… “风善行数变”，意思是风性急速，变化无常，如热极生风、肝风内动等来势均甚急骤；另有风湿走注、痛处无定等。风属木，性条达，主疏泄，因此对风邪的治疗多以疏散为主。

（2）寒

寒主收引，收引则不通，不通则疼痛，大凡痛证多以温散之法取效。寒易伤阳，寒之所在，阳气必虚，大凡祛寒中药皆具有壮阳之性。

（3）暑

暑性炎热，耗气伤津。意思是暑具火热之性，既能伤阴，又能耗气。暑性夹湿，意思是暑病多伴吐泻等下。另外暑病是在夏天特有之环境中发病，故谓夏日见暑。

（4）湿

湿性重浊，易于下注，临床上下焦多湿为其见证。湿性黏滞不易速去，大凡兼湿之证，病程绵长，如风寒、风热数日可愈，风湿之邪则迁延日久难愈，再如腹水、胸水、关节积液等皆为湿证之属，病程绵长为其特点。湿性重着易阻气机，气机不通则疼痛，大凡治痛之药多有胜湿之作用。

(5) 燥

秋日多燥，故有秋燥之称。燥之为病见三干（眼干、鼻干、口干），燥为阳邪，易伤津液。

(6) 火

火性上炎是中医对火热证的重要观点，发生于下焦之火热，多与湿合，方能为病，否则不可为病，故有“下无纯火”之说。火易伤阴，凡泻火之方剂，需配以养阴药，则其效更佳，如白虎汤中加知母、龙胆泻肝汤加生地、泻白散加地骨皮等。火易迫血妄行，出血证半数以上由火所致，泻火即可止血，代表方剂为三黄泻心汤。

2. 七情

喜、怒、忧、思、悲、恐、惊合称七情，属于正常的精神活动，通常并不足以致病。但是如果上述七种情志表现源于长期或突然精神刺激，这种刺激超过了人体正常适应能力，它就成为导致脏腑功能失调、气血紊乱、阴阳失和的致病因子，从而变生疾病。

(1) 喜

过喜则伤心，过喜则气散。

(2) 怒

大怒则伤肝，大怒则气逆。

(3) 忧

常忧则伤肺，常忧则气郁。

(4) 思

多思则伤脾，多思则气滞。

(5) 悲

悲则伤心肺，悲则气凝。

(6) 恐

恐则伤肾，恐则气血不足。

(7) 惊

惊则心、肾、肝、胆伤，惊则气乱。

中医病因概念大致以上述六淫、七情为主体，前者为外感病因，后者为内伤病因，内外因珠联璧合，形成了祖国医学病因辨证。

第二章　内科领域中西医结合的内涵

在内科领域，中西医结合的内涵应体现中西医相互取长补短的特点，应突出中医整体观与西医局部观的结合，中医宏观与西医微观的结合，中医机体反应观与西医病原致病观相结合。为了达到上述目的，就必须在内科临床工作中设计一定的工作程序，这种针对每一种疾病的中西医结合程序，也可以叫作中西医结合的现代诊疗临床模式。该模式在兼顾具体临床需要的同时，必须有利于整个中西医结合理论及临床进一步深化的需求，从而为发展当代中医作出贡献。

一、宏观与微观的结合

把西医对疾病的微观认识引入中医辨证体系，是发展中医辨证论治的当务之急，这一临床方法的实现，在形成宏观与微观结合的同时，中医将由此进入实验研究之途。由于中医在其发展的整个过程中只重于逻辑思辨，不重于实验研究，这就完全忽略了只有用现代科学手段才能发现对洞察疾病内在实质至关重要的微观指标。中医传统辨证论治必须与现代微观指标相结合，才能克服传统辨证论治不足的一面。试以肝病为例说明这一问题。

传统的中医从宏观入手，将肝病分为肝气郁结、肝木克土、肝胆湿热、肝肾阴虚、脾肾阳虚、气滞血瘀等病理类型。肝气郁结宜疏肝解郁，方用柴胡疏肝散加减；肝木克土宜疏肝和胃，方用逍遥散加减；肝胆湿热宜泻利湿热，方用龙胆泻肝汤加减；肝肾阴虚宜滋补肝肾，方用乙癸同源饮加减；脾肾阳虚宜温肾健脾，方用实脾饮合五苓散加减；气滞血瘀宜行气活血止痛，方用膈下逐瘀汤合金铃子散加减。如果在上述宏观辨证的基础上，把现代医学的微观数据如肝功、血浆蛋白、甲胎球蛋白等的变化加以应用，并用中医辨证的观点全面考虑，则必然大大地加强中医对肝病的全面认识，从而提高对肝病的治疗效果。

二、病原观与机体反应观的结合

西医注重病原的致病性，并在这方面取得了大量成就，有关病原微生物的研究，导致了各种抗生素的产生，从而对大多数感染性疾患产生显著效果，但因感染而引起的后遗症——正气虚损、气血不和等（包含自主神经系统、免疫系统、代谢系统等的紊乱），单纯的病原观却不能取得满意效果。中医注重机体的反应性，《内经》“正气存内，邪不可干”“邪之所凑，其气必虚”的论述奠定了中医对机体反应性的认识基础，中医通过“扶正固本”“活血化瘀”等法对自主神经、代谢、免疫等系统达到调节作用。鉴于此，感染性疾病之急性期抗生素疗效较佳，转入慢性后则需中医调节。现以骨髓炎的治疗为例说明这问题。

骨髓炎的急性阶段因致病菌直接作用，患者之局部和全身呈现一派以感染为主的证候，在治疗上应以抗生素为主，配合中药清热解毒、活血化瘀则可。骨髓炎转入慢性阶段后，全身感染症状缓解，以局部骨质破坏、骨质代偿性增生、窦道不愈、脓性分泌物等为主要临床表现，治疗时单用中医扶正固本、祛痰散结、活血化瘀等加减治疗，即可收到很好的疗效。又如对急性胰腺炎的治疗，可采用抗生素配合中药通腑理气，而慢性胰腺炎之治疗，则单用中药疏肝健脾、通腑理气即可。再如急性气管炎用抗生素甚佳，慢性气管炎服用中药调理则疗效满意。在临床上还有一些在病原上未能被西医学查明的疾病，或虽已查明但未能研究出针对该病原的有效药物，此类疾病的治疗，目前仍以中医中药疗效为好，如病毒性肝炎、慢性肾炎、再生障碍性贫血、溶血性贫血、结缔组织病等。

三、整体观和局部观的结合

中医的整体观是中医学术体系的特色，也是中医辨证论治的精华所在。但是，认识疾病还必须对其发病部位的具体情况有所了解，如能对其有一准确的洞察，才能对辨证论治有所裨益。

以外感表证为例，中医传统分为风寒与风热两类，其诊断依据是前者症见头痛、发热、恶寒、身痛、有汗或无汗、脉浮紧；后者症见头痛、发热、恶寒（热多寒少）、口渴、脉浮数。这一由整体观念形成的诊断依据固然反映了风热、风寒的特点，但初学者经常在脉之数与不数、口之渴与不渴、汗之多与不多等问题上，无法准确权衡，加之个体之神经类型、生活习性、当时的情绪、劳动条件等不同，也能明显影响上述症状的稳定性。因此，风寒、风热之辨证绝非文字之区分，掌握绝非易事。用中西医结合的观点来看，风寒多属病毒性感冒，风热则偏于细菌感染范畴（如咽峡炎、扁桃腺炎等）。在这一前提下人们开始用局部观察来补充传统中医之四诊，即使用西医之压舌板诊察咽峡局部之红肿、扁桃体之红肿化脓、咽后壁滤泡之增生等作为诊断风热之附加条件，从而使风热、风寒之鉴别诊断较前确切，即使初学中医的人也容易掌握。

再以妇科崩症为例，传统中医辨证往往把功能性子宫出血与宫颈癌出血混为一谈，在治疗上也是眉毛胡子一把抓。因此经常造成误诊，甚至导致宫颈癌患者错过了有效治疗期限。如果将中医传统的整体观点与西医的局部内诊相结合，则能使二者严格区分，从而使中医对功能性子宫出血的辨证论治进一步发挥作用。

综上所述，整体和局部结合是中西医结合临床方法的重要组成部分。它能使临床诊断更趋准确，从而大大提高疗效。

第三章　谈谈脏腑辨证

以脏腑为纲进行辨证论治就是脏腑辨证，是中医辨证施治的重要组成部分，也是内伤杂病的主要辨证法则。

一、脏腑辨证学说的形成

春秋战国时代产生的《黄帝内经》，给脏腑辨证学说提供了基本的观点，如《素问·灵兰秘典》提出了脏腑基本功能的概念；《素问·五脏生成论》提出了脏腑病证的五色、五味、特征及其简单的脉证表现；《素问·痿论》提出了脏腑与其他器官间的病理关系。《素问·至真要大论》的“病机十九条”对脏腑的病因、病证进行提纲挈领的归纳，为以后脏腑辨证学说的发展提供了重要的理论依据，如“诸风掉眩，皆属于肝”，“诸寒收引，皆属于肾”，“诸气愤郁，皆属于肺”，“诸湿肿满，皆属于脾”等论述，至今仍然是脏腑辨证学说的重要观点。东汉末年，医圣张仲景继承了上述观点，在倡用六经论治伤寒的同时，并重视用脏腑辨证的方法治疗内伤病证，著《伤寒杂病论》十六卷，使脏腑辨证在理法方药诸方面前进了一大步。六朝人托名华佗著《中藏经》，提出五脏六腑虚实辨证治疗杂病的初步规律，后经孙思邈、钱仲阳相继补充，一个以脏腑寒热虚实概括诸般杂症为立方、用药准则的理论体系初步形成。时至金元，河北易水县人张元素把脏腑证候的病机和治疗作为毕生研究课题，并取得了重大成就。他的学生李东垣继承师业，更着重于脾胃功能的阐发，拟定的补中益气汤，成为后世温补脾土的代表方剂。明薛立斋，私淑于东垣，在注重脾胃的同时，又阐发了肾阴、肾阳的重大意义。至此，在脏腑辨证的研究行列中，出现了以李东垣学说为代表的补土派和以薛立斋、赵献可为代表的补肾派。他们的学说以温补为主，又统称为温补派，因其学术思想盖出于元素，后人把温补学派也叫作易水学派。此学派在阐发脏腑辨证方面所取得的成就，其思想之新颖，论点之精辟，是大大超越前人的，其结果使脏腑辨证的内容完全系统化。

二、脏腑辨证的中西医结合进展

1. 免疫学方面

近年来国内有许多实验研究结果表明：健脾和补肾之法能改善机体的免疫功能，其中健脾法偏重于改善机体非特异性免疫功能；补肾法则偏重于改善机体特异性免疫功能。所谓非特异性免疫，其防御作用无选择性，如皮肤黏膜屏障、血脑屏障、胎盘屏障、网织内皮系统及中性多形核的吞噬作用等。特异性免疫具有严格的针对性，只对相应的致病因子才起作用，其功能由具有免疫活性的 T 细胞及存在于体液中的和抗原相对应的抗体来完成。

脾胃居中，人体赖以司行防卫作用的卫气是源于水谷而生于脾胃的，可见脾胃功能的强弱关系着卫气的盛衰。《灵枢·本藏》说："卫气者，所以温分肉，充皮肤，肥腠理，司开阖也。"又说："卫气和则分肉解利，皮肤调柔，腠理致密矣。"说明"卫气"是居于肌肉、皮肤、黏膜等外围组织的清除外来致病因子的重要因素，具有皮肤黏膜屏障作用。卫气对入侵的病邪能奋起抵抗，二者的激烈斗争便形成疾病。

在临床上，中西医结合的方法已经被广泛应用于免疫性疾病的治疗中。例如，对于慢性气管炎等呼吸系统疾病，中医通过辨证施治，采用清热解毒、温补脾肾等方法，结合西医的抗炎、抗感染治疗，可以显著提高疗效。对于自身免疫性疾病，如类风湿性关节炎、系统性红斑狼疮等，中西医结合的方法也可以发挥重要作用。中医通过调理气血、活血化瘀、清热解毒等方法，结合西医的免疫抑制剂治疗，可以减轻症状、延缓病情进展。

脏腑辨证的中西医结合在免疫学方面取得了显著的进展和成果，为免疫性疾病的治疗提供了新的思路和方法。未来，我们期待这一领域能够取得更多的突破和创新，为人类的健康事业作出更大的贡献。

2. 脏腑学说的现代研究基础

脏腑辨证的中西医结合在免疫学方面取得了显著的进展，这种结合不仅促进了中医和西医之间的理论交流，还提高了临床治疗效果。以下是对这一进展的详细阐述：

脏腑辨证的中西医结合进展是一个持续且深入的过程，它涉及中医与西医在脏腑理论上的交流与融合，以及在此基础上的临床实践与创新。脏腑学说是中医理论与临床研究的奠基石，它描述了人体内脏腑的生理功能、病理变化及其相互关系。在中西医结合的背景下，脏腑学说成为了连接中医与西医的桥梁。中西医在脏腑理论上具有相同的解剖学基础，尽管两者在脏腑生理功能与病理表征的叙述上存在差异，但这些差异更多是量的而非质的。

三、中西医结合模式下的脏腑辨证实践

1. 病证结合模式的应用

中西医结合研究采用了“病证结合”的模式，即在现代医学“疾病”概念的基础上，结合中医的“辨证”思想，实现了对疾病的全面认识和精准治疗。

这种模式不仅在同一种现代医学“疾病”准确诊断基础上根据疾病过程不同阶段所出现的不同的“证”，实行“病中辨证”，还在几种不同的现代医学“疾病”准确诊断基础上根据几种疾病在某一阶段所出现的相同的“证”，实行“病间辨证”。

2. 中西医结合治疗的新方法

在中西医结合方针的指导下，中医理论研究的临床与实验研究、理论探索都是围绕着脏腑学说进行的。例如，原上海第一医学院脏象研究所发现下丘脑-垂体-肾上腺功能紊乱是“肾阳虚”发病的一个重要环节，补肾、调节肾阴肾阳的治疗似乎具有调节内分泌与免疫的功能。

3. 深化脏腑辨证的理论研究

进一步挖掘中医脏腑理论的精髓，结合现代医学的最新研究成果，不断完善和发展脏腑辨证的理论体系。

4. 拓展中西医结合的临床应用

将脏腑辨证广泛应用于更多疾病的诊断和治疗中，特别是在慢性病、疑难病等领域，发挥中西医结合的独特优势。

5. 推动中西医结合的创新发展

加强中西医结合的基础研究和临床研究，探索更多新的治疗方法和技术手段，为提高人类健康水平作出更大的贡献。

脏腑辨证的中西医结合进展是一个充满挑战和机遇的领域。通过不断努力和探索，我们有信心在未来的医学发展中取得更加辉煌的成就。中医脏腑理论认为，人体是一个有机整体，脏腑之间在生理上相互协调、相互促进，在病理上也会相互影响。其中，肺、脾、肾三脏与免疫功能的关系尤为密切。例如，肺主气，合皮毛，主卫表，是抵御外邪内侵的第一道防线，类似于现代医学中的非特异性免疫的作用；脾主运化，影响饮食中营养物质的吸收及能量代谢的转化，与免疫功能紧密相关；肾则被称为“先天之本”，具有调节机体免疫功能的作用。

中医学还认为，气是构成人体最基本的物质，血是由营气和津液所化生。人体的免疫功能与中医气血学说中的气血互根互用、相互协调理论密切相关。通过调理气血，可以维持机体的动态平衡，从而发挥正常的免疫作用。

第四章　中西医结合的必要性和必然性

中西医结合已越来越受到广大医务工作者的重视，两种医学各自沿着自己的轨迹发展到现代，各有千秋，互为所用，中西医两种体系具有明显的互补特色。

一、中西两种医学是在不同社会基础上产生的

中西两种医学是在不同的社会基础上产生和发展起来。恩格斯在《自然辩证法》中说："当经济基础改变了的时候，全部庞大的上层建筑业或快或慢地发生变革。"中医和西医之所以不同，正是这种上层建筑发生变革的结果。中医成为一门学科，大约在公元前 4 世纪，当时我国正处在奴隶社会向封建社会过渡的变革时期。与生产资料所有制的变革相适应，中医学冲破了神权和天命思想的束缚，终于与巫分家。著名的中医大家扁鹊就是这一变革时期的代表人物，《黄帝内经》则是这一变革时期的代表论著。在此后的两千多年的过程中，中国一直处在漫长的封建社会，其经济基础始终以个体农业、分散的手工业为主体，这样的经济基础给医学的发展不可能提供现代化的精密仪器和设备，更不可能提供现代医学的客观数据。人们从事中医临床和理论探讨所能凭借的只能是疾病的外在表现，凭医者自身的思维和分析能力不断总结经验，提升自我。西方医学在 16 世纪以前和中医一样，所赖以发展的社会基础同样不具备现代大工业，公元前 4 世纪到公元前 3 世纪，古希腊伟大的医学之父希波克拉底的著作《希波克拉底文集》问世，全书 70 余篇，综合了当时古希腊医学之大成，和同一时代的《黄帝内经》一样，成为屹立于世界医学之林的灯塔。二者在东西两半球各自指导和影响着医学发展。公元 2 世纪左右，西方医学的重心由古希腊向地中海沿岸转移，《希波克拉底文集》的学术思想在古罗马开花结果，在那里升起了一颗光彩夺目的医学之星，他就是被称为"医王"的古罗马著名医生——盖伦。就在同一时期，中国大地降生了医圣张仲景，盖伦继承了希波克拉底的思想，树立了西方医学发展中的丰碑；仲景则继承了《黄帝内经》的学术思想，创立了东方医学发展的特有模式。直至 16 世纪中叶，以蒸汽机为动力的近代大工业的产生对医学的发展形成了划时代的影响，大工业生产的精密机器促进了医学基础

研究的飞速发展，一系列突破性理论成果的产生使西方医学很快以全新面貌脱颖而出。现代医学由生理、病理、解剖、生化等与临床密切相关的学科，组成了以实验研究为基础的生命科学体系，这一体系的每一环节都与现代自然科学技术的进展息息相关，固而该体系属于现代自然科学的组成部分。现代科学技术的发明在医学系统中引起相应技术的突破。玻璃工业和冶金工业的发展促进了显微镜的诞生，电和电灯的发明为内窥镜的应用奠定了基础，原子物理学的进展催生了 X 光的临床应用，雷达技术为医学提供了 B 超，集成电路提供了 CT，当代科学的重大发明都能直接被医学吸收应用，然而传统的中医确仍然被排斥于现代科学技术的行列之外，所有现代科学技术的成果都不能被中医吸收，为其所用。但是，无论是 X 光机、还是 CT、B 超都无法看到肝木克土、心脾两虚。近年来，我国已经建立了庞大的现代工业体系，社会经济基础发生了根本的变革，传统中医必须进行与之相适应的变革，才能与现代科学技术同步发展。

二、中西医两种医学是完全不同的学术体系

由于中西医两种医学采用了完全不同的研究方法，西医采用了实验研究的方法，中医则采用了逻辑推理的方法。方法不同，导致两种医学在形式和内容上的截然不同，但两者研究的对象却同是人体和疾病，鉴于此，我们可以通过比较清楚地看出，二者在对待人体和疾病时，具有三个方面的不同倾向。

1. 西医偏重于微观，中医偏重于宏观

西医学凭借现代大工业提供的先进工具，将研究对象由宏观转向微观。1665 年英国人胡克首先用自制显微镜观察了软木薄片，提出了植物细胞的概念，此后荷兰人列文虎克用 270 倍显微镜，首次观察了人骨细胞和横纹肌细胞，并绘出了图样。19 世纪初，德国大哲学家奥肯指出：所有有机体都是由细胞组成的。19 世纪中叶，德国病理学家魏尔啸开展了细胞病理学的研究工作，树立了医学研究中新的里程碑，他说："每一个动物都是许多生命单位的总和，每一个生命单位皆表现出所有生命的特征。"疾病被认为是机体内部一群细胞发生变化的结果，是微观变化的综合，这一观点为西医注重微观认识开创了新天地，魏尔啸的学说从 19 世纪到 20 世纪一直左右整个西医发展的趋势。西方医学对于疾病的微观认识始终是现代西医认识论的主流，并贯穿于西医基础理论的各分支学科。

中医未能受益于现代大工业发展的推动，只能沿着传统的逻辑方法缓慢前进。无论是《黄帝内经》，还是陈无择的"三因论"，都只能从宏观角度去认识病因。《素问·至真要大论》提出的"病机十九条"是中医论述病机脍炙人口的纲领性文字，可指导中医实践，但人们结合自身的经验，每每理解不同，对疾病发生发展的微观变化仍不能精确定位、定性、定量。整个中医学的病因、病机、理法方药，都属于宏观范畴，结论多为逻辑推理。

2. 西医偏重于局部，中医偏重于整体

早在公元前 4 世纪，古希腊伟大的解剖学家亚里士多德已开始重视人体局部结构和疾病的局部形态改变。16 世纪开始，随着西方世界以大工业为龙头的经济基础的变革，先进的生产工具使西医的微观水平明显增强，局部认识也加强，迅速在通向微观和局部的两条路上取得了前所未有的突破，当今西医的局部认识几乎形成了西医诊断、治疗的主要内容。

中医由《内经》开始就建立了较为完整的整体观点，通过阴阳学说、五行生克观点突出了人体的统一性、联系性和完整性。人体的各个组织、器官之间，在结构上不可分割，在功能上相互协调，病理上相互影响，治疗上也强调整体调节和治疗作用。

中医学的“整体观念”经过历代医学的不断充实和发展，在体系上更趋完善。

3. 西医偏重于病原致病观，中医偏重于机体反应观

18 世纪以前，中西医两种医学在病因方面的认识并无质的差异，二者均以思辨推理的方法论证病因。古希腊医学认为引起疾病的病原有四，即气、火、水、地四元素，与中医的五行学说类同。英国外科医师李斯特提出了创伤发炎是由于细菌侵入感染所引起，采用石炭酸喷洒手术室，并用煮沸的方法消毒手术用具，从而为消毒灭菌打下初步基础。19 世纪后半期西方医学建立了牢固的病原微生物的致病观念。

中医学对病因的认识始终是在“正气存内，邪不可干”，“邪之所凑，其气必虚”的原则下进行思维推理，认为导致疾病的原因不外邪实、正虚两方面，尤其强调“正虚致病说”，治疗以扶正固本为大法。中医病因认识始终注重集体反应性的重要性，即使张仲景、巢元方、陈无择等先后提出外感六淫、内伤七情、劳逸太过，都没有超出思维推理的框架。

二、中、西两种医学互补是各自发展的需要，也是历史发展的必然

中西两种医学各自沿着自己的轨迹发展到近代，尽管西医的实验研究有着明显的优势，但人们的思路由微观到超微观，由细胞到线粒体、核糖核酸，然而却忽视了这些微观结构始终不能脱离整体调节作用的客观事实，不可避免地出现“头痛医头、脚痛医脚”的局限性。1937 年哈里斯发现了丘脑–垂体内分泌的全身调节作用，这一观点旨在使西医由局部回到全身，由微观兼顾宏观。中医的近代发展，则出现王清任的解剖学、张锡纯的中西汇通。一切事物在发展过程中，都是以逐步纠偏、逐步完善为前提的，这也是事物发展的必然规律。西医在现代科学技术的高速发展中，为了完善自身的需求，向一切可以提供营养的对象不断吸收，壮大自己。由于临床需要，西方已开始向中医借鉴，必欲取其精华而用之。蕴藏在中医宝库中的整体观点、天人相应观点等是西医首先掘取的内容，然后加以实验研究，为我所用。

时至今日，将中医学术体系由宏观走向微观是当务之急，是当前发展中医的唯一途径。中西医结合是相互取长补短的主要模式，中医工作者应始终把握古为今用、洋为中用的理念，随着我国大工业的发展，把握机遇，发展现代中医是我们责无旁贷的任务。

第五章 “辨证论治、辨病论治、辨症论治”之我见

祖国医学的特点是“辨证论治”。所谓“辨证”是辨别病因、病机、证候的总概念，因此“辨证论治”便不同于单纯的对症疗法。中医的病因、病机，是以临床证候为基础，进行逻辑推理、审证求因的产物；西医的病因、病机；则往往是实验研究的结果。因此，中医的“证”和西医的“病”便具有很大的不同。在临床上经常出现这样的情况：①不同的“病”表现出相同的“证”；②同一种“病”表现出不同的“证”。中医在用辨证论治的方法处理上述情况时，对于前者来说叫作异病同治，对于后者来说叫作同病异治。同病异治是对复杂多变的临床病情采取治疗的必然法则，不论中医，还是西医，在临床上都存在这种情况；只有异病同治是祖国医学宝库中具有重大意义的一环，多少年来，中医在这方面所积累的经验和资料是极其丰富的。

引起疾病的原因，虽然是多种多样的，但是，患病机体却同是人，这就决定了不同疾病之间，在其发病因素中，必然包含着共同的东西。中医在纷乱复杂的致病因素中，抓住了一个主要的、起决定作用的因素——内因，这是中医基本理论中具有独特风格的内容，也是“异病同治”的主要依据。《素问·刺法论(遗篇)》说：“正气存内，邪不可干。”又说：“邪之所凑，其气必虚。”《素问·生气通天论》说：“阴平阳秘，精神乃治。”“内外调和，邪不能害。”说明机体内在的“正气存内”和“阴阳调和”是抵御外邪侵犯的主要因素，《唯物辩证法》认为：“外因是变化的条件，内因是变化的依据。”中医强调内因的观点，是完全符合这一法则的。鉴于“正气内虚”“阴阳失调”等内因在发病学上的意义，在祖国医学史上出现了以李东垣为代表的补土学派和以赵献可、张景岳等为代表的命门学派，他们在强调人体“正虚”的基础上，形成了“正虚发病学说”，发展了“扶正固本”大法，为中医“异病同治”的理论和实践开创了广阔天地。《素问·四气调神大论》说：“不治已病治未病，不治已乱治未乱。”《金匮要略·脏腑经络篇》说：“上工治未病何也？夫治未病者，见肝之病，知肝传脾，当先实脾；四季脾旺不受邪，即勿补之。”由这里清楚地看到，

作为异病同治基本理论的进一步发展，祖国医学在疾病预防方面，早就迈开了正确的一步。这说明“扶正固本”大法既可治疗诸多疾病于已发，又可预防诸多疾病于未萌，这一法则作为“异病同治”的主要法则，多少年来在防病治病方面起着极其重要的作用。它所依据的“正虚发病学说”历来被作为“异病同治”的主要理论基础。另外还有这样的情况，两种或几种病因病理完全不同的疾病，但其临床表现从中医角度来看，却是完全相同的病证，譬如子宫肌瘤和卵巢囊肿，对于这两种疾病，中医则同样以活血化瘀法为主的辨证施治，临床常收到较好的治疗效果，这是“异病同治”的另一个方面。对于癥聚类的发病，中医仍然认为它是人体“正虚”的产物。《医宗必读》说：“积之成者，正气不足，而后邪气踞之。”由此可见在癥聚病机的“标”“本”关系中，“血瘀”仅属于“标”的方面，其“本”仍然是“正虚”。因此在治疗癥聚疾患时，除活血化瘀作“异病同治”的一法外，“扶正固本”仍然是不容忽视的根本大法，前者属于治标，后者属于治本。除了以“扶正固本”为基础的异病同治外，在祛除病邪的范围内，也广泛存在着异病同治的应用。《素问·通评虚实论》说：“邪气盛则实，精气夺则虚。”《素问·三部九候论》说：“实则泻之，虚则补之。”可见在疾病发生的诸种因素中，除了“正虚”作为根本因素之外，邪气之盛也是很重要的因素。对于以“邪盛”为主的疾患（通常属于实证）应以“祛邪”为主进行施治。《类经》说：“无虚者急在邪气，去之不速，留则生变也。”《灵枢·根结》说：“病气有余，是邪胜也，急泻之。”中医的祛邪法是多种多样的，所谓八法之中，除补法外，其余诸法，均寓“祛邪”之含义。中医的六经辨证、卫气营血辨证、脏腑辨证等，就是通过横向证候归类，利用逻辑推理法所形成的理论系统，它们同样为“异病同治”确立了基础，使中医理论可执简驭繁，从而以有限的法则和方药，成功解决无限多变的临床问题。就拿伤寒六经来说，虽然它只代表着热病发展中的六种病证，然而用以指导的临床实践，却何止六种？白虎汤作为阳明经证的主方，对临床上凡具有高热、烦渴、大汗、脉洪大而有力者，皆可投用，因而人们不仅在流感、肠伤寒、肺炎、流脑、乙脑、斑疹、伤寒、回归热、风湿热、结核病等热性病时加减使用此方；而且在糖尿病、尿崩症、中暑、植物神经功能紊乱等病时也加减使用此方。小柴胡汤作为少阳病的主方，对临床上凡具有口苦、咽干、目眩、胸胁苦满、心烦喜呕、往来寒热者，皆可投用，因而人们通常在胆囊炎、肝炎、盆腔炎、泌尿系感染、流感、植物神经功能紊乱、胸膜炎、胰腺炎等时加减应用此方。由此可见临床上适合上述二方加减治疗的病种，粗略估计各自不下数十种之多。这充分说明“异病同治”在中医学术中的重要意义。异病同治的临床应用显示，中医通过对疾病的外在表现的分析归类，从掌握一群疾病的共性入手，确立了异病同治的大法。就拿健脾益气的补中益气汤来说，用于由中气不足所致的气虚不能统血证，可收到益气止血的效果，这里包括再障、紫癜、白血病、妇科出血等；用于由中气不足所致之气虚下陷证，可起到升阳举陷的作用，这里包括低血压、子宫脱垂、胃下垂、重症肌无力等；用于由中气不足所致之气虚发热症，可起到甘温除热的作用。再拿温补肾阳的肾气丸来说，用于阳虚水泛证，可温阳化水，这里包括慢性肾炎、心衰、营养不良性水肿等；用于肾不纳气证，可温肾纳气，这里包括慢性气管炎、肺气肿、支气管哮喘等。

临床中，症是指疾病单个的症状或体征，如发热、头痛、气短、面赤、苔腻、脉细等等。病，是对疾病产生、发展、演变的全过程的特点与规律所做的病理性概括，如百喉病、麻疹病、消渴病、肺痈病等。证，是对疾病所处一定阶段病位、病因、病性、病势等所做的病理性概括，如风寒犯肺证、心火上炎证、脾不统血证、肝阳上亢证、肾精不足证等。辨证是在中医学理论的指导下，对病人的临床资料进行分析、综合，求得当前证名的过程。在临床中，三者之间存在内在联系，症是疾病的现象，是内在脏腑病变表现于外的征象；而证揭示了疾病的本质，是疾病某一阶段的病理概括，由症组成；病同样是由多个症组成，贯穿在整个疾病过程。三者相互关联，因此在治疗时不可一味重辨证而轻辨症和辨病。总结来说，辨病求因，辨证求机，辨证求效。

第六章　如何临证拟方

临证拟方是中医治病的关键，在合理辨证的基础上，如何遣方用药显得尤为重要。如何临证拟方？这是涉及每一位中医工作者，特别是初入临床的医师要深思熟虑的问题。辨证论治是中医的特色和优势，是指根据四诊收集的资料、症状、体征，辨别疾病的性质、部位以及邪正之间的关系，概括、判断为某种性质的证，并根据辨证结果确定相应的治疗方法的过程。在古代医学诊断技术不甚发达的情况下，辨证论治的确发挥了重要作用。但辨证论治并不是中医唯一的辨治方法，也无法解决所有的临床问题。在中医古籍中，也常可见到对辨症、辨病及审因论治的应用。过度强调和追求辨证论治往往容易造成辨治思维的局限，尤其在现代临床中，辨证论治已越来越显露出其局限性。完整的辨治方法应包括辨证论治、辨症论治、辨病论治和审因论治。侯建宁主任医师在近40年的临床摸爬滚打中，摸索出了临证拟方的要点，具体如下：

一、理、法、方、药的统一

一张能起效的方剂，应该是理、法、方、药统一的体现，古人讲："以理而立法，以法而拟方，以方而遣药。"可见只有理、法、方、药的统一，才能符合辨证施治的原则，才能产生较好的治疗效果。理是指病机，中医的病机是指疾病的病因、病位及病程中变化的药理而言。这种病机是对临床症状、体征进行逻辑推理、审证求因的产物。临证拟方时，治法的决定是一个极其重要的环节，有人说"治法上受病机，下挈方药"，在理、法、方、药的统一体系中，具备着承上启下的作用。鉴于此，方剂的分类历来均以治法为准绳，如解表剂、攻里剂、清热泻火剂，如治法是健脾益气，方剂的选择不外四君子汤、六君子汤、补中益气汤之类。方剂之拟定一方面依据由理而法、由法而方的原则，另一方面根据患者的具体特点临证加减。因此，必须熟练掌握方剂的组成原则。一张复方应具备君、臣、佐、使四种成分。所谓君药是治疗主要症状的药物；臣药的作用是协助君药，使其增强疗效；佐药用以兼治次要证候，有时还能缓解主治药的副作用；使药经常用来引经报使或调和诸药。

君药和臣药是理法的重要内容，代表着方剂中的治本信息。

二、病、证结合的权变

中医辨证论治的要领是理、法、方、药的统一，一张处方要体现中西医结合的特点，必须首先具备病、证结合的特色。中医辨证的长处在于能够注重机体的统一性和全身反应，西医辨病的长处在于能够注意病原的致病性和局部反应，二者有机结合，有利于全面掌握病情，提高疗效。著名的冠心Ⅱ号方，充分体现了病、证结合的特色，冠心病属于中医学“胸痹”范畴，辨证属胸阳闭塞，治以宣郁通阳，《金匮要略》用瓜蒌薤白白酒汤治疗此证是有一定疗效的，但用辨病的观点分析，本病是冠状动脉粥样硬化，血管壁增厚，管腔狭窄，导致冠状动脉供血不足，这种病理改变，属于中医学“瘀血”范畴，当活血化瘀治疗，由此诞生了著名的冠心Ⅱ号方：赤芍、川芎、红花、降香、丹参，一派活血化瘀之品，临床上收到满意的疗效。

三、实践中逐步完善

根据脏腑生克制化理论进行配伍，中医以“五行生克制化”原理阐述脏腑之间的生理、病理关系，并在长期的医疗实践中指导临床诊疗。有关“培土生金”“益火生土”“滋水涵木”“壮水制火”等治法理论，在临床组方配伍中有指导意义。重视药物的升降浮沉，制方时以药物的升降浮沉来纠正机体的气机升降出入失调，可使五脏六腑处于平衡状态，根据药物的升降浮沉特性采用合适的引经药可以引药直达病所。辨证论治是中医辨证的主体内容，但在临床工作中也要重视辨病与辨证的结合。临床患者的症情是以某个病的证以及某些症状和体征为主要表现，不同的病情表现出的病、证、症的侧重可能有所不同，辨证论治的基础上，结合辨病、辨症论治，可达到事半功倍的疗效。同时在临床实践中选择性汲取方药现代研究成果，在遵循中医辨证论治与传统方剂配伍理论的同时，参考西医诊断和现代方药药理学研究成果，也是现代临证组方中值得借鉴的经验。重视经典方剂的研究，掌握组方原则，可大大提高临床组方的水平。

中篇

内科杂病临床实践

第一章　胃　痛

一、疾病定义

胃痛，又称胃脘痛，是指由于脾胃受损、气血不调所引起的胃脘部疼痛。胃脘部一般系指上、中、下三脘部位，或指两侧肋骨下缘联线以上至鸠尾的梯形部位，以上腹胃脘部近心窝处疼痛为症状的病证。

二、历史沿革

古典医籍中对本病的论述较多。在诊断及临床表现方面，《内经》中有关“厥心痛”的内容，与本病有密切的关系。《灵枢·厥病》曰：“厥心痛，痛如锥针刺其心，心痛甚者，脾心痛也。”又云：“厥心痛，腹胀胸满，心尤痛甚，胃心痛也。”另外，肝心痛、肾心痛等亦可以出现胃脘痛的症状。古代文献中所述胃脘痛多以“心痛”代之，其原因，一则胃脘部的疼痛，不仅胃肠疾患可以引起，同时心脏的疾患亦可以引起，如真心痛等；一则无论哪个脏器引起的胃脘部疼痛，用辨证论治的方法治疗均可获得一定疗效。故在很长一段时间内，胃痛与心痛相通互用。现在看来，在临床上二者应该严格区分。《证治准绳·心痛胃脘痛》就早已指出：“或问丹溪言心痛即胃脘痛然乎？曰心与胃各一脏，其病形不同，因胃脘痛处在心下，故有当心而痛之名，岂胃脘痛即心痛者哉！”《医学正传·胃脘痛》亦云：“古方九种心痛……详其所由，皆在胃脘，而实不在于心也。”

病因病机方面，《黄帝内经》指出造成胃脘痛的原因有受寒、肝气不舒及内热等，《素问·举痛论》曰：“寒气客于肠胃之间、膜原之下，血不得散，小络急引故痛。”《素问·六元正纪大论》曰：“木郁之发，民病胃脘当心而痛。”《素问·气交变大论》曰：“岁金不及，炎火酒行，复则民病口疮，甚则心痛。”《仁斋直指方》对胃痛的原因已经认识到“有寒，有热，有死血，有食积，有痰饮，有虫”等不同。《千金要方·心腹痛》在论述九痛丸功效时指出其胃痛病因病机为“一曰虫心痛，二曰注心痛，三曰风心痛，四曰悸心痛，五曰食心痛，六曰饮心痛，七曰寒心痛，八曰热心痛，九曰去来心痛。”《景岳全书·心腹痛》分析极为详尽，对临床颇具指导意义，指出：“痛有实……辨之之法，但当察其可按者为虚，拒按者为实；久痛者多虚，暴病者多实；得食稍可者为虚，胀满畏食者为实；痛徐而缓，莫得其处者多虚，痛剧而坚，一定不移者为实；痛在肠脏中有物有滞者多实，痛在腔胁经络，不干中脏而牵连腰背，无胀无滞者多虚。脉与证参，虚实自辨。”除此之外，还须辨其寒热及有形无形。《医学三字经·心腹痛胸痹第七》总结前人治疗经验，概括“心胃痛，有九种，辨虚实，明轻重……一虫痛，乌梅圆；二注痛，苏合研；三气痛，香苏专；四血痛，失笑先；五悸痛，妙香诠；六食痛，平胃煎；七饮痛，二陈咽；八冷痛，理中全；九热痛，金铃痊”有一定参考价值。

治法方药方面，《金匮要略》将胃脘部称为心下、心中，将胃病分为痞证、胀证、满证与痛证，对后世很有启发。如：“心中痞，诸逆心悬痛，桂枝生姜枳实汤主之。”“按之心下满痛者，此为实也，当下之，宜大柴胡汤。”书中所拟的方剂如大建中汤、大柴胡汤等，都是治疗胃脘痛的名方。如《丹溪心法·心脾痛》在论述胃痛治法时曾指出“诸痛不可补气”，对后世影响很大，而印之临床，这种提法稍欠全面，后世医学逐渐对其进行纠正和补充。对于胃脘痛的辨证论治。《证治汇补·胃脘痛》对胃痛的治疗提出“大率气食居多，不可骤用补剂，盖补之则气不通而痛愈甚。若曾服攻击之品，愈后复发，屡发屡攻，渐至脉来浮大而空者，又当培补”值得借鉴。《医学真传·心腹痛》曰：“所痛之部，有气血阴阳之不同，若概以理气消导为治，漫云通则不痛，夫通则不痛，理也。但通之之法，各有不同。调气以和血，调血以和气，通也；下逆者使之上行，中结者使之旁达，亦通也；虚者助之使通，寒者温之使通，无非通之之法也，若必以下泄为通，则妄矣。”胃痛以各种性状的胃脘部位的疼痛为主症，往往兼见胃脘部痞满、胀闷、嗳气、吐酸、纳呆、胁胀、腹胀等症。常反复发作，久治难愈，上消化道钡餐造影或胃镜检查多有阳性所见。甚至可见吐血、黑便、呕吐、卒腹痛等证。西医学的急、慢性胃炎，消化性溃疡，胃神经官能症，胃癌，以及部分肝、胆、胰疾病，见有胃脘部位疼痛者，可参考本病辨证论治。

三、病因病机

侯建宁主任医师认为，胃痛与胃、肝、脾关系最为密切，初起病位主要在胃，间可旁及于肝；病久则主要在脾，或肝同病。胃为阳土，喜润恶燥，主受纳、腐熟水谷，以和降为顺。胃气一伤，初则壅滞，继则上逆，此即气滞为病。其中首先是胃气的塞滞，无论外感、食积均可引发；其次是肝胃气滞，即肝气郁结，横逆犯胃所造成的气机阻滞。气为血之帅，气行则血行，故气滞日久，必致血瘀，即久病入络之意。另外，“气有余便是火”，气机不畅，久而化热。此火也有单纯在胃或同在肝胃之说。火能灼伤阴津，或出血之后，血脉瘀阻而新血不生，致阴津亏虚。阴血虚少也有肾阴不足或脾胃阴虚，或肝胃、肝脾阴虚的不同。

胃病延久，内传于脾，脾属阴土，喜燥恶湿，主运化，输布精微，以升为健。故脾气受伤，轻则中气不足，运化无权；继则中气下陷，升降失司；再则脾胃阳虚，阴寒内生，胃络失于温养。总之，胃痛病因虽有上述种种不同，病理尚有虚实寒热、在气在血之异，但其发病机理确有共同点，即所谓“不通则痛”。若胃痛失治误治，血络损伤，则可见吐血、便血等证。

四、辨证要点

1. 辨寒热

外受寒凉或过食生冷而发病或加重，胃中绞痛，得温熨或饮热汤则痛减，口淡不渴或渴饮而不欲咽者属寒；胃中灼痛，痛势急迫，得冷饮或冷熨而痛减，口干渴或口苦者属热。

2. 辨虚实

凡属暴痛，痛势剧烈，痛而拒按，食后痛甚或痛而不移，痛无休止者属实；若疼痛日久或反复发作，痛势绵绵，痛而喜按，得食痛减，或劳倦加重、休息后减轻者属虚。壮年新病者多实；年高久病者多虚。补而痛剧者为实，攻而痛甚者为虚。

3. 辨气血

从疼痛的性质而言，若以胀痛为主，伴有嗳气者属于气滞；痛如针刺或刀割或伴吐血，黑便者属于血瘀。从疼痛的部位而言，若以游走不定、攻冲作痛者为气滞；痛处固定或扪之有积块者为血瘀。从病程而论，初病多在气，久病多入血。

4. 辨在胃、在肝、在脾

在胃多为胃病初发，常因外感、伤食引起，症见胃脘胀痛、闷痛，嗳气，痛无休止，大便不爽，脉滑等。在肝多属反复发作，每与情志不遂有关，胃脘胀痛连及胁肋，窜走不定，太息为快，脉弦等。在脾多属久病，胃中隐痛，饥时为甚，进食可缓，劳倦则重，休息则轻，面色萎黄，疲乏无力，大便溏薄，脉缓等。

五、治疗原则

治法上常以理气和胃止痛为基本原则，但须审症求因，审因论治。邪实者以祛邪为急，正虚者以扶正当先，虚实夹杂者又应邪正兼顾。古有“通则不痛”的治痛大法，但在辨治胃痛时，不能把“通”狭义地理解为通下之法，而应从广义的角度去理解和运用。散寒、消食、理气、泄热、化瘀、除湿、养阴、温阳等治法，均可起到“通”的作用。在审因论治的同时，适当配合辛香理气之品，往往能加强止痛功效。但服用此类药物，应中病即止，不可太过，以免伤津耗气。临证时应“谨守病机，各司其属”，辨证地运用通法。古人所说的“胃以通为补”亦应同样理解。

六、分证论治

胃痛，初病在气，实证居多，病位有在胃在肝之别。其中受寒、冒暑、伤食、积热易伤胃，使胃气壅滞，甚至不降反逆；情志不遂易损肝，肝气郁结则横逆犯胃，致肝胃气滞。气滞郁久化热或久病入络，日久则耗伤胃阴。胃病失治，由胃及脾，脾病以虚证居多，虚中夹实，间而有之。脾病或见脾气虚弱，或见中气下陷，或见脾阳不振。故胃病的治疗，治胃以理气和胃通降为主，依病因之异，或散寒，或祛暑，或消食，或清热，或化瘀，久则阴伤者当养阴益胃，分别施治。治肝以疏肝解郁为主，化热则清肝，入络则行血，阴伤则滋养。治脾以健脾益气为主，下降者升提，阳虚者温补。若临证之时，见肝胃、肝脾或脾胃同病者，又当权衡标本轻重，辨证施治。

1. 胃气壅滞

主症：胃脘胀痛，食后加重，嗳气。

兼次症：纳呆少馨，嗳腐，或有明显伤食病史，或有感受外邪病史并伴有风寒、风热、暑湿等表证。

舌象：舌质淡，苔白厚腻，或薄白，或薄黄。

脉象：以滑脉多见，或兼浮或浮数或濡。

分析：饮食不节，伐伤胃气，或感受外邪，客于胃府，均可引起胃气壅滞，失于通降，故胃脘胀满而痛。食积中阻，上逆嗳腐，纳呆。若为外邪所伤，则表卫不和，胃中气滞，可见风寒、风热、暑湿等表证与胃脘胀痛同时出现。伤食则舌苔白腻，脉滑。伤于风寒则舌苔薄白，脉浮数；伤于风热则舌苔薄黄，脉浮滑或浮数；伤于暑湿则舌苔白腻，脉濡。

治法：理气和胃止痛。

方药：香苏散化裁。本方主要适于外有风寒侵袭，胃有气滞所致之证。方中苏叶辛温解表散寒，香附行气活血，陈皮理气和胃降逆，甘草和中。若无外感之象，宜苏梗易苏叶，以加强理气降逆之力。若为伤食所致，可加焦三仙、焦槟榔消食导滞，半夏、厚朴和胃消痞。若为风寒直中，胃痛如绞，可加高良姜散寒止痛，也可加荜茇、生姜增加散寒之力。若为风热所袭，可加薄荷、荆芥辛凉清解。若为暑湿伤困，可加藿香、佩兰等芳香化浊以和中。

2. 肝胃气滞

主症：胃脘胀痛，连及两胁，攻撑走窜，每因情志不遂而加重。

兼次症：喜太息，不思饮食，精神抑郁，夜寐不安。

舌象：舌苔薄白。

脉象：弦滑。

分析：肝气郁结，横逆犯胃，肝胃气滞，故胃脘胀痛。气病多游走不定，胁为肝之分野，故胃痛连胁。攻撑走窜，每因情志不遂而加重气机不畅，故以息为快。胃失和降，受纳失司，故不思饮食。肝郁不舒，则精神抑郁，夜寐不安。舌苔薄白，脉弦滑为肝胃不和之象。

治法：疏肝和胃，理气止痛。

方药：柴胡疏肝散加减。此方以四逆散气血双调，使肝体得养，肝用自如，气血调畅，再加川芎调血中之气，香附理气中之血，青皮、陈皮调肝理气，从而达到调和肝胃、消胀止痛之效。还可加郁金以疏肝解郁。若疼痛严重时，宜加元胡、川楝子以理气和血止痛，若气郁化热，宜加山栀、丹皮、蒲公英以疏气泄热。由于肝乃体阴用阳之脏，调气之品不宜过用香燥。

3. 胃中蕴热

主症：胃脘灼热，得凉则减，得热则重。

兼次症：口干喜冷饮，或口臭不爽，口舌生疮。甚至大便秘结，腑行不畅。

舌象：舌质红，苔黄少津。

脉象：滑数。

分析："气有余便是火"，胃气阻滞，日久化热，故胃脘灼痛，得凉则减、得热则重，口干喜冷饮或口臭不爽，口舌生疮。胃热久积，腑气不通，故大便秘结，排便不畅。舌质红，苔黄少津，脉象滑数，也为胃热蕴积之象。

治法：清胃泻热，和中止痛。

方药：泻心汤合金铃子散。泻心汤清胃泻热，黄芩、黄连、大黄苦寒折热，气血双清。金铃子散由川楝子、延胡索组成，理气和血止痛，通而不燥，故能泻热而畅气血，热痛得除。另外，邪热蕴久则可成毒，热毒伤胃，在胃镜下可见胃黏膜充血、水肿，甚至糜烂、溃疡，此时治疗宜选用蒲公英、连翘、金银花、虎杖等药以清热解毒，对胃病治疗有积极意义。

4. 肝胃郁热

主症：胃脘灼痛，痛势急迫。

兼次症：嘈杂泛酸，口干口苦，渴喜凉饮，烦躁易怒。

舌象：舌质红，苔黄。

脉象：弦滑数。

分析：肝胃不和，气机郁滞，久而化热。热积中州，故胃脘灼痛，痛势急迫。若肝热犯胃，则症见脘胁烦痛，泛酸嘈杂，烦躁易怒。热邪灼进，故口干口苦而喜凉饮。舌质红，苔黄，脉弦滑数，亦为肝胃蕴热之象。

治法：清肝泄热，和胃止痛。

方药：肝热移胃用化肝煎加减。方中以贝母为君，散结中求疏郁。白芍养阴柔肝，青皮、陈皮理气，丹皮、山栀清肝泄热。若胃脘灼痛、口苦、咽干、恶心明显时，也可用小柴胡汤化裁为治。若肝热移肠，大便干结者，也可加草决明、芦荟等清肝泄热通便之品。

5. 瘀血阻滞

主症：胃脘疼痛，状如针刺或刀割，痛有定处而拒按。

兼次症：病程日久，胃痛反复发作而不愈，面色晦暗无华，唇黯；女子月经愆期，色黯。

舌象：舌暗有瘀斑。

脉象：脉涩。

分析：胃乃多气多血之腑。气为血帅，气行则血行，气滞则血瘀。或吐血、便血之后，离经之血停积于胃，胃络不通，也成瘀血。瘀血停胃故疼痛状如针刺或刀割，固定不移，拒按。瘀血不净，新血不生，故面色晦暗无华，口唇紫黯，女子则可见月事不调，愆期色黯。舌质紫黯，或有瘀点、瘀斑，脉弦或涩，也是血脉瘀阻之象。

治法：理气活血，化瘀止痛。

方药：失笑散合丹参饮。两方均系瘀血胃痛常用方。前方二药活血祛瘀，通利血脉以止痛；后方重用丹参活血化瘀，檀香、砂仁行气止痛。若因气滞而致血瘀，气滞仍明显时，宜加理气之品，但忌香燥太过。若血瘀而兼血虚者，宜合四物汤等养血活血之味。若血瘀而兼脾胃虚衰者，宜加炙黄芪、党参等健脾益气以助血行。若瘀血日久，血不循常道而外溢出血者，可以血府逐瘀汤。

6. 胃阴不足

主症：胃脘隐痛或隐隐灼痛。

兼次症：嘈杂似饥，饥不欲食，口干不思饮，咽干唇燥，大便干结或腑行不畅。

舌象：舌体瘦，质嫩红，少苔或无苔。

脉象：细而数。

分析：胃属阳土，喜润恶燥，气郁化热，热伤胃津，或瘀血积留，新血不生，阴津匮乏，均可使胃阴不足。阴津亏损则胃络失养，故见胃脘隐痛。若阴虚有火，则可见胃中灼痛隐隐。胃津亏虚则胃纳失司，故嘈杂似饥，知饥而不能受纳。阴液亏虚，津不上承，故咽干唇燥。阴液不足则肠道干涩，故大便干结或腑行不畅，舌体瘦，舌质嫩红，少苔或无苔，脉细而数，皆为胃阴不足而兼虚火之象。

治法：养阴益胃。

方药：益胃汤合芍药甘草汤加减。方中沙参、玉竹补气益阴，麦冬、生地滋养阴津，冰糖生津益胃。芍药、甘草酸甘化阴，缓急止痛。若气滞仍著时，宜加佛手、香橼皮、玫瑰花等轻清畅气而不伤阴之品；胃病较甚时与金铃子散合用，止痛而不化燥；津伤液亏明显时，可加芦根、天花粉、乌梅等以生津养液；大便干结者，加火麻仁、郁李仁、瓜蒌仁等润肠之品；若兼肝阴亦虚，症见脘痛连胁者，可加白芍、枸杞、生地等柔肝之品，也可用一贯煎化裁。

7. 脾胃虚寒

主症：胃脘隐痛，遇寒或饥时痛剧，得温熨或进食则缓，喜暖喜按。

兼次症：面色不华，神疲肢怠，四末不温，食少便溏，或泛吐清水。

舌象：舌质淡而胖，边有齿痕，苔薄白。

脉象：沉细无力。

分析：胃病日久，累及脾阳。脾胃阳虚，故胃痛绵绵，遇寒或饥时痛甚，得温熨或进食则缓，喜暖喜按。脾为气血生化之源，不足则气血虚弱，机体失养，故面色不华，神疲肢怠。脾主四肢，阳气既虚不达四末，故四肢不温。脾虚不运，转输失常，故食少便溏。若脾阳不振，寒湿内生，饮邪上逆，则见泛吐清水。舌质淡而胖，边有齿痕，苔薄白，脉沉细无力亦为脾胃虚寒之象。

治法：温中健脾。

方药：黄芪建中汤加减。方中黄芪补中益气，小建中汤温中健脾。若阳虚内寒较重者，也可用大建中汤化裁，或加附子、肉桂、荜茇、荜澄茄等温中散寒；兼泛酸者，可加黄连汁炒吴茱萸、煅瓦楞、海螵蛸等制酸之品。泛吐清水时，可与小半夏加茯苓汤或苓桂术甘汤合方为治。

若仅见脾胃虚弱，阳虚内寒不明显时，可用香砂六君子汤调治；兼见血虚者，也可用黄芪建中汤治之。若胃脘坠痛，证属中气下陷者，可用补中益气汤化裁为治。临床上胃强脾弱，上热下寒者也不少见，症见除胃脘疼痛以外，还可见恶心呕吐、嗳气、肠鸣便溏或秘结、舌质淡、苔薄黄腻、脉细滑等，治疗时，可选用半夏泻心汤、黄连理中汤或乌梅丸等以调和脾胃，清上温下。

七、病案验案

患者李某，男，54 岁，2020 年 10 月 10 日初诊。主诉：胃脘部疼痛反复发作 10 余年，加重 1 周。患者胃脘部疼痛反复发作 10 余年，反复行胃镜检查提示“慢性萎缩性胃炎伴糜烂”，胃角溃疡，间断口服质子泵抑制剂类药物及胃黏膜保护药，病情反复难愈，有吸烟饮酒史，现已戒。刻下症见：胃痛，食后痛甚，嗳气频，吐酸，腹胀，口干口苦，少眠多梦，大便偏干；舌质暗红，苔薄黄，脉弦细。侯建宁主任医师辨证为肝胃郁热，兼有气滞血瘀之证；治以疏肝理气，活血通络，和胃止痛；方以丹参饮合柴胡疏肝散加减。处方：丹参 15g，降香 10g，柴胡 15g，枳壳 15g，厚朴 15g，元胡 15g，川楝子 10g，白芍 15g，甘草 10g，香附 15g，郁金 15g，佛手 10g，黄芩 12g，黄连 10g，莪术 10g，炒莱菔子 10g。7 剂，水煎服，每日 1 剂，分服。并嘱咐患者注意休息，生活规律，饮食清淡。7 剂后患者胃痛消失，腹胀明显减轻。再进 7 剂，诸症缓解。

第二章 呃　　逆

一、疾病定义

呃逆是指胃气上逆动膈，气逆上冲，出于喉间，呃呃连声，声短而频，不能自制的一种病证。

二、历史沿革

《内经》首先提出其病位在胃，如《素问·宣明五气》云："胃为气逆，为哕、为恐。"并认识到其发病多与胃失和降有关，如《灵枢·九针论》云："胃为气逆哕。"又《灵枢·口问》曰："谷入于胃，胃气上注于肺，今有故寒气与新谷气俱还入于胃，新故相乱，真邪相攻，气并相逆，复出于胃，故为哕。"认为呃逆之作，乃中焦先有寒气，不能受纳新入之谷气，两者相乱，胃失和降，其气上逆而成。《内经》对呃逆病变、部位和发病机理的阐发，为后世所宗，同时记载了三种简便的治疗方法，《灵枢·杂病》云："哕，以草刺鼻，嚏而已；无息而立迎引之，立已；大惊之，亦可已。"元·朱丹溪《丹溪心法·呃逆》认为"古谓之哕，近谓之呃，乃胃寒所生，寒气自逆而呃上。亦有热呃，亦有其他病发呃者"。明·秦景明《症因脉治·呃逆论》将本症分为外感与内伤两大类。明·张景岳《景岳全书·杂证谟·呃逆》认为"呃逆之大要，亦为三者而已，一曰寒呃，二曰热呃，三曰虚脱之呃"，可谓提纲挈领，要言不烦。至汉·张仲景《金匮要略·呕吐哕下利病脉证并治》对呃逆的证治作出了论述，记载了橘皮汤通阳和胃治胃寒气逆之呃逆，橘皮竹茹汤清热补虚治疗胃中虚热之呃逆等有效方剂；对"哕而腹满"之实证者，则提出"视其前后，知何部不利，利之则愈"的治疗原则。清·程国彭《医学心悟·呕吐哕》认为"呃逆之症，气自脐下直冲上，多因痰饮所致，或气郁所发，扁鹊丁香散主之；若火气上冲，橘皮竹茹汤主之；至于大病中见呃逆者，是土败木贼，胃绝，多难治也"。综上所述，本病证在宋以前多称"哕"，至元代·朱丹溪始称"呃"，明代起统称呃逆。

西医学中的单纯性膈肌痉挛即属呃逆范畴。其他疾病如胃肠神经官能症、胃炎、胃扩张、肝硬化晚期、脑血管病、尿毒症，以及胃、食管手术后或其他原因引起的膈肌痉挛，均可参考本篇辨证论治。

三、病因病机

侯建宁主任医师认为呃逆之发病无外乎饮食、情志两方面，进食太快太饱，过食生冷，或因病而服寒凉药物过多，寒气蕴蓄中焦，损伤胃阳，胃失温煦，气机不利，气逆动膈，上冲于喉，发出呃呃之声，不能自制。或过食辛热炙煿，醇酒厚味，或因病过用温补之剂，燥热内生，阳明腑实，气不顺行，反而上逆，发生呃逆。情志不和，恼怒伤肝，气机不利，以致肝气横逆犯胃，胃失和降，气逆动膈。或因肝气郁结，不能助脾运化，聚湿生痰；或因忧思伤脾，脾失健运，滋生痰湿；或因气郁化火，灼津成痰；或素有痰饮内停，复因恼怒，皆可致逆气挟痰浊上逆动膈而发生呃逆。然其上为标，呃逆频发之人多有正气亏虚，主要有脾肾阳虚和胃阴不足两方面。或素体不足，年高体弱，脾胃日衰；或久泻久痢、大病之后；或劳倦太过，耗伤中气；或虚损误攻，导致脾肾阳气亏虚，不能温养胃阳，胃气衰败，清气不升，浊气不降，气逆动膈而发生呃逆。若肾阳亏虚，肾气失于摄纳，化为冲气上乘，挟胃气上逆动膈，亦可发生呃逆。若热病耗伤胃阴，或汗吐下太过，损伤胃津，以致胃中津液不足，失于濡润，胃失和降，虚火挟胃气上逆动膈而成呃逆。凡老人、虚人、妇人产后，或大病之后，或某些急性病发病之中，如急性中风突发呃逆，皆为病深病重，甚至危殆之候。

四、辨证要点

侯建宁主任医师认为呃逆之辨证重在辨寒热虚实，实证呃声响亮有力，连续发作；虚证呃声时断时续，低长无力；寒证呃声沉缓，面青肢冷便溏；热证呃声高亢而短，面红肢热，烦渴便结。

五、治疗原则

呃逆一证，总由胃气上逆而成，故理气和胃、降逆平呃为基本治法。在此基本治法基础上，根据辨证的寒热虚实，分别施以祛寒、清热、补虚、泻实之法。对于危重病证中出现的呃逆，急当救护胃气。《景岳全书·杂证谟·呃逆》曰："凡杂证之呃，虽由气逆，然有兼寒者，有兼热者，有因食滞而逆者，有气滞而逆者，有因中气虚而逆者，因有阴气竭而逆者，但察其因而治其气，自无不愈。若轻易之呃，或偶然之呃，气顺则已，本不必治。惟屡呃为患及呃之甚者，必其气有大逆，或脾肾元气大有亏竭而然。然实呃不难治，而惟元气败竭者，乃最危之候也。"

六、分证论治

1. 胃寒气逆

主症：呃逆沉缓有力。

兼次症：其呃得热则减，遇寒愈甚，恶食冷饮，喜饮热汤，或膈中及胃脘不舒，口淡不渴，甚者面青肢冷，或有过食生冷、寒凉史，或于受寒后发病。

舌象：舌质淡，苔白或白滑。

脉象：多迟缓。

分析：多由过食生冷，或胃本积寒，以致寒邪阻遏，胃气不降，上逆作呃。胃中实寒，故呃声沉缓有力；胃气不和，故脘膈痞闷不舒；得热则减，遇寒更甚者，是因寒气得温则行，遇寒则凝之故。若胃寒甚者、阳气受损亦甚，四肢不得温养，故肢冷；寒凝则血不行，故面青，口淡不渴，舌苔白，脉迟缓者，均属胃中有寒之象。

治法：温中散寒，降逆止呃。

方药：丁香散。方中丁香辛温，暖胃降逆，柿蒂苦温，温中下气。丁香与柿蒂合用，温中散寒，降逆止呃，两者相得益彰，疗效更好，为临床治疗呃逆常用药。良姜温中散寒，宣通胃阳；炙甘草和胃，可加枳壳、厚朴、陈皮等和降胃气，化痰导滞。

2. 胃火上逆

主症：呃声洪亮，冲逆而出。

兼次症：口臭烦渴，多喜冷饮，大便秘结，小便短赤。

舌象：舌质红，苔黄或黄燥。

脉象：滑数。

分析：由于阳明热盛，胃火上冲而成。病者每多嗜食辛辣炙煿及醇酒厚味之品，或过用温补药物，或素体阳盛再加辛辣等品，使胃肠蕴蓄积热，郁而化火，胃火上冲，故呃声洪亮，冲逆而出；阳明热壅，灼伤胃津，故口臭烦渴而喜冷饮；热邪内郁，肠间燥结，故大便秘结，小便短赤。舌苔黄，脉滑数，均为胃热内盛之象。

治法：清热和胃，降逆止呃。

方药：竹叶石膏汤。竹叶石膏汤有清热生津、益气和胃之功。方中竹叶、生石膏辛凉甘寒，清泄胃火；麦冬滋养津液；人参、粳米、甘草益胃和中；法半夏降逆和胃。若胃气不虚者去人参。常加柿蒂、竹茹顺气降火平呃；便秘者则合小承气汤，用大黄、枳实、厚朴通利大便，釜底抽薪，此乃上病下治之法。

3. 气滞痰阻

主症：呃逆连声，胸胁胀满。

兼次症：或肠鸣矢气；或呼吸不利；或恶心嗳气，头目昏眩，脘闷食少；或见形体肥胖，平时多痰。

舌象：舌苔薄腻。

脉象：弦而滑。

分析：气滞多源于七情所伤，肝气郁结，失于条达，以致肝气逆乘于胃，胃气上冲动膈而成呃逆。胁为肝经分野，肝郁气滞，故胸胁胀满不舒；气郁日久化火，灼津成痰；或因肝木克脾，脾失健运，聚湿成痰；气痰互阻，阻于肺则呼吸不利，阻于胃则恶心嗳气，阻于肠则肠鸣矢气；清气不升，浊阴不降，故见头目昏眩。苔薄腻，脉弦滑，皆为气滞痰阻之征。

治法：理气化痰，降逆止呃。

方药：旋覆代赭汤。方中旋覆花下气消痰，代赭石重镇降逆为主药；法半夏、生姜化痰和胃；人参、甘草、大枣扶正益胃。如胃气不虚，可去参、草、枣，以防壅滞气机；若痰湿明显，可加陈皮、茯苓、浙贝；若兼热象，可加黄芩、竹茹。

4. 脾胃阳虚

主症：呃声低沉无力，气不得续。

兼次症：面色苍白，手足欠温，食少乏力，泛吐清水，或见腰膝无力，便溏久泻。舌象：舌质淡或淡胖，边有齿痕，苔白润。

脉象：沉细弱。

分析：脾胃为后天之本，同居中焦。若饮食不节，或劳倦伤中，使脾胃阳气受损；或素体阳虚，脾胃无以温养，脾难主升，胃难主降，则虚气上逆，故呃声低弱无力，气不得续；脾胃俱虚，则食少乏力；阳虚则水饮停胃，故泛吐清水；若病深及肾，肾阳衰微，则腰膝无力，便溏久泻。手足不温，舌质淡，苔白润，脉细弱，均为阳虚之象。

治法：温补脾胃，和中降逆。

方药：理中汤加丁香、白豆蔻等。理中汤温运中焦，补益脾胃。方中干姜温中祛寒为主药，寒去则阳可复；辅以人参、白术、甘草健益脾胃。加入丁香、白豆蔻辛温芳香，行气暖胃，宽膈止呃。若寒甚者，加附子温肾祛寒；或可用小建中汤加减化裁，效果益彰。

5. 胃阴不足

主症：呃声短促，口干咽燥。

兼次症：烦渴少饮，不思饮食，或食后饱胀，大便干燥。

舌象：舌质红而干，或有裂纹，舌苔少而干。

脉象：细数。

分析：由于热病耗伤胃阴，或郁火伤阴，或辛温燥热之品耗损津液，使胃中津液不足，胃失濡养，气机不得顺降，故呃声短促，气不连续；口干舌燥，烦渴而不多饮，不思饮食，食后饱胀，大便干燥，为津液耗伤、虚热内扰所致。舌质红，苔少而干，脉细数，均为阴虚之象。

治法：益气养阴，和胃止呃。

方药：益胃汤。胃阴受损，当复其阴。益胃汤中沙参、麦冬、玉竹、生地、冰糖皆属甘润养阴益胃之品。但本方和胃降逆之力不够，可酌加陈皮、竹茹、枇杷叶等顺气降逆之品，以达养胃阴而止呃逆之功。

七、病案验案

患者张某，男，56岁，2020年11月10日初诊。主诉：呃逆3d，由银川市第一人民医院泌尿外科转入。患者3d前于泌尿外科手术治疗，术中情绪紧张，术后给予大剂量抗生素静滴，并口服热淋清颗粒等清热利湿止淋等中成药，复外出感受寒凉之气而发病。胃镜未见明显异常。刻下症见：上腹部胀满不适，呃逆连连，声音沉重有力，餐后多发，夜间尤甚，影响睡眠，情绪焦虑，纳呆便少；舌淡暗，苔白略腻。侯建宁主任医师认为该患者形体消瘦，面色晦暗泛白，胃脘部怕冷，素为脾胃阳虚之体，加之此次手术，情绪焦虑，肝气不疏而横逆犯胃，加之术后口服多种清热解毒之剂，损伤胃阳，故发此病。治疗以疏肝理气，温中降逆为法。处方：黄芪30g，桂枝15g，白芍10g，干姜10g，旋覆花15g，代赭石15g，法半夏10g，茯苓15g，枳壳15g，柴胡10g，香附12g，厚朴10g，丹参15g，降香10g，炙甘草10g。5剂，水煎服，每日1剂，分服。并嘱咐患者避寒凉饮食，调畅情绪。3剂呃逆停止，5剂服完后未再发作。

第三章　泄　　泻

一、疾病定义

泄泻是指因感受外邪，或被饮食所伤，或情志失调，或脾胃虚弱，或脾肾阳虚等原因引起的以排便次数增多，粪便稀溏，甚至泄如水样为主症的病证。泄者，泄漏之意，大便稀溏，时作时止，病势较缓；泻者，倾泻之意，大便如水注而直下，病势较急。

二、历史沿革

历代医籍对本病论述甚详，名称亦颇多，《内经》始称为“泄”，如“濡泄”“洞泄”“独泄”“注泄”“溏糜”“鹜溏”等。《难经》有五泄之分，汉唐方书多称“下利”，宋代以后统称“泄泻”。亦有根据病因或病机而称为“暑泄”“大肠泄”者，名称虽多，但都不离“泄泻”。

关于本病的病因病机，《内经》有较详细的论述，如《素问·阴阳应象大论》曰：“春伤于风，夏生飧泄。”“清气在下，则生飧泄。”“湿胜则濡泄。”《素问·举痛论》指出：“寒邪客于小肠，小肠不得成聚，故后泄腹痛矣。”《素问·风论》曰：“食寒则泄。”《素问·至真要大论》曰：“暴注下迫，皆属于热。”“澄彻清冷，皆属于寒。”《素问·太阴阳明论》曰：“饮食不节，起居不时者，阴受之，阴受之则入五脏，入五脏则䐜满闭塞，下为飧泄。”《灵枢·师传》曰：“胃中寒，则腹胀，肠中寒，则肠鸣飧泄，胃中寒，肠中热，则胀而且泄。”以上说明了风、寒、湿、热皆能引起泄泻，且与饮食、起居有关。

《医学集成》中记载：清臣曰“泄泻之证，无不本于脾胃。脾胃强，则水谷腐熟，而化气化血。脾胃弱，则水谷不能运化，各随人之寒热虚实，而泄泻作矣。治泄之法，初宜分利，后宜实脾土，益元气，自无不愈”。

治疗方面，《金匮要略》提出虚寒下利的症状、治法和方药，如《金匮要略·呕吐哕下利病脉证治》曰：“下利清谷，里寒外热，汗出而厥者，通脉四逆汤主之。”

另外对实证、热证之泄泻也用“通因通用”法，充分体现了辨证论治精神。宋·陈无择认为情志失调亦可引起泄泻，其在《三因极一病证方论》中指出：“喜则散，怒则激，忧则聚，惊则动，脏气隔绝，精神夺散，以致溏泄。”《景岳全书·泄泻》曰：“泄泻……或为饮食所伤，或为时邪所犯……因食生冷寒滞者。”其病位主要在于脾胃，在治疗方面，提出“以利水为上策”，但分利之法亦不可滥用，否则“愈利愈虚”。《医宗必读·泄泻》在总结前人治泻经验的基础上，对泄泻的治法做了进一步概括，提出了著名的治泻九法：即淡渗、升提、清凉、疏利、甘缓、酸收、燥脾、温肾、固涩，在治疗上有了较大的发展，其实用价值亦为现代临床所证实。

《医学集成·泄泻》对泄泻的治疗作出了详细记载：腹痛泄水，湿也，胃苓汤。腹不痛，六君加苍术、厚朴。泄如热汤，火也，白芍五钱、甘草二钱汤，加黄芩、黄连、滑石；或大分清饮见耳证。腹痛肢冷，寒也，五苓散加人参、附子；或四味回阳饮。嗳腐吞酸，食也，香砂平胃散，去甘草，加枳实、藿香、炮姜；或胃苓汤，加神曲、麦芽。时痛时止，痰也，苍白二陈汤加南星；或二陈加神曲、青黛、姜汁、竹沥。烦渴面垢，暑也，胃苓汤，或异功散，俱加扁豆、香薷。粪泄青色，风也，香砂六君汤，加柴胡；或香砂四君汤，加柴胡、白芍、青皮。食少便频，脾虚也，黄芪六君，加砂仁、豆蔻、芡实；或六桂散：人参、焦术、茯苓、附子、肉蔻、广香。五更作泄，肾虚也，四神丸：故纸盐炒八钱、肉蔻面煨、五味各四钱，吴萸二钱，研末，生姜、大枣汤下；一去五味子、吴茱萸，加小茴二钱，木香一钱；或七神丸：焦术二两，茯苓、补骨脂各一两，吴茱萸、肉豆蔻、木香各五钱，蜜丸，枣汤下。泄如鸭屎，鹜溏泄也，桂附理中，加朱砂、半夏；或理脾涤饮，去白蔻，加桂枝、附子、山药、芡实、丁香。直出不禁，滑泄也，附子理中，加补骨脂、肉豆蔻；或理脾涤饮，加补骨脂、益智仁、罂粟壳、乌梅。久泄不止，脾肾两虚也，黄芪六君，加补骨脂、肉蔻、吴萸、附子；或必效丸：熟地八钱，扁豆五钱，补骨脂四钱，杜仲、山药、菟丝子、潞党参、茯神各三钱，小茴、广皮各二钱，藿香一钱，炙甘草六分，大枣，蜂蜜丸服。

西医学中急性肠炎、慢性肠炎、胃肠功能紊乱、肠结核等肠道疾病，以腹泻为主要表现者，均可参考本篇辨证论治。其他疾病伴见泄泻者，除治疗原发疾病外，在辨治方面亦可与本篇联系互参。

三、病因病机

泄泻的主要病变在脾胃与大小肠。其致病原因，有感受外邪、饮食所伤、情志失调及脏腑虚弱等，但关键在于脾胃运化功能失调。

1. 感受外邪

六淫之邪伤人，肠胃功能失调，皆能使人发生泄泻，但其中以湿为主，常夹寒、热、暑等病邪。脾脏恶湿而喜燥，外来之湿邪最易困遏脾阳，影响脾的运化，水谷相杂而下，引起泄泻，即《难经》所谓“湿多成五泄”。其他寒邪或暑热之邪，除了侵袭皮毛肺卫之外，也能直接影响于脾胃，使脾胃功能失调，运化失常，清浊不分，而成泄泻，但仍多与湿邪有关。若外伤风邪夹湿而乱于肠胃者，也可发生泄泻。如《素问·生气通天论》曰：“春伤于风，邪气留连，乃生洞泄。”

2. 饮食所伤

脾为仓廪之官，胃为水谷之府，故饮食不当常可导致泄泻。凡饱食过量，宿滞内停；或过食肥甘，呆胃滞脾，湿热内蕴；或恣啖生冷，寒食交阻；或误食馊腐不洁之物，伤及肠胃，均可致脾胃运化失健，传导失职，升降失调，水谷停为湿滞而发生泄泻。临床上，饮食不当与外感湿邪常相互影响，共同为患，恰如《景岳全书·泄泻》曰：“若饮食失节，起居不时，以致脾胃受伤，则水反为湿，谷反为滞，精华之气不能输化，乃至合污下降而泻痢作矣。”

3. 情志失调

郁怒伤肝，肝失疏泄，木横乘土，脾胃受制，运化失常，或忧思气结，脾运蹇滞，均致水谷不归正化，下趋肠道而为泻。若素体脾虚湿盛，运化不力，复因情志刺激、精神紧张或于怒时进食者，均可致土虚木贼，肝脾失调，更易形成泄泻。正如《景岳全书·泄泻》云：“凡遇怒气便作泄泻者，必先以怒时挟食，致伤脾胃，故但有所犯，即随触而发，此肝脾二脏之病也。盖以肝木克土，脾气受伤而然。”

4. 脾胃虚弱

脾主运化，胃主受纳，若因长期饮食失调，劳倦内伤，久病缠绵，均可导致脾胃虚弱，中阳不健，运化无权，不能受纳水谷和运化精微，清气下陷，水谷糟粕混夹而下，遂成泄泻。

5. 肾阳虚衰

久病之后，肾阳损伤，或年老体衰，阳气不足，命门火衰，不能助脾腐熟水谷，水谷不化，而为泄泻。《景岳全书·泄泻》指出：“肾为胃关，开窍于二阴，所以二便之开闭，皆肾脏之所主，今肾中阳气不足，则命门火衰，而阴寒独盛，故于子丑五更之后，阳气未复，阴气盛极之时，即令人洞泄不止也。”

总之，泄泻的病变主脏在脾，病理因素主要是湿，故《医宗必读》有“无湿不成泻”之说。脾病湿盛是导致泄泻发生的关键所在。急性暴泻以湿盛为主，多因湿盛伤脾，或食滞生湿，壅滞中焦，脾不能运，脾胃不和，水谷清浊不分所致，病属实证。慢性久泻以脾虚为主，多由脾虚健运无权，水谷不化精微，湿浊内生，混杂而下，发生泄泻。他如肝气乘脾，或肾阳虚衰所引起的泄泻，也多是在脾虚的基础上产生的，病属虚证或虚实夹杂证。《景岳全书·泄泻》所谓：“泄泻之本，无不由于脾胃。”由此可知，暴泻以湿盛为主，因湿盛而致脾病；久泻以脾虚为主，因脾虚而生湿浊。而湿盛与脾虚又往往互相影响，互为因果，故暴泻迁延日久，每可从实转虚；久泻复因外感、饮食所伤，亦可引起急性发作，表现虚中夹实的证候。

四、辨证要点

侯建宁主任医师认为，辨泄泻首当辨暴泻与久泻，一般而言，暴泻者起病较急，病程较短，泄泻次数频多；久泻者起病较缓，病程较长，泄泻呈间歇性发作。其次当辨虚实，急性暴泻，泻下腹痛，痛势急迫拒按，泻后痛减，多属实证，以食积和湿热为主；慢性久泻，病程较长，反复发作，腹痛不甚，喜温喜按，神疲肢冷，多属虚证，而虚证中以脾虚为主。再次当辨外感与内伤，外感泄泻，多挟表证，当进一步辨其属于寒湿、湿热与暑湿。内伤多分为四型：食滞肠胃之泄泻，以腹痛肠鸣，粪便臭如败卵，泻后痛减为特点；肝气乘脾之泄泻，以胸胁胀闷，嗳气食少，每因情志郁怒而增剧为特点；脾胃虚弱之泄泻，以大便时溏时泻，夹有水谷不化，稍进油腻之物，则大便次数增多，面黄肢倦为特点；肾阳虚衰之泄泻，多发于黎明之前，以腹痛肠鸣，泻后则安，形寒肢冷，腰膝酸软为特点。但泄泻病病机多复杂，无单一证型，久泻多以脾虚为本，根据大便情况多合并食滞、湿热，而脾虚的同时多合并肝郁及肾阳亏虚之象。

五、治疗原则

侯健宁主任医师认为，泄泻的基本病机为脾虚湿盛，故治疗原则为健脾化湿。暴泻多以湿盛为主，重在化湿，佐以分利。寒湿当以温化寒湿，湿热当以清化湿热，兼表邪者当疏解，暑邪当清暑，伤食当消导，暴泻不可骤用补涩，以免闭门留寇。久泻以脾虚为主，当以健运脾气为要。肝气乘脾者当抑肝扶脾，肾阳虚衰当温肾健脾，中气下陷当升提脾气，久泻不止当固涩，久泻不可分利太过，以防劫其阴液。

六、分证论治

1. 寒湿泄泻

主症：泻下清稀，甚至如水样，便溏。

兼次症：腹痛肠鸣，脘闷食少，或兼有恶寒发热，鼻塞头痛，肢体酸痛。

舌象：苔薄白或白腻。

脉象：濡缓。

分析：外感寒湿之邪，侵袭肠胃，或过食生冷饮料瓜果，脾失健运，升降失调，水谷不化，清浊不分，肠腑传导失司，故大便清稀，甚则泻下如水样。寒湿内盛，肠胃气机受阻，则腹痛肠鸣。寒湿困脾，则脘闷食少。苔白腻，脉濡缓，为寒湿内盛之象。

治法：芳香化湿，疏表散寒。

方药：藿香正气散加减。本方既能疏风散寒，又能化湿除满，健脾宽中，调理脾胃，使湿浊内化，风寒外解，脾胃功能得到恢复，而泄泻自止。方中藿香辛温散寒，芳香化湿，白术、茯苓、陈皮、半夏健脾除湿；厚朴、大腹皮理气消满，疏利气机；白芷解表散寒。若表邪较重，周身困重而骨节酸楚者，可加荆芥、防风以增疏风散寒之力。如湿邪偏重，胸闷腹胀尿少，肢体倦怠，苔白腻者，应着重化湿利湿，可用胃苓汤以健脾燥湿，淡渗分利。

2. 湿热泄泻

主症：腹痛即泻，泻下急迫，势如水注，或泻而不爽，粪色黄褐而臭。

兼次症：烦热口渴，小便短赤，肛门灼热。

舌象：舌质红，苔黄腻。

脉象：濡数或滑数。

分析：感受湿热之邪，肠腑传化失常，而发生泄泻。肠中有热，热邪类火，火性急迫，故泻下急迫，此即《素问·至真要大论》所谓“暴注下迫，皆属于热”。湿热互结，腑气不畅，则泻而不爽。湿热下注，故肛门灼热，粪便色黄褐而臭，小便短黄。烦热口渴，舌苔黄腻，脉濡数或滑数，均为湿热内盛之征。

治法：清热利湿。

方药：葛根芩连汤。本方用于湿热由表入里，内陷阳明，泻下臭秽，身热口干，苔黄脉数等症。方中葛根为君，既能解表清热，又能升清止泻，配伍黄芩、黄连苦寒清热燥湿。可加金银花助其清热之力；茯苓、木通、车前子增强利湿之效，使其湿热分消，则泄泻可止。若湿重于热，证见胸腹满闷，口不渴，或渴不欲饮，舌苔微黄厚腻，脉濡缓者，可合平胃散燥湿宽中。夹食滞者宜加神曲、麦芽、山楂以消食化滞。

3. 食滞肠胃

主症：腹痛肠鸣，泻后痛减，泻下粪便臭如败卵，夹有不消化之物。

兼次症：脘腹痞满，嗳腐酸臭，不思饮食。

舌象：舌苔垢浊或厚腻。

脉象：滑。

分析：饮食不节，宿食内停，阻滞肠胃，传化失常，故腹痛肠鸣，脘腹痞满。宿食不化，则浊气上逆，故嗳腐酸臭。宿食下注，则泻下臭如败卵。泻后腐浊之邪得以外出，故腹痛减轻。舌苔厚腻，脉滑是宿食内停之象。

治法：消食导滞。

方药：保和丸。本方消食导滞为主。并能和胃除湿，常用于饮食过度，宿食内停，脘痞腹痛，嗳腐呕吐，泻下臭如败卵等症。方中山楂、神曲、莱菔子消导食滞，宽中除满为主药；佐以陈皮、半夏、茯苓和胃祛湿；连翘消食滞之郁热。若食滞较重，脘腹胀满，泻下不爽者，可因势利导，采用“通因通用”之法，加大黄、枳实、槟榔或用枳实导滞丸以消导积滞，清利湿热。积滞化热者加黄连，呕吐甚者加法半夏、白蔻仁和胃降逆止呕。

4. 肝气乘脾

主症：肠鸣腹痛，腹痛即泻，泻后痛缓，每因抑郁恼怒或情绪紧张而诱发。

兼次症：平素多有胸胁胀闷，嗳气食少，矢气频作。

舌象：舌苔薄白或薄腻。

脉象：弦细。

分析：忧思恼怒或情绪紧张之时，气机不利，肝失条达，横逆侮脾，气滞于中则腹痛。脾运无权，水谷下趋则泄泻。肝失疏泄，脾虚不运，故胸胁胀闷，嗳气食少。舌苔薄白或薄腻，脉弦，是为肝旺脾虚夹湿之象。

治法：抑肝扶脾。

方药：痛泻要方。本方泻肝补脾，主要用于肝郁脾虚之痛泻。方中白术健脾补虚；白芍养血柔肝；陈皮理气醒脾；防风升清止泻。还可配伍枳壳、乌药、玫瑰花等疏肝健脾理气之品。若夹有湿热，大便夹有黏液，可加黄连、黄芩等清肠化湿。反复发作不已者，可适当加入酸涩收敛之品，如芡实、石榴皮等。若脾气虚弱者，可加服参苓白术散加减。

5. 脾胃虚弱

主症：大便时溏时泻，反复发作。稍有饮食不慎，大便次数即增多，夹见水谷不化。

兼次症：饮食减少，脘腹胀闷不舒，面色少华，肢倦乏力。

舌象：舌质淡，苔白。

脉象：细弱。

分析：脾胃虚弱，运化无权，水谷不化，清浊不分，故大便溏泄。脾阳不振，运化失常，则饮食减少，脘腹胀闷不舒，稍进油腻之物，大便次数增多。久泻不止，脾胃虚弱，气血来源不足，故面色萎黄，肢倦乏力。舌质淡，苔白，脉细弱，乃脾胃虚弱之象。

治法：健脾益胃。

方药：参苓白术散。本方健脾益气，渗湿止泻，用于脾胃气虚夹湿之泄泻。方中用四君子汤平补脾胃之气为主，加入和胃理气渗湿之品如扁豆、薏苡仁、山药、莲子，既可健脾，又能渗湿而止泻，标本兼顾。佐以砂仁芳香醒脾，助四君促进中焦运化，畅通气机。若脾阳虚衰，阴寒内盛，伴见腹中冷痛，手足不温者，宜用附子理中加吴茱萸、肉桂以温中散寒止泻。若久泻不止，中气下陷，伴见滑脱不禁甚或脱肛者，可用补中益气汤，益气升清，健脾止泻。若泄泻日久，脾虚夹湿，肠鸣辘辘，大便溏黏者，舌苔厚腻难化，或食已即泻者，应于健脾止泻药中加入升阳化湿的药物，原方去白术，酌加防风、羌活、苍术、厚朴，或改用升阳益胃汤加减，以升清阳，化湿浊。若大便泻下呈黄褐色，为内夹湿热，可于原方中加黄连、厚朴等清热除湿。

6. 肾阳虚衰

主症：每于黎明之前，脐腹作痛，继则肠鸣而泻，完谷不化，泻后则安。

兼次症：形寒肢冷，腹部喜暖，腰膝酸软。

舌象：舌质淡，苔白。

脉象：沉细。

分析：泄泻日久，肾阳虚衰，釜底抽薪，不能温养脾胃，运化失常，水谷下趋肠道而泻。黎明之前阴寒较盛，阳气未振，故见脐腹作痛，肠鸣即泻，又称为“五更泻”。泻后则腑气通利，故泻后则安，腹痛得止。阳虚不能腐熟水谷，故泻下完谷不化。肾阳虚衰，失于温煦，故形寒肢冷。腰为肾之外府，肾阳衰惫，故腰膝酸软。舌质淡，苔白，脉沉细，为脾肾阳气不足之征。

治法：温肾健脾，固涩止泻。

方药：四神丸。本方温补脾肾，涩肠止泻，主治脾肾虚寒，五更泄泻。方中以补骨脂温肾助阳；吴茱萸、肉豆蔻温中散寒；五味子涩肠止泻。可酌加附子、炮姜以增强其温肾暖脾祛寒之力或用真人养脏汤加减。若年老体衰，久泻不止，中气下陷，宜加黄芪、党参、白术之类或配合补中益气汤益气升阳，健脾止泻。若滑脱不禁者，合桃花汤以固涩止泻。若虽为五更泻，但脾肾阳虚不显，反见心烦嘈杂，而有寒热错杂之症者，治当寒温并用，温脾止泻，可改用乌梅丸加减。慢性泄泻，虚证居多，治用温补固涩，但亦有虚中夹实者，固涩后泄泻次数虽然减少，而腹胀或痛，纳减不适，而有血瘀者，可用桂枝汤加当归、川芎、赤芍等，以养血和血。

七、病案验案

患者张某，男，38 岁，2019 年 9 月 2 日初诊。主诉：腹痛腹泻反复发作 3 年，加重 2 周。患者 3 年前无明显诱因出现腹痛腹泻，大便呈水样伴黏液，痛泻而下，泻后痛减，伴里急后重，有五更泻，自觉乏力，纳呆，睡眠欠佳，情绪焦虑。舌淡苔白略腻，脉沉滑。侯建宁主任医师辨证为肝郁脾虚，方以痛泻药方合参苓白术散加减。处方：葛根 15g，黄芩 10g，黄连 10g，甘草 10g，党参 15g，白扁豆 12g，芡实 12g，补骨脂 12g，姜片 10g，炒薏苡仁 30g，茯苓 15g，草蔻 12g，炒白术 12g，白芍 15g，防风 10g，煅龙牡各 30g。7 剂，水煎服，每日 1 剂，早晚分服。7 剂后患者里急后重感消失，大便仍不成形。上方去黄芩、黄连，加肉豆蔻 10g，再进 7 剂，大便基本成形，腹痛未发。

第四章　便　　秘

一、疾病定义

便秘是指大肠传导功能失常，导致大便秘结，排便周期延长；或周期不长，但粪质干结，排便艰难；或粪质不硬，虽有便意，但便出不畅的病证。便秘是临床上的常见症状，也可出现于各种急慢性疾病过程中。

二、历史沿革

《内经》称便秘为“后不利”“大便难”，认为与脾胃受寒、肠中有热等有关。如《素问·厥论》曰：“太阴之厥，则腹满䐜胀，后不利。”《素问·举痛论》曰：“热气留于小肠，肠中痛，瘅热焦竭，则坚干不得出，故痛而闭不通矣。”汉代张仲景则称便秘为“脾约”“闭”“阴结”“阳结”，认为其病与寒、热、气滞有关。《诸病源候论·大便难候》曰：“大便难者，由五脏不调、阴阳偏有虚实，谓三焦不和则冷热并结故也。”又云：“邪在肾亦令大便难”；“渴利之家，大便亦难”。指出引起便秘的原因很多，与五脏不调、阴阳虚实寒热均有关系。金元时期，《丹溪心法·燥结》则认为便秘是由于血少，或肠胃受风，涸燥秘涩所致。明代张景岳按仲景之法把便秘分为阴结、阳结两类，认为有火为阳结，无火是阴结。《景岳全书·杂证谟·秘结》云：“秘结一证，在古方书有虚秘、风秘、气秘、寒秘、湿秘等说，而东垣又有热燥、风燥、阳结、阴结之说，此其立名太烦，又无确据，不得其要，而徒滋疑惑，不无为临床之言也。不知此证之当辨者惟二，则曰阴结、阳结而尽之矣。”清代《石室秘录·大便秘结》曰：“大便秘结者，人以为大肠燥甚，谁知是肺气燥乎？肺燥则清肃之气不能下行于大肠。”《杂病源流犀烛·大便秘结源流》则强调：“大便秘结，肾病也。”以上指出大便秘结与肺、肾均有密切关系。

在治疗方面，张仲景就提出了便秘有寒、热、虚、实不同病机，创制了苦寒泻下的承气汤、温里泻下的大黄附子汤、养阴润下的麻子仁丸、理气通下的厚朴三物汤内服以及蜜煎导、猪胆汁导等外用塞肛通便法，为后世医家认识和治疗本病确立了基本原则，有的方药至今仍广泛应用于临床。

西医学中的功能性便秘属本病范畴，同时肠道易激综合征、肠炎恢复期、直肠及肛门疾病，内分泌及代谢疾病的便秘，以及肌力减退所致的排便困难等均可参照本病辨证论治。

三、病因病机

侯建宁主任医师认为饮食入胃，经过脾胃运化其精微，吸收其精华后，所剩糟粕由大肠传送而出，成为大便。如果胃肠功能正常，则大便畅通，不致发生便秘。若胃肠受病，或因燥热内结，或因气滞不行，或因气虚传送无力，血虚肠道干涩，以及阴寒凝结等，均可导致便秘。

1. 肠胃积热

素体阳盛，或饮酒过多，或过食辛辣厚味，或误服温燥之药而致热毒内盛；或热病之后，余热留恋；或肺燥肺热下移于大肠，均可导致肠胃积热，耗伤津液，以致肠液干燥。肠道干涩燥结，形成热结。如《景岳全书·杂证谟·秘结》曰："阳结证，必因邪火有余，以致津液干燥。"

2. 气机郁滞

忧愁思虑过度；或久坐不动；或跌打损伤，伤及胃肠；或虫积肠道；或肺失肃降，腑气不通，均可导致大肠气机郁滞，传导失职，糟粕内停而形成气秘。如《金匮翼·便秘》云："气秘者，气内滞，而物不行也。"

3. 阴亏血少

病后、产后及年老体弱之人，气血亏虚；或过用汗、利、燥热之剂，损伤阴津；或劳役过度，出汗过多；或房事劳倦损伤气血阴津；或素患消渴，阴津亏耗。气虚则大肠传导无力，阴虚血亏则肠道干涩，导致大便干结，排出困难。

4. 阴寒凝滞

恣食寒凉生冷，或过用苦寒药物，伐伤阳气；或年老体弱，真阳不足，或脾肾阳气虚弱，温煦无权，不能蒸化津液，使之阴寒内结，糟粕不行，凝结肠道而成冷秘。如《金匮翼·冷秘》曰："冷秘者，寒冷之气，横于肠胃，凝阴固结，阳气不行，津液不通。"又如《景岳全书·杂证谟·秘结》曰："凡下焦阳虚，则阳气不行，阳气不行，则不能传送，而阴凝于下，此阳虚而阴结也。"

综上所述，便秘病因不外热、实、冷、虚四个方面，胃肠积热者发为热秘，气机郁滞者发为实秘，阴寒积滞者发为冷秘，气血阴阳不足者发为虚秘。便秘的病位主要在大肠，病机为大肠传导功能失常，与肺、脾、肾关系密切。肺与大肠相表里，肺燥肺热移于大肠，导致大肠传导失职而形成便秘；脾主运化，脾虚运化失常，糟粕内停而致便秘；肾主五液，司二便，肾精亏耗则肠道干涩，肾阳不足，命门火衰则阴寒凝结，传导失常亦形成便秘。可见便秘虽属大肠传导失职，但与其他脏腑之功能亦密切相关。

四、辨证要点

侯建宁主任医师认为便秘辨证重在分清寒热虚实。大便干燥坚硬，肛门灼热多属于胃肠积热；素体阳虚，排便艰难多为阴寒内结。大便不干结，排便不畅，或欲便不出，多为气虚；若粪质干燥，排出艰难，多属血虚津亏。

五、治疗原则

实秘当以清热润肠通便，顺气导滞为治；虚秘则以益气养血，温通开结为法。正如《景岳全书·杂证谟·秘结》云："阳结者邪有余，宜攻宜泻者也；阴结者正不足，宜补宜滋者也。知斯二者即秘结之纲领也。"

六、分证论治

1. 肠胃积热

主症：大便干结，腹中胀满，口干口臭。

兼次症：面红身热，心烦不安，多汗，时欲饮冷，小便短赤。

舌象：舌质红干，苔黄燥，或焦黄起芒刺。

脉象：滑数，或弦数。

分析：胃为水谷之海，肠为传导之官，若肠胃积热，或热病余邪未清，热盛伤津，肠道津液枯燥，故大便干结，腹中胀满；积热熏蒸于上，故口干口臭；热盛于内，故面红身热，心烦不安，汗出，时欲饮冷；热移于膀胱，故小便短赤。舌质红，苔黄燥，或焦黄起芒刺，均为热已伤津化燥，脉滑数为里实之征。

治法：泻热导滞，润肠通便。

方药：麻子仁丸。本方以润肠通便为主，兼以泄热行气。方中火麻仁润肠通便，大黄通便泄热，杏仁降气润肠，白芍养阴和里，枳实、厚朴下气破结，加强降泄通便之力。大便秘结者，加芒硝，以软坚通便；舌质红，苔干，便结不通，可用增液汤增水行舟；兼心烦易怒，面红身热，耳鸣者，加龙胆草、山栀子，或合用更衣丸，或用当归龙荟丸清肝泻火；便后痔出血者，加地榆、槐花。

2. 气机郁滞

主症：大便干结，欲便不出，腹中胀满。

兼次症：胸胁满闷，嗳气呃逆，食欲不振，肠鸣矢气，便后不畅。

舌象：舌苔薄白，或薄黄，或薄腻。

脉象：弦，或弦缓，或弦数，或弦紧。

分析：情志失和，肝气郁结，导致传导失常，故大便干结，欲便不出，腹中胀满；腑气不通，则气不下行而上逆，故胸胁满闷，嗳气呃逆；糟粕内停，脾气不运，故肠鸣矢气，食欲不振。由于气滞夹寒夹热夹湿之异，故舌苔有薄白，或薄黄，或薄腻不同；脉有弦，或弦缓，或弦数，或弦紧之异。

治法：顺气导滞，降逆通便。

方药：六磨汤。本方主要用于调理肝脾，通便导滞。方中木香、乌药行气，沉香降气，三药气味辛通，能入肝脾以解郁调气，大黄、槟榔、枳实破气行滞，共奏通下导滞之功。大便干结者，加火麻仁、郁李仁润肠通便；腹痛加厚朴、莱菔子理气止痛；若气郁日久化火，症见口苦咽干，苔黄，脉弦数者，加栀子、龙胆草之类清肝泻火；七情郁结，忧郁寡欢者，可加柴胡、白芍、合欢皮之类疏肝解郁；虫积阻滞气机者，重用槟榔，并加雷丸、榧子、使君子等驱虫之药；跌仆损伤或术后肠粘连者，理气之外，宜加活血祛瘀之品，如桃仁、红花、赤芍之类；痰饮阻滞气机者，可加皂夹、甘遂逐饮通下。由于肺气不降者，可用苏子降气汤加火麻仁、威灵仙降气通便。

3. 气虚便秘

主症：虽有便意，临厕努挣乏力，难以排出。

兼次症：便后乏力，汗出气短，面白神疲，肢倦懒言。

舌象：舌淡胖，或舌边有齿痕，苔薄白。

脉象：细弱。

分析：肺脾气虚，运化失职，大肠传导无力，故虽有便意，但临厕努挣乏力，难以排出；气虚，故便后乏力，汗出气短；脾气虚、化源不足，故面白神疲，肢倦懒言。舌淡胖，边有齿痕，脉细弱均为气虚之征。

治法：补气健脾，润肠通便。

方药：黄芪汤。本方重在益气润下。方中黄芪峻补肺脾之气为君，以麻仁、白蜜润肠通便为臣，陈皮理气为佐。气虚下陷而脱肛者，可加升麻、柴胡、桔梗、人参协同黄芪以益气升陷；大便燥结难下者加杏仁、郁李仁以滑肠通便；伴肺虚久咳短气者，加生脉饮及紫菀、白前。肺为气之主，肾为气之根，气虚日久，传导无力，可兼补肾气，宜用大补元煎加味。

4. 血虚便秘

主症：大便干结，努挣难下，面色苍白。

兼次症：头晕目眩，心悸气短，失眠健忘；或口干心烦，潮热盗汗，耳鸣，腰膝酸软。

舌象：舌质淡，苔白；或舌质红，少苔。

脉象：细，或细数。

分析：血虚津少，不能下润大肠，肠道干涩，故大便干结，努挣难下；血虚不能上荣，故面色苍白，头晕目眩；心血不足，故心悸气短，失眠健忘。若因血少致阴虚内热，虚热内扰，故口干心烦，潮热盗汗；肾阴亏耗则出现耳鸣，腰膝酸软。

舌质淡，苔白或舌质红，少苔，脉细或细数，均为阴血不足之象。

治法：养血润燥，滋阴通便。

方药：润肠丸加减。本方重在补血润下，方中当归、生地补血养阴；麻仁、桃仁润肠通便；枳壳破气下行。腹胀脘痞明显者，加厚朴以增强行气之功；若血虚有热，兼见口干心烦，舌质红，苔少，脉细数，宜加何首乌、玉竹、知母等清热生津养阴；若津液已复，而大便仍干结如球者，可用五仁丸润肠通便。阴虚内热，潮热盗汗可选用增液汤以滋阴通便；年老阴血不足，可加桑椹子、核桃肉、肉苁蓉以养血滋阴；若大便干结难排，加生大黄（后下）以助通便，急下存阴。耳鸣，腰膝酸软者，可用六味地黄汤加火麻仁、柏子仁、瓜蒌仁滋补肾阴，润肠通便。

5. 阳虚便秘

主症：大便艰涩，排出困难。

兼次症：面色㿠白，四肢不温，喜热怕冷，小便清长，或腹中冷痛，拘急拒按，或腰膝酸冷。

舌象：舌质淡，苔白，或薄腻。

脉象：沉迟，或沉弦。

分析：阳气虚衰，寒自内生，肠道传送无力，故大便艰涩，排出困难；阳虚内寒，温煦无权，则面色㿠白，四肢不温，喜热怕冷，小便清长；阴寒内盛，寒主凝敛收引，故腹中冷痛，拘急拒按；肾阳亏虚，故腰膝酸冷。舌质淡，苔白，或薄腻，均为阳虚或兼寒湿之征；脉沉迟，或沉弦，亦为阳虚内寒之象。

方药：济川煎加减。方中肉苁蓉温补肾阳，并能润肠以通便；当归辛甘而润，养血和血，又能润肠；牛膝强腰肾，善于下行；泽泻性降而润，配合牛膝引药下行；枳壳宽肠下气，升麻轻宣升阳，与当归、肉苁蓉相配合，能升清降浊，加肉桂以温阳散寒。气虚者，可加黄芪、党参以益气。阳虚便秘还可选用附子理中丸加肉桂、肉苁蓉、当归、锁阳，或用四神丸等加味治疗。阴虚积滞，腹中冷痛，拘急拒按，可选用大黄附子汤温里散寒，通便止痛。若心腹绞痛，口噤暴厥属大寒积聚者，可用三物备急丸攻逐寒积。

七、病案验案

患者马某，男，82岁，2019年8月初诊。主诉：排便困难反复发作10余年，加重1月。患者近10余年反复发作排便困难，长期口服通便药物疗效欠佳，后长期使用开塞露，并以番泻叶代茶饮以帮助排便。门诊肠镜提示结肠黑病变。既往有高血压、脑梗死、帕金森病病史。刻下症见：排便困难，需开塞露辅助，肛门憋胀不适，如厕不能排出，使用开塞露后可见大便，为软便，偶有干结，伴见神疲乏力，腰膝酸软无力，头晕耳鸣，口干口苦。舌淡暗，舌下静脉迂曲，苔白略腻，脉沉滑。侯建宁主任医师认为该患者高龄，肝脾肾亏虚，加之合并高血压、帕金森、脑梗死等多种基础病，形体肥胖，有痰有瘀之标，故治疗在健脾补肾的基础上辅以化痰祛瘀，理气通便。处方：黄芪 60g，麻仁 30g，陈皮 10g，升麻 6g，桔梗 15g，枳实 15g，厚朴 15g，酒大黄 10g，法半夏 9g，柴胡 12g，杏仁 10g，桃仁 15g，郁李仁 15g，当归 15g，何首乌 15g，肉苁蓉 30g，山药 30g，生白术 30g。7 剂，水煎服，每日 1 剂，分服。并嘱咐患者养成排便习惯，适当运动，调畅情志。7 剂后大便较前顺畅，但不规律，再进 7 剂，大便成形，每日 1 次。

第五章　腹　　痛

一、疾病定义

腹痛是指胃脘以下，耻骨毛际以上部位发生疼痛为主症的病证，多由脏腑气机不利，经脉失养而成。腹部分大腹、小腹和少腹。脐以上为大腹，属脾胃，为足太阴、足阳明经脉所主；脐以下为小腹，属肾、大小肠、膀胱、胞宫，为足少阴、手阳明、手足太阳经脉及冲、任、带脉所主；小腹两侧为少腹，属肝、胆，为足厥阴、足少阳经脉所过。

二、历史沿革

《内经》最早提出腹痛的病名，《素问·气交变大论》说："岁土太过，雨湿流行，肾水受邪，民病腹痛。"并提出腹痛由寒热之邪所致。

《仁斋直指方》对不同腹痛提出分类鉴别，为寒热、死血、食积、痰饮、虫积等。

李东垣将腹痛按三阴经及杂病进行辨证论治，强调"痛则不通"的论点。

王清任、唐容川对腹痛有进一步的认识，唐氏在《血证论》中曰："血家腹痛，多是瘀血。"并指出瘀血在中焦，可用血府逐瘀汤；瘀血在下焦，应以膈下逐瘀汤治疗，对腹痛辨治提出新的创见。

腹痛是临床上极为常见的一个症状，内科腹痛常见于现代医学的肠易激综合征、消化不良、胃肠痉挛、不完全性肠梗阻、肠粘连、肠系膜和腹膜病变、腹型过敏性紫癜、泌尿系结石、急慢性胰腺炎、肠道寄生虫等，以腹痛为主要表现者，均可参照本节内容辨证施治。凡外科、妇科疾病及内科疾病中的痢疾、积聚等出现的腹痛应参考相关科目及本书有关章节。

三、病因病机

1. 病因

(1) 六淫侵袭

感受寒邪内侵腹中，伤及中阳，凝滞气机，经脉气血运行受阻，络脉绌急，不通而痛；夏月酷暑，外感暑热之邪，暑热夹湿，内结于腹中肠间，湿热内蕴，气机阻滞不通而痛。

（2）情志因素

七情过极，脏腑气机逆乱，气化失常，使腹部经络气血运行不利；或气病及血，血行不畅，血瘀络脉闭阻不通而痛。

（3）饮食不节

暴饮暴食使食物内停于肠道滞而不化，腑气阻滞不通，或食物停积不化，酿成湿热结于肠，腑气不通；或过食生冷瓜果、饮料，中阳受戕，运化失司，寒积于中，使气机不和，运行受阻，腹部脏器之经脉气血运行失畅；恣食辛辣之品，助阳生火，或过食膏粱厚味，助湿生热，致火热、湿热之邪壅遏肠道，气机阻滞不通。以上因素均可引起腹痛。

（4）劳逸失度

劳力、劳神、房劳过度，日久则阴血不足，精气衰少，腹部经络血脉失养，不荣而发生疼痛。

（5）正气亏虚

由于禀赋不足，素体阳虚，中阳衰惫，阴寒内盛，气血生化不足，脏腑经络失其温煦、濡养，引起疼痛。

（6）其他

多由腹部手术以致经络受损，脏器之间粘连，使局部气血流行不畅或瘀滞不通，不通而痛。

2. 腹痛的基本病机及转化

（1）发病：一般来说，由于感受外邪、饮食不节、情志因素等引起的不通而痛多起病较急；而正虚及劳逸失度引起的不荣而痛多起病较缓，常反复发作，术后瘀血引起的腹痛多持续不解。

（2）病位：在胃脘以下，耻骨毛际以上。与大小肠及肠间经脉、脾、胃、肝、胆关系密切。

（3）病性：不外虚、实及虚中夹实三类。实者为寒邪内阻，湿热积滞，气滞血瘀，虚者为中虚脏寒；虚中夹实者为正虚而感邪。

（4）病势：病之初多为实证，日久可向虚实夹杂证、虚证发展。

（5）病机转化：因不通而痛的实证，日久不解，损伤正气，可以形成不荣而痛的虚证，同时虚证腹痛又可因复感诸邪，或痰浊、瘀血、食积、湿热等内留转为虚中夹实。

四、辨证要点

1. 辨腹痛性质

腹痛拘急，疼痛暴作，痛无间断，坚满急痛，遇冷痛剧，得热则减者，为寒痛；痛在脐腹，痛处有热感，时轻时重，或伴有便秘，得凉痛减者，为热痛；腹痛时轻时重，痛处不定，攻冲作痛，伴胸胁不舒，腹胀，嗳气或矢气则胀痛减轻者，属气滞痛；少腹刺痛，痛无休止，痛处不移，痛处拒按，经常夜间加剧，伴面色晦暗者，为血瘀痛；因饮食不慎，脘腹胀痛，嗳气频作，嗳后稍舒，痛甚欲便，便后痛减者，为伤食痛；暴痛多实，伴腹胀，呕逆，拒按等；久痛多虚，痛势绵绵，喜揉喜按。

2. 辨腹痛部位

胁腹、两侧少腹痛多属肝经病证；大腹疼痛，多为脾胃病证；脐腹疼痛多为大小肠病证；脐以下小腹痛多属肾、膀胱、胞宫病证。

五、治疗原则

侯建宁主任医师认为治疗腹痛多以“通”字立法，应根据辨证的虚实寒热，在气在血，确立相应治法。在通法的基础上，结合审证求因，标本兼治。属实证者，重在祛邪疏导；对虚痛，应温中补虚，益气养血，不可滥施攻下。对于久痛入络，绵绵不愈之腹痛，可采取辛润活血通络之法。

六、分证论治

1. 寒邪内阻证

主症：腹痛拘急，遇寒痛甚，得温痛减，口淡不渴，形寒肢冷，小便清长，大便清稀，舌质淡，苔白腻，脉沉紧。

治法：散寒温里，理气止痛。

代表方：良附丸合正气天香散加减。

常用药：高良姜、干姜、紫苏、乌药、香附、陈皮等。

临证备要：温通法治疗腹痛：是以辛温或辛热药物为主体，配合其他药物以收“通则不痛”之效。辛温、辛热药物的主要作用为温运脏腑，驱散里寒，促进气血流畅，燥湿通络。临床多与其他治法配合应用：①配理气药，如香附、乌药、木香、陈皮、枳壳、槟榔等；②配养阴补血药，当归、白芍；③配活血化瘀药，桃仁、红花、赤芍、川芎、丹皮等；④配补气药，党参、白术、黄芪等；⑤配甘缓药物，甘草、大枣、饴糖等。

2. 湿热壅滞证

腹痛拒按，烦渴引饮，大便秘结，或溏滞不爽，潮热汗出，小便短黄，舌质红，苔黄燥或黄腻，脉滑数。

治法：泄热通腑，行气导滞。

代表方：大承气汤加减。

常用药：大黄、芒硝、厚朴、枳实等。

临证备要：急性胰腺炎：常用清热通腑法治疗，以清热解毒药物（金银花、黄芩、黄连等）与通腑药（大黄、枳实、芒硝、虎杖）为主体，前者可苦寒泻热解毒，后者泻热通便，荡涤胃肠，共奏清热散结、积滞外消、其痛自消之功。不完全性肠梗阻：可用调胃承气汤加木香、槟榔等理气之品，收理气通腑之效。

3. 饮食积滞证

脘腹胀满，疼痛拒按，嗳腐吞酸，厌食呕恶，痛而欲泻，泻后痛减，或大便秘结，舌苔厚腻，脉滑。

治法：消食导滞，理气止痛。

代表方：枳实导滞丸加减。

常用药：大黄、枳实、神曲、黄芩、黄连、泽泻、白术、茯苓等。

临证备要：虫积腹痛：①蛔虫。先安蛔，再行驱虫，驱虫之后仍腹痛者，须再安蛔，不宜连续驱虫。蛔虫病久，气血亏虚，脾胃虚弱者，先补益脾胃，正气恢复后，再予驱虫。驱虫：化虫丸、乌梅丸。蛔厥者，乌梅丸合四逆散、金铃子散加减。②绦虫。以杀虫、驱虫为主，同时佐以泻下药促进虫体排出。驱虫可用槟榔、南瓜子、仙鹤草等，驱虫后再调理脾胃（六君子汤）。

4. 肝郁气滞证

腹痛胀闷，痛无定处，痛引少腹，或兼痛窜两胁，时作时止，得嗳气或矢气则舒，遇忧思恼怒则剧，舌质红，苔薄白，脉弦。

治法：疏肝解郁，理气止痛。

代表方：柴胡疏肝散加减。

常用药：柴胡、枳壳、香附、陈皮、芍药、甘草、川芎等。

5. 瘀血内停证

腹痛较剧，痛如针刺，痛处固定，经久不愈，舌质紫黯，脉细涩。

治法：活血化瘀，和络止痛。

代表方：少腹逐瘀汤加减。

常用药：当归、川芎、赤芍、甘草、延胡索、蒲黄、五灵脂、肉桂、干姜、小茴香等。

临证备要：过敏性紫癜腹痛（金明义）：蒲黄、五灵脂、当归、桃仁、茜草、丹参、川芎、土鳖虫各15g，白芍25g，藕节15g，三七粉5g（冲）。水煎服。腹型过敏性紫癜为瘀血阻于脉络，血流不畅溢于脉外，停于皮下则见肌衄，血蓄于腹，脉络不通，不通则痛，故腹痛。其中血瘀为本，出血疼痛为标，瘀散血止疼痛自然消失。在治疗上应选用即能活血又能止血的药物，如蒲黄、三七、五灵脂、茜草，不要选用单纯活血或固涩止血的药物，以防瘀血加重。

6. 中虚脏寒证

腹痛绵绵，时作时止，喜温喜按，形寒肢冷，神疲乏力，气短懒言，胃纳不佳，面色无华，大便溏薄，舌质淡，苔薄白，脉沉细。

治法：温中补虚，缓急止痛。

代表方：小建中汤加减。

常用药：桂枝、生姜、芍药、炙甘草、饴糖、大枣、党参、白术等。

临证备要：肝寒腹痛验方霹雳汤：黑附子 30g，炒吴茱萸 6g，丁香 4g，木瓜 6g，丝瓜络 6g，灶心土 30g。方中附子壮阳补火，散寒逐湿，治脾胃虚冷；吴茱萸温肝散寒，散湿开郁，祛厥阴之浊邪，为治心腹疼痛之要药；丁香温中降逆、暖肾，治心腹冷痛，且壮阳；木瓜平肝达郁，舒筋止痛；丝瓜络通经络，行血脉；灶心土温中燥湿，暖胃止痛。《本草便读》："其功专入脾胃，有扶阳退阴散结除邪之意。"

七、病案验案

郑某，女，23 岁。初诊日期 2019 年 3 月 9 日。1d 前中午过食油腻，入夜后出现上腹部剧烈疼痛，拒按，并向腰部放射，恶心欲吐，口干便秘，今起发热，体温 38℃，白细胞 1.71×10^9/L，中性粒细胞占比 82%，血淀粉酶 1600U/L，脉弦，苔薄黄腻。辨证：湿热积滞，互阻中焦，延及胰腺，不通则痛。给予加味大承气汤 3 剂，具体如下：生大黄 15~30g（后下），芒硝9g（冲服），黄芩、枳实、厚朴、柴胡、白芍、丹皮、桃仁各 12g，延胡索 15g，败酱草 30g，木香、甘草各 6g。水煎服，每日 1 剂。功用：清热解毒，通腑攻下。3d 后症状完全缓解，各项指标均恢复正常。疾病后期予以饮食调摄，促进恢复。

第六章　感　冒

一、疾病定义

凡感受风邪或时行疫毒，导致肺卫失和，以鼻塞、流涕、喷嚏、头痛、恶寒、发热、全身不适等为主要临床表现的外感疾病，称之感冒。其病情轻者亦称“伤风”或“冒风”“冒寒”，病情重者称为重伤风。在一个时期广泛流行，证候多相类似者称为时行感冒。此病全年均发，尤以冬春季为多。因四季气候的变化和病邪之殊或体质强弱之异，在证候表现上有风寒、风热、暑湿及体虚感冒之别。

二、历史沿革

“感冒”一词始见于北宋《仁斋直指方·诸风》，其书在《伤风方论》中记载了参苏饮治“感冒风邪，发热头痛，咳嗽声重，涕唾稠黏”，此感冒为感受之意。元代《丹溪心法·头痛》中始把感冒作为病证名。宋以前虽无感冒之名，但早已有类似感冒的记载，如《素问·骨空论》说：“风为百病之始也……风从外入，令人振寒，汗出头痛，身重恶寒。”张仲景《金匮要略·腹满寒疝宿食病脉证并治》中有“夫中寒家，喜欠，其人清涕出，发热色和者，喜嚏”的描述。《伤寒论·辨太阳病脉证并治》所论中风、伤寒之桂枝、麻黄两个汤证，实质包括感冒风寒的轻重两个类型；并为后世治疗风寒感冒，辨别表虚、表实奠定了理论基础。隋《诸病源候论·风病诸候》所记述的“风热候”中指出“……风热之气，先伤皮毛，乃入于肺也，其状使人恶风、寒战、目欲脱，涕唾出……七八日微有青黄脓涕如弹丸大，从口鼻内出为善也”，可见当时对风热感冒的临床见证已有认识。

宋·陈无择《三因极一病证方论·叙伤风论》是对伤风的专题论述，然以六经辨证，尽管当时有一定影响，后世则较少采用。而伤风之名一直沿用至今。

元代《丹溪心法·伤风》强调伤风病位属肺，根据辨证分别列辛温、辛凉两大治法。《丹溪心法·中寒·附录》“伤风属肺者多，宜辛温或辛凉之剂散之”对后世有深远影响。

明代医家多将感冒与伤风互称。明·龚廷贤提出感冒风寒之说，《万病回春·伤寒·附伤风》有“四时感冒风寒者，宜解表也”，并主张用十神汤以麻黄、紫苏、川芎、白芷等辛温解表。清代李用粹特别强调感冒除风邪侵袭外还与体虚和身体不同素质有关，《证治汇补·伤风》云：“有平昔元气虚弱，表疏腠松，略有不慎即显风症者，此表里两因之虚证也。”又有“肺家素有痰热，复受风邪束缚，内火不得疏泄……此表里两因之实证也”。可见《证治汇补》对虚人感冒已有了深入认识，并提出应采用扶正祛邪的治疗方法。

至于时行感冒，《诸病源候论·时气病诸候》就提出“因岁气不和，温凉失节，人感乖戾之气而生病者，多相染易”，认识到有的感冒有流行性、传染性，当隶属于“时行病”类。随着温热病学的发展，清代医家的认识更加清楚，林佩琴《类证治裁》一书提出“时行感冒”之名。此后治疗时行感冒，宗叶天士“在卫汗之可也”之意，多用桑菊饮、银翘散之类辛凉解表。可见自宋代提出感冒一名，经元、明、清几代医家补充，从而使感冒的理法方药日臻完善。

西医学的上呼吸道感染、流行性感冒可参考本篇辨证论治。

三、病因病机

感冒之病因，主要为感受风邪疫毒，尤在气候突变，寒暖失常，正气虚弱的情况下易发。

1. 外感风邪

疫毒外感邪气或疫毒，从皮毛或口鼻侵犯人体，使肺卫失和而发病。风邪虽为六淫之首，但于不同季节，往往随时气而侵人。如：冬季多属风寒，春季多属风热，夏季多挟暑湿，秋季多兼燥气，梅雨季节多挟湿邪。若四时之中气候失常，“非其时而有其气”，即春应温而反寒，夏应热而反冷，秋应凉而反热，冬应寒而反暖，亦能使风寒暑湿之邪侵入人体发生感冒或引起时行感冒的流行。由此可见，外感风邪是感冒的主要原因，但风邪多合时气或非时之气挟疫毒伤人为病。

2. 正气虚弱

肺卫功能失常，若生活起居不慎，寒暖不调或过度疲劳，皆使肌腠不密，肺卫调节功能失常，卫外不固，遇外邪侵袭易发病。至于年老体衰或先天不足，后天失养，久病、重病之后，致正气虚弱，肌腠空虚，卫表不固，极易为外邪所侵为体虚感冒。且感邪性质与体质特点相关，阳虚之人易感风寒，阴虚之人易感风热、燥热。痰湿偏盛者易感外湿，湿热偏盛者易感受暑湿。

综上所述，感冒之病位在肺卫，而主要在卫表。风性轻扬，即“伤于风者上先受之”，肺为五脏之华盖，居胸中，属上焦，主气司呼吸，开窍于鼻，主宣发肃降，外合皮毛，职司卫外，且为娇脏，不耐邪扰。外邪侵袭，肺卫首当其冲，卫阳被遏，营卫失和，正邪相争则恶寒发热、头痛、身痛，肺失宣肃则鼻塞、流涕、咳嗽、咽痛。

由于感受四时之气的不同及禀赋素质的差异，故临床证候表现有风寒、风热及挟湿、挟暑、挟燥、挟虚的不同，在病程中又可见寒与热的转化及错杂。

四、辨证要点

侯建宁主任医师认为感冒虽然是小疾，却是“万病之源”，由于临床医师多不认、不辨、不治，导致其迁延不愈而诱发或加重他疾。侯建宁主任医师从事中医内科呼吸病临床工作多年，总结其临床实践经验，将人群按体质的强弱分为实人感冒与虚人感冒，并按四季外邪不同进行因时、因人的辨证治疗。并以注重固护及激发机体“正气”为主，正气充足才能抗击外邪，从而治愈感冒，收效甚好。

五、治疗原则

1. 辨别病性

根据患者的具体症状和体质，区分感冒的类型，如风寒、风热、暑湿等，然后采取相应的治疗方法。

2. 解表与散邪

感冒是由外邪侵袭人体所致，治疗时应该采取发散表邪的方法，使邪气从体表排出。

3. 对症施药

对于风寒感冒，采用辛温药物如麻黄、桂枝等来发汗解表；对于风热感冒，则使用辛凉药物如银花、连翘等来清热解毒。

4. 注意体质差异

不同体质的人感冒时表现的症状可能不同，治疗时要考虑个体差异，如气虚者需益气解表，阴虚者需滋阴解表。

5. 避免过度发汗

治疗感冒时不宜过度使用发汗药物，以免损伤正气。

6. 慎用收敛药物

感冒初期应避免使用具有收敛作用的药物，因为这可能导致邪气内陷，加重病情。

六、分证论治

1. 实人感冒证治分类

(1) 风寒外感证

症状：恶寒重，发热轻，无汗，头痛，身酸痛，鼻塞，流清涕，咽痒，咳嗽，咳痰稀薄色白，口不渴或渴喜热饮。舌苔薄白而润，脉浮或浮紧。

治法：辛温解表，疏风散寒。

方药：荆防败毒散加减。

方解：方中荆芥、防风、生姜辛温散寒；柴胡、薄荷疏表退热；川芎活血散风治头痛；前胡、桔梗、枳壳、茯苓、生甘草宣肺理气、化痰止咳；羌活、独活祛风散寒，兼能祛湿，为治肢体疼痛的要药。方中人参对体虚者有扶正祛邪之意，体实者可减去，多用治风寒感冒重证。若风寒挟湿，可加厚朴、陈皮、苍术、半夏或据证情改用羌活胜湿汤加减疏风祛湿。挟痰浊者，可加二陈汤化除湿。挟气滞者，可加用香附、苏梗等理气疏肝。寒包火者，可用麻杏石甘汤解表清里，寒重加荆芥、防风以解表，里热甚加黄芩、知母、栀子以清热。表里皆实也可用防风通圣散加减。

(2) 风热外感证

症状：身热明显，微恶风，不恶寒，有汗出，头胀痛，面红，咽痒痛，咽干，口干欲饮，咳嗽，咳黄痰或流黄浊涕。舌边尖红，苔薄白少津或薄黄，脉浮数。

治法：辛凉解表，疏风清热。

方药：银翘散、普济消毒饮加减。

方解：方中金银花、连翘辛凉透表，清热解毒；薄荷、荆芥、豆豉疏风解表，透热外出；桔梗、牛蒡子、甘草宣肺祛痰，利咽消肿；竹叶、芦根甘凉消热，生津止渴。一般头痛重者加桑叶、菊花等清利头目；咳嗽痰多加用杏仁、贝母、瓜蒌皮等止咳化痰；咽喉红肿、疼痛甚者加板蓝根、马勃、元参等清热解表利咽。风热重证或时疫外感，可加葛根以解肌；黄芩、石膏清热；知母、花粉生津止渴。风热挟湿可加藿香、佩兰等以化湿。暑令发病，可据时令特点加鲜荷叶、荷梗、鲜藿香、鲜佩兰、西瓜皮、六一散等清化暑湿。秋季挟燥邪者加杏仁、梨皮、瓜蒌皮；也可用桑杏汤加减以疏风清燥，养阴肃肺。

(3) 暑湿外感证

症状：身热明显，微恶风，汗少或汗出多而黏。身酸痛无力，头闷痛，头昏头晕，心烦口渴，渴而欲饮凉水，胸闷脘痞，呕恶，纳食差，尿黄少。舌红，苔薄黄腻或黄腻，脉滑或数。

治则：清暑解表化湿。

方药：新加香薷饮加减。

方解：方中香薷祛暑发汗解表，金银花、连翘辛凉清热，厚朴、扁豆和中化湿。热重加黄芩、黄连、栀子、生石膏、淡竹叶等；伤及气阴加生晒参、麦冬、玄参、黄芪等；湿邪重者加薏苡仁、砂仁、木瓜、苍术、茯苓等。

(4) 凉燥外感证

症状：微恶寒，头痛身酸，咽干，鼻干，口干欲饮，干咳少痰。舌淡红，苔薄白少津或薄黄，脉稍紧。

治则：解表润燥。

方药：桑杏汤加减。

方解：方中桑叶、豆豉疏风解表；杏仁、象贝母化痰止咳；南沙参、梨皮生津润燥；山栀清热。本方用治温燥袭肺之证，可达清宣润肺止咳之功。若津伤较甚者配麦冬、玉竹滋养肺阴；热重者酌加生石膏、知母清肺泄热；痰中夹血配生地、白茅根清热止血。若痰多难咯者加贝母、瓜蒌润肺化痰；咽痛明显者加玄参、马勃清润咽喉。

2. 虚人感冒证治分类

（1）气虚感冒

症状：患者多为肺脾气虚体质，除有四季感冒症状外，还见疲乏少力，动则汗出，气短懒言，纳食差，面色少华，反复易感。舌质淡白，或边有齿痕，脉细弱。

治则：益气固表，调和营卫。

方药：参苏饮加减。

方解：方中人参多用党参代，茯苓、甘草益气，扶正祛邪，苏叶、葛根疏风解表，前胡、桔梗、枳壳、半夏、陈皮宣肺理气，化痰止咳。若气虚较甚者，可加用黄芪，也可用补中益气汤加苏叶等益气升阳解表。若气虚自汗，稍不慎易感外邪者，可用玉屏风散益气固表。若偏于阳气虚衰而感受风寒者，症见身热较轻，恶寒较重，头痛，身痛，面色㿠白，四肢不温，语声低微，舌质淡胖，苔薄白，脉沉无力，治当温阳解表，宜选参附再造丸加减。若恶寒无汗，阳虚不甚者，也可选用麻黄附子细辛汤加减。

（2）阳虚外感

症状：患者多为阳气不足体质，除有四季感冒症状外，还有四肢不温，疲乏少力，畏风寒，气短懒言，纳食差，面色白，大便稀溏，反复易感。舌质淡白或舌胖嫩，脉沉弱。

治则：益气温阳，宣肺解表。

方药：再造散加减。

方解：本方有助阳解表功用。方中用桂枝、羌活、防风、细辛及附子，更配补气之党参、黄芪，敛阴和营之白芍，故助阳解表之中，兼有益气健脾、调和营卫之功，宜于阳虚气弱、外感风寒者。若有发热，加柴胡、葛根、升麻、黄芩、生石膏、知母等；咽痛重者，加蜂房、路路通、桔梗、银花、连翘、射干、木蝴蝶等；有咳嗽、咳痰者，加杏仁、前胡、川贝母、浙贝母、蜜紫菀、罗汉果等。

（3）阴虚外感

症状：多为阴虚火旺病理体质，除有四季感冒症状外，平素有五心烦热，口干，盗汗，易烦躁，体形偏瘦。舌红，苔少，脉细。

治则：滋阴养血，和营解表。

方药：加减葳蕤汤治疗。

方解：方中玉竹滋阴生津以助汗源，葱白、豆豉、桔梗、薄荷解表散邪，白薇清热养阴，清而能透，大枣、甘草甘润和中，可助玉竹之养阴。全方解表而不伤阴，滋阴而不留邪。若表证较重，酌加荆芥、薄荷以祛风解表，咽干、咳嗽、咯痰不爽，加牛蒡子、浙贝母以利咽化痰；心烦口干较甚，加竹叶、天花粉以清热除烦，生津止渴。若产后或月经淋漓过多、肌衄、便血等出血病后，症见头痛身热、微寒无汗、面色不华、唇甲色淡、心悸头晕、舌质淡、苔白、脉细或浮而无力，治当养血解表，宜选葱白七味饮加减。以上虚人感冒虽以气虚、阴虚进行分类，但临床上还可见气阴两亏、气血不足、阴阳俱虚等，需详细辨证，兼顾用药。

七、病案验案

患者，女，29岁，职员。主诉：因反复经期感冒近1年，再发3d。病史：患者近1年来每于行经期间罹患感冒，多表现为鼻塞，流清涕，畏风寒，头闷痛，疲乏少力，纳食差，咳嗽时作，咳吐白痰或黄痰，咽干痒痛，时伴有低热，睡眠差。月经色偏淡，无血块，月经量适中，但行经时间长，7~10d。经常输抗生素治疗，近1年体重减轻3kg，自感体质越来越差，心情极为烦恼。就诊时无发热，症状基本同上，形体偏瘦，面色少华，咽部充血色红，双侧扁桃体Ⅰ度肿大，无异常分泌物，舌淡，边有明显齿痕，苔薄黄腻，脉细弱。中医诊断：气虚感冒（肺脾气虚，风热外感）。治疗以益气固表健脾，疏风清热利咽。方剂：玉屏风散合六君汤、银翘散加减。生黄芪30g，防风12g，生白术15g，党参15g，茯苓15g，陈皮9g，姜半夏9g，升麻12g，银花12g，连翘12g，桔梗9g，杏仁12g，射干12g，僵蚕12g，甘草9g，自加生姜1块拍碎及大枣9枚掰开。冷水煎服，1剂/d，200mL/次，一日2次。疗效观察：服上方6剂后症状明显好转，上呼吸道不适大减，继续予以玉屏风散合八珍汤扶正治疗。治疗3个月经周期后停药。6个月后来复诊，未再发生经期感冒。自觉身体良好，睡眠良好，体重恢复正常，舌质淡红，苔薄白，脉细。

第七章　咳　　嗽

一、疾病定义

咳嗽是指肺失宣降，肺气上逆，咳吐痰液的一种病证，是肺系疾病的主要症状之分而言之，有声无痰为咳，有痰无声为嗽；但一般多痰声并见，难以截然分开，故常咳嗽并称。

二、历史沿革

《内经》对咳嗽的病位、病因病机、症状分类、治疗转归等做了较为系统的论述，并设专篇论述。《素问·宣明五气》曰："五气所病……肺为咳。"指出咳嗽病位在肺。关于咳嗽的病因，《素问·咳论》既认为咳嗽是由于"皮毛先受邪气"所致，又指出"五脏六腑皆令人咳，非独肺也"，强调外邪犯肺或脏腑功能失调，病及于肺，均可以导致咳嗽。咳嗽的分类，历代论述甚多。《素问·咳论》以脏腑命名，分为五脏六腑咳，并且描述了各类不同证候的特征；隋代巢元方《诸病源候论·咳嗽病诸候·咳嗽候》有十咳之分，除五脏咳外，尚风咳、寒咳、胆咳、厥阴咳等；明代张介宾首次执简驭繁地把咳嗽归纳为外感、内伤两大类《景岳全书·杂证谟·咳嗽》指出"咳嗽之要，止惟二证。何为二证？一曰外感，一曰内伤而尽之矣。"至此，咳嗽之辨证分类始较完善，切合临床应用。清代喻昌《医门法律》论述了燥邪伤肺而致咳嗽的证治，创立温润和凉润止咳之法。叶桂系统阐述了咳嗽的治疗原则，《临证指南医案·咳嗽》云："若因于风者，辛平解之。因于寒者，辛温散之。因于暑者为熏蒸之气，清肃必伤，当与微温微凉，苦降甘淡……若因于湿者，或兼风、兼寒、兼热之同，大抵以理肺治胃为主。若因秋燥，则嘉言喻氏之议最精。若因于火者，即温热之邪以甘寒为主……至于内因为病，不可不逐一分之。有刚亢之威，木叩而金鸣者，当清金木，佐以柔肝和络。若土虚而不生金，真气无所禀摄者，有甘凉、甘温二法，合乎阴土阳土以配刚柔为用也。又因水虚痰泛，元海竭而诸气上冲者，则有金水双收、阴阳并补之治，大剂滋填镇摄，保固先天一气元精。"

西医学中上呼吸道感染、急慢性支气管炎、支气管扩张、慢性咽喉炎、肺炎等以咳嗽为主要表现者，可参考本篇辨证论治。

三、病因病机

咳嗽的病因有外感和内伤两大类。外感咳嗽为六淫外邪犯肺；内伤咳嗽为脏腑功能失调，内邪干肺。不论外邪、内邪，均可导致肺失宣肃，肺气上逆而发为咳嗽。

1. 病因

（1）外邪袭肺

外感六淫，外邪侵袭主要为风、寒、暑、湿、燥、火六淫之邪，从口鼻或从皮毛而入侵袭肺系，或吸入烟尘异味气体，使肺失宣降，气机上逆引起咳嗽。由于四时主气不同，因而人体所感受的致病外邪亦有所区别。风为六淫之首，外感咳嗽常以风为先导，挟寒、热燥等外邪入侵，表现为风寒、风热、燥邪咳嗽。其中又以风邪挟寒者居多，即张介宾所谓“六气皆令人咳，风寒为主”。

（2）内邪干肺

脏腑功能失于调节，可分为肺脏自病和其他脏有病，累及肺脏。

①肺脏自病：由于肺系多种疾病迁延日久，或长期吸烟，耗伤肺气肺阴，影响肺之宣肃功能，肺气上逆。

②他脏及肺：由饮食不节，嗜食生冷，烟酒过度，或过食辛辣肥甘，损伤脾胃，脾失健运，痰湿内生，上渍于肺；或情志不调，肝失疏泄，气郁化火，木火刑金；或年老体弱，肾精亏损，气失摄纳。

2. 病机

咳嗽病位在肺，与脾、肝有关，久则及肾。主要病机为邪犯肺系，肺气上逆。肺主气司呼吸，上连气道、喉咙，开窍于鼻，外合皮毛，内为五脏华盖，其气贯百脉而通他脏，不耐寒热，易受内、外之邪侵袭而致宣肃失司，肺气上逆，发为咳嗽。正如《医学三字经·咳嗽》所说：“肺为脏腑之华盖，呼之则虚，吸之则满，只受得本脏之正气，受不得外来之客气，客气干之则呛而咳矣；只受得脏腑之清气，受不得脏腑之病气，病气干之，亦呛而咳矣。”提示咳嗽是内、外病邪犯肺，肺脏祛邪外达的一种病理反应。

四、辨证要点

外感咳嗽属于邪实，为六淫外邪犯肺、肺气壅遏不畅所致。因于风寒者，肺气失宣津液凝滞；因于风热者，肺气不清，蒸液为痰；因于风燥者，灼津生痰，肺失润降，发为咳嗽。若外邪未能及时解散，可发生演变转化，如风寒久郁化热、风热灼津化燥、肺热蒸液成痰等。

内伤咳嗽的病理因素主要为“痰”与“火”。然痰有寒热之别，火有虚实之分。

痰火可互为因果，痰可郁而化火，火能炼液灼津为痰。内伤咳嗽常反复发作，迁延日久，脏气多虚，故病理性质属邪实与正虚并见。他脏有病而及肺者，多因实致虚，如肝火犯肺，气火炼液为痰，灼伤肺津；脾运失司，痰湿犯肺，上干于肺，久则肺脾气虚，气不化津，痰浊更易滋生，此即“脾为生痰之源，肺为贮痰之器”之义。咳嗽日久，耗伤肺气、肺阴，甚则及肾，肾阴亏损，气失摄纳，由咳致喘。肺脏自病之咳嗽，多因虚致实，若肺脏自病，肺阴不足，阴虚火炎灼津为痰；或肺气亏虚，气不化津，津聚成痰，甚则寒化为饮。

外感、内伤咳嗽可互相影响。外感咳嗽若迁延失治，邪伤肺气，则易反复感邪，而致咳嗽屡作，肺脏受伤，逐渐转为内伤咳嗽；内伤咳嗽，肺脏虚损，卫外不强，易受外邪引发或加重，在气候转冷时尤为明显。痰湿蕴肺，复感外邪，若为热化，则为痰热咳嗽；若为寒化，可致寒饮咳嗽。

一般而言，外感咳嗽其病尚浅而易治，但挟湿、挟燥较为缠绵。如湿邪困脾阻肺，久则积湿生痰，转为内伤之痰湿咳嗽。燥伤肺津，久则肺阴亏耗，成为内伤之阴虚咳嗽。内伤咳嗽多呈慢性反复发作，治疗难取速效。若痰湿咳嗽病久，可出现肺脾两伤、痰化为饮、病延及肾的转归，成为痰饮咳喘；若肺阴亏虚咳嗽，初起轻微，久延重伤肺津，肺失濡养，成为肺痿。部分患者病情逐年加重，最终导致肺、脾、肾俱虚，甚至累及心，痰浊、水饮、血瘀互结而成肺胀。

五、治疗原则

中医治疗咳嗽的原则是：分清邪正虚实，外感咳嗽多为实证，应祛邪利肺，按病邪性质分为风寒、风热、风燥论治；内伤咳嗽多属邪实正虚，标实为主，治以祛邪止咳，本虚为主者，治以扶正补虚，并按本虚标实的主次，酌情兼顾，对于咳嗽的治疗，除直接治肺外，还应从整体出发，注意治肺、治肝、治肾，咳嗽的基本病机为邪犯于肺，肺气上逆，咳嗽的病位在肺，与肝、脾有关。

六、分证论治

1. 外感咳嗽

(1) 风寒袭肺

症状：咳声重浊，气急，喉痒，咯痰稀薄色白，常伴鼻塞，流清涕，头痛，肢体酸楚，恶寒发热，无汗等表证。舌苔薄白，脉浮或浮紧。

治法：疏风散寒，宣肺止咳。

方药：三拗汤合止嗽散。

方解：方中用麻黄、荆芥疏风散寒，合杏仁宣肺降气；紫菀、白前、百部、陈皮理肺祛痰；桔梗、甘草利咽止咳。咳嗽较甚者加矮地茶、金沸草祛痰止咳；痒甚者，加牛蒡子、蝉蜕祛风止痒；鼻塞声重加辛夷花、苍耳子宣通鼻窍；若挟痰湿，咳而痰黏，胸闷，苔腻者，加半夏、茯苓、厚朴燥湿化痰；若表证较甚，加防风、苏叶疏风解表；表寒未解，里有郁热，热为寒遏，咳嗽音嘎，气急似喘，痰黏稠，口渴心烦，或有身热者加生石膏、桑白皮、黄芩解表清里。

(2) 风热犯肺

症状：咳嗽咳痰不爽，痰黄或稠黏，喉燥咽痛，常伴恶风身热，头痛肢楚，鼻流黄涕，口渴等表热证，舌苔薄黄，脉浮数或浮滑。

治法：疏风清热，宣肺止咳。

方药：桑菊饮。

方解：方中桑叶、菊花、薄荷疏风清热；桔梗、杏仁、甘草宣降肺气，止咳化痰；连翘、芦根清热生津。咳嗽甚者，加前胡、瓜蒌、枇杷叶、浙贝母清宣肺气，化痰止咳；表热甚者，加银花、荆芥、防风疏风清热；咽喉疼痛，声音嘶哑，加射干、牛蒡子、山豆根、板蓝根清热利咽；痰黄稠，肺热甚者，加黄芩、知母、石膏清肺泄热；若风热伤络，见鼻衄或痰中带血丝者，加白茅根、生地凉血止血；热伤肺津，咽燥口干，加沙参、麦冬清热生津；夏令暑湿加六一散、鲜荷叶清解暑热。

(3) 风燥伤肺

症状：喉痒干咳，无痰或痰少而粘连成丝，咳痰不爽，或痰中带有血丝，咽喉干痛，唇鼻干燥，口干，常伴鼻塞、头痛、微寒、身热等表证。舌质红干而少津，苔薄白或薄黄，脉浮。

治法：疏风清肺，润燥止咳。

方药：桑杏汤。

方解：方中桑叶、豆豉疏风解表，清宣肺热；杏仁、象贝母化痰止咳；南沙参、梨皮、山栀清热润燥生津。表证较重者，加薄荷、荆芥疏风解表；津伤较甚者，加麦冬、玉竹滋养肺阴；肺热重者，酌加生石膏、知母清肺泄热；痰中带血丝者，加生地、白茅根清热凉血止血。另有凉燥伤肺咳嗽，乃风寒与燥邪相兼犯肺所致，表现干咳而少痰或无痰，咽干鼻燥，兼有恶寒发热，头痛无汗，舌苔薄白而干等症。用药当以温而不燥、润而不凉为原则，方取杏苏散加减；药用苏叶、杏仁、前胡辛以宣散；紫菀、款冬花、百部、甘草温润止咳。若恶寒甚、无汗，可配荆芥、防风以解表发汗。

2. 内伤咳嗽

(1) 痰湿蕴肺

症状：咳嗽反复发作，尤以晨起咳甚，咳声重浊，痰多，痰黏腻或稠厚成块，色白或带灰色，胸闷气憋，痰出则咳缓、憋闷减轻。常伴体倦，脘痞，腹胀，大便时溏。舌苔白腻，脉濡滑。

治法：燥湿化痰，理气止咳。

方药：二陈汤合三子养亲汤。

方解：二陈汤以半夏、茯苓燥湿化痰；陈皮、甘草理气和中；三子养亲汤以白芥子温肺利气、快膈消痰；苏子降气行痰，使气降则痰不逆；莱菔子消食导滞，使气行则痰行。两方合用，则燥湿化痰、理气止咳。临床应用时，尚可加桔梗、杏仁、枳壳以宣降肺气；胸闷脘痞者，可加苍术、厚朴健脾燥湿化痰；若寒痰较重，痰黏白如泡沫，身寒背冷，加干姜、细辛以温肺化痰；脾虚证候明显者，加党参、白术以健脾益气；兼有表寒者，加紫苏、荆芥、防风解表散寒。症情平稳后可服六君子汤加减以资调理。

(2) 痰热郁肺

症状：咳嗽气息急促，或喉中有痰声，痰多稠黏或为黄痰，咳吐不爽，或痰有热腥味，或咳吐血痰，胸胁胀满，或咳引胸痛，面赤，或有身热，口干欲饮。舌苔薄黄腻，舌质红，脉滑数。

治法：清热肃肺，化痰止咳。

方药：清金化痰汤。

方解：方中用黄芩、知母、山栀、桑白皮清泄肺热；茯苓、贝母、瓜蒌、桔梗、陈皮、甘草化痰止咳；麦冬养阴润肺以宁咳。若痰热郁蒸，痰黄如脓或有热腥味，加鱼腥草、金荞麦根、象贝母、冬瓜仁等清化痰热；胸满咳逆，痰涌，便秘者，加葶苈子、芒硝泻肺通腑化痰；痰热伤津，咳痰不爽，加北沙参、麦冬、天花粉养阴生津。

(3) 肝火犯肺

症状：上气咳逆阵作，咳时面赤，常感痰滞咽喉，咯之难出，量少质黏，或痰如絮状，咳引胸胁胀痛，咽干口苦。症状可随情绪波动而增减。舌红或舌边尖红，舌苔薄黄少津，脉弦数。

治法：清肝泻火，化痰止咳。

方药：黛蛤散合黄芩泻白散。

方解：二方相合，使气火下降，肺气得以清肃，咳逆自平。火旺者加山栀、丹皮清肝泻火；胸闷气逆者加葶苈子、瓜蒌、枳壳利气降逆；咳引胁痛者，加郁金、丝瓜络理气和络；痰黏难咯，加海浮石、贝母、冬瓜仁清热豁痰；火热伤津，咽燥口干，咳嗽日久不减，酌加北沙参、百合、麦冬、天花粉、诃子养阴生津敛肺。

(4) 肺阴亏耗

症状：干咳，咳声短促，痰少黏白，或痰中带血丝，或声音逐渐嘶哑，口干咽燥，常伴有午后潮热，手足心热，夜寐盗汗，口干。舌质红少苔，或舌上少津，脉细数。

治法：滋阴润肺，化痰止咳。

方药：沙参麦冬汤。

方解：方中用沙参、麦冬、玉竹、天花粉滋阴润肺以止咳；桑叶轻清宣透，以散燥热；甘草、扁豆补土生金。若久热久咳，可用桑白皮易桑叶，加地骨皮以泻肺清热；咳剧者加川贝母、杏仁、百部润肺止咳；若肺气不敛，咳而气促，加五味子、诃子以敛肺气；咳吐黄痰，加海蛤粉、知母、瓜蒌、竹茹、黄芩清热化痰；若痰中带血，加山栀、丹皮、白茅根、白及、藕节清热凉血止血；低热，骨蒸潮热，酌加功劳叶、银柴胡、青蒿、白薇等以清虚热；盗汗，加糯稻根须、浮小麦等以敛汗。

侯建宁主任医师总结其临床实践经验，发现在宁夏地区燥邪是咳嗽的重要致病因素。西北燥证的临床特点为：燥发无时，非独秋有，凉燥多于温燥，外燥多于内燥，外燥寒内燥热。

燥邪，六淫邪气之一，致病多发咳嗽。叶天士言："燥气上受，先干于肺，令人咳嗽。"畅达常言，肺为娇脏，亦属燥金之脏，同气相求，肺气一旦被燥邪所伤，则治节失度，肺的宣发肃降功能则失调。同时，燥伤肺阴，津液受损，气血运行受阻，五脏六腑皆能为其所累。肺主宣发肃降，不耐寒热温凉。外感温燥之邪，燥邪伤肺，损伤肺津，肺失宣降，从而出现一系列的临床症候。临床初起燥咳，可见咽痛咽痒，口鼻干燥，鼻塞，流清涕，头痛；或有发热，干咳无痰；或者痰少而黏，咳嗽呈阵发性，痉挛性咳嗽，夜间较重；或伴有声音嘶哑。若燥邪伤及肺络，则出现咳嗽痰中带血等症状，舌红，苔少而干，右脉数大。燥气在秋季当令，故称秋燥。秋燥有温燥和凉燥之分，临床又以温燥多见。一般初起无明显热象属凉燥，凉燥一般见于素体阳虚老年患者，咳嗽痰稀，轻微头痛，怕冷，舌淡红，苔白。温燥多见于素体阴虚，平时伏案劳作，熬夜，嗜食辛辣，抽烟饮酒，教师等说话较多的人群。主要表现为咳嗽无痰或痰少而黏、咽痛、口干、舌红、大便干等温热之症，此类人形体偏瘦，性格急躁，有木火刑金的倾向。现代医学的急性上呼吸道感染，急慢性咽喉炎，急慢性气管-支气管炎，严重者出现肺炎，支气管扩张咯血等常出现温燥症候。

侯建宁主任医师通过运用中医理论治疗燥咳的经验，临床上常以桑杏汤、清燥救肺汤、贝母瓜蒌散为基础方加减治疗燥咳，疗效甚佳。治法主要归纳为"清、宣、润"。清者，具有清热散邪，防邪入里传变；宣者，可使肺气得以通畅，邪气外散有道；润者，养阴生津以防燥，性属平和而不滋腻。

侯建宁主任医师在温燥初期，善用桑叶、杏仁。桑叶甘寒质轻，能够轻清疏散，虽疏散风热作用较为缓和，但亦可清肺热、润肺燥；杏仁性味苦，微温，能宣肺止咳降气。二者相辅相成，宣降有序，为治疗温燥的经典配伍用药。凡燥热明显者，注重清宣与凉润并中，祛邪不忘保护阴液，常选用麦冬、石斛、玉竹、玄参、天花粉、北沙参等药物滋阴生津以润燥。其次，侯建宁主任医师注重和胃肃肺以驱逐痰湿。肺胃五行隶属金土，肺主通调水道，布液散津，胃为化源之腑。侯建宁主任医师认为胃失和降，则腑气不通，肺难以布津，从而导致水湿内生，痰饮内聚。故唯有胃气和降不上逆，肺气方可通调而肃降水津。因此临床上常选清润疏通、疏气蠲痰之品，如贝母、半夏、枇杷叶、竹茹等。同时，治疗温燥时须注重渗湿通利。因肺与大肠相表里，肠腑不通，三焦水道不利，津液输布失于常道，可导致肺气不利，宣降失职。因此，治疗燥咳宜三焦通畅，水道通调，则利于肺气宣降。临床上常选茯苓、薏苡仁、冬瓜仁、泽兰、芦根等。最后，侯建宁主任医师强调健脾益胃，固本澄源，脾胃乃后天之本，脾胃健则肺气充。《临证指南医案》云："脾胃一虚，肺气先绝……肺无所资，至咳不已。"亦如《丹溪治法心要》所云："实脾土，燥脾湿，是治痰之本法也。"因此，侯建宁主任医师在治疗燥咳久病者，常强调培土生金法。临床常选用茯苓、白术、薏苡仁、太子参、甘草，使用黄芪、党参者多为脾虚较甚，但需注意峻补滋腻而阻碍气机，故可佐以陈皮、桔梗、枳壳等行气止咳；纳差者可加焦三仙、鸡内金健脾助胃，消食导滞，使生化有源，脾土兴旺，则咳嗽得消。

七、病案验案

患者周某，女，30岁，2020年2月1日初诊。主诉咳嗽半月。患者半月前感冒后出现咳嗽，干咳少痰，咽痒，夜间咳嗽较重，大便干，经多法治疗罔效。舌红，苔薄黄，左脉沉细，右脉滑。有高血压病史。辅助检查血常规、胸片正常。辨证属温燥犯肺，予桑杏汤加减，方用：桑叶15g，杏仁、川贝母、沙参、栀子、淡豆豉、前胡各10g，桔梗、荆芥、蝉蜕各5g。7剂，每日1剂，水煎分2次服，熬好放温后加蜂蜜2勺同服。二诊，咳嗽明显减少，舌淡红，苔白微黄，脉象同前，继以上方服用7剂，痊愈停药。

按：温燥轻症，侯建宁主任医师首选桑杏汤，方用桑叶、杏仁、栀子皮、淡豆豉、沙参、贝母、梨皮等组成，此方出自吴鞠通的《温病条辨》。方中桑叶疏散风热、清肺润燥，杏仁润肺止咳，两药共为君药。淡豆豉疏散表邪，助桑叶透表。贝母一般用川贝母，润肺化痰，助杏仁止咳。沙参润肺养胃生津，栀子皮清肺热，梨皮润肺化痰止咳，为佐药。全方共奏清宣温燥、润肺止咳之功。清代何廉臣说："此辛凉宣上，甘凉润燥之方。凡秋燥初起，必在肺卫，症必喉燥而咳，右脉数大。故以桑杏汤治气分之燥也。"现代医学研究表明，桑杏汤能够促进温燥模型小鼠的气道液及肺泡表面活性物质的分泌增加，并抑制炎症细胞因子的"级联反应"，从而缓解了气道黏膜的病理损伤。侯建宁主任医师经验：在此方基础上，咽痒兼风邪者可加荆芥、蝉蜕，咽痛者加桔梗、玄参、山豆根等。

第八章　肺　　胀

一、疾病定义

肺胀是多种慢性肺系疾患反复发作迁延不愈，导致肺气胀满，不能敛降的一种病证。喘息气促，咳嗽咯痰，胸部膨满，胸闷如塞，或唇甲紫绀，心悸浮肿，甚至出现昏迷、喘脱等危重证候。

肺胀是内科常见病、多发病，严重威胁患者的健康与生命，寻求防治本病的有效方法是目前国内外医学界亟待解决的课题。中医药治疗本病有着广阔的前景，并积累了较为丰富的经验，有待进一步发掘与提高。

二、历史沿革

肺胀的病名首见于《内经》。《灵枢·胀论》说："肺胀者，虚满而喘咳。"《灵枢·经脉》说："肺手太阴之脉……是动则病肺胀满膨膨而喘咳。"指出了本病虚满的基本性质和典型症状。汉代《金匮要略》还观察到肺胀可出现浮肿、气短不得卧等症状，认为本病与痰饮有关，开始应用越婢加半夏汤、小青龙加石膏汤等方药进行辨证论治。隋代《诸病源候论·咳逆短气候》记载肺胀的发病机理是由于"肺虚为微寒所伤则咳嗽，嗽则气还于肺间则肺胀，肺胀则气逆。而肺本虚，气为不足，复为邪所乘，壅否不能宣畅，故咳逆短乏气也"。可见隋代对本病病机的认识已经较为深刻。后世医家多将本病附载于肺痿、肺痈之后，有时亦散见于痰饮、喘促、咳嗽等门，对本病的认识不断有所充实和发展。如金元时期，《丹溪心法·咳嗽》说："肺胀而嗽，或左或右不得眠，此痰挟瘀血碍气而病。"在病理上充实了痰瘀阻碍肺气的理论。清代《张氏医通·肺痿》说："盖肺胀实证居多。"《证治汇补·咳嗽》认为肺胀："又有气散而胀者宜补肺，气逆而胀者宜降气，当参虚实而施治。"提示肺胀应当分虚实辨证论治。

根据肺胀的临床表现，主要见于西医学中慢性阻塞性肺气肿和慢性肺源性心脏病，也见于老年性肺气肿，当这些疾病出现肺胀的临床表现时，可参考本篇进行辨证论治。

三、病因病机

侯建宁主任医师认为，肺胀的发生，初由外邪侵袭，肺失宣肃，肺气上逆而发咳、痰、喘、哮诸病证。咳喘日久，肺气必虚，肺主气司呼吸、通调水道、主治节功能失常，肝郁气滞，脾失健运，痰饮内生，瘀血阻络，致气道壅塞，肺失敛降，肺气胀满。

1. 肺脾气虚

肺脾气虚是发病基础。咳嗽、哮喘等肺系慢性疾患，迁延失治，日久导致肺虚，肺病及脾，致肺脾两虚。肺虚卫外不固，外邪侵袭，肺失宣肃；肺虚不能化津，脾虚不能转输，水液代谢失常，聚而为痰，壅阻肺气。外感与内伤均导致气之出纳失常，还于肺间，致肺叶胀满，发为肺胀。因此侯建宁主任医师指出，肺脾气虚是肺胀的发病基础，是痰浊内生、反复感邪的根本原因。病程日久，肺病及肾，最后损及心阳，导致心肾阳虚，并发心悸、水肿等危重病候。侯建宁主任医师认为，肺胀发展至肺脾气虚阶段的防治最为关键，此时若重视健脾益气、补肺固本，可延缓病情进展。“脾为后天之本”，强调固本以补脾为要；土为金之母，培土即可生金，健脾即可补肺。因此，侯建宁主任医师在治疗肺胀时，尤其重视顾护脾胃。

2. 痰浊蕴肺

肺脾气虚是主要病理因素。痰是多种肺系疾病的病理产物，侯建宁主任医师认为，痰也是肺胀的主要病理因素。《丹溪心法》认为“肺胀而咳……此痰挟瘀血碍气而为病”，指出肺胀的病理因素主要是痰，兼气滞血瘀。痰的产生，与肺、脾两脏关系最为密切。脾主运化水湿，素体脾虚，或久病脾虚，或肺病及脾，脾失健运，水湿不化，停聚于肺而成痰，故有“脾为生痰之源，肺为贮痰之器”之说。痰浊潴留于肺，肺不敛降，气还肺间，肺气胀满，导致咳、痰、喘、满。侯建宁主任医师同时指出，痰浊最易阻碍气机，影响气血运行，导致气滞血瘀。基于对痰浊产生机理的认识，侯建宁主任医师强调，治痰当以健脾理气为要，脾气健旺，气机调畅，则无生痰之源，切忌见痰治痰。

3. 肝郁脾虚

肝郁脾虚是病机关键。常言肺病及脾，肺病到底是如何影响到脾的，其机理晦涩不明。肺病及脾的中间环节是肝气郁滞。外邪袭肺，或内邪干肺，肺失宣肃，肺气上逆，是肺系疾病的共同病机。肝与肺的关系密切，其生理联系主要体现在人体气机升降的调节方面。“肝生于左，肺藏于右。”肝气从左升发，肺气由右肃降。肝气以升发为宜，肺气以肃降为顺。肝升肺降，升降协调，对全身气机的调畅、气血的调和起着重要的调节作用，古人称为“龙虎回环”。肺胀病人由于肺气上逆，不得肃降，阻断“龙虎回环”，致肝气不得升发。另一方面，病程绵长，久治不愈，也严重影响病人情绪，忧郁寡欢，致肝气郁结。肝郁气滞，横犯脾胃，使脾胃功能失调，日久导致脾胃气虚，最终形成肝郁脾虚之证。由此可见，肝郁是导致脾虚的关键环节，而脾虚是病机演变的转折点，一旦出现脾虚，人体正气虚损就将日益严重，直接影响预后。因此侯建宁主任医师指出，肝郁脾虚是肺胀的病机关键，疏肝健脾法在肺胀的治疗过程中具有非常重要的地位。

诸多因素致瘀血内生。侯建宁主任医师认为，与肺胀有关的诸多因素，如肝郁气滞、肺气亏虚、痰浊阻肺、痰浊化热等，均可导致瘀血的形成，常见气滞致瘀、因虚致瘀、络伤致瘀、血热致瘀。气为血之帅，气行则血行，气滞则血瘀、痰浊阻肺，肺气不降，肝气不升，全身气机阻滞，血行不畅而生瘀血。肺朝百脉，主治节；肺气亏虚，不能助心行血，心血运行不畅，致血脉瘀滞，内生瘀血。长期剧烈咳、喘，损伤肺络，肺络伤则血行不畅而瘀血成。痰浊内阻，郁久化热，热与血结，煎灼血中津液，使血液黏稠而运行不畅，停滞而为瘀血。由此可见，瘀血是肺胀的病理产物。侯建宁主任医师同时指出，瘀血也是肺胀的重要病理因素。瘀血易于阻滞气机，与痰浊相互胶着，使病情缠绵难愈。治疗肺胀时，不忘活血化瘀通络，血脉运行通畅，则有利于气机条达，气机调畅则脾胃健运，痰浊易除。

四、辨证要点

肺胀的本质是标实本虚，需要分清标本主次，虚实轻重。感邪发作时偏于标实，平时偏于本虚。标实主要表现为痰浊、瘀血，早期以痰浊为主，后期痰瘀并重；本虚主要涉及肺、脾、肾气虚，晚期可能气虚及阳，或阴阳两虚。早期肺胀以气虚或气阴两虚为主，病位主要在肺、脾、肾。后期气虚可能及阳，病变以肺、肾、心为主，或表现为阴阳两虚。肺胀的证候特征包括喘息气促、咳嗽咯痰、胸部膨满、胸闷如塞，以及可能伴随的唇甲紫绀、心悸浮肿等症状。在偏虚的情况下，需要区分气（阳）虚、阴虚的性质，以及肺、心、肾、脾病变的主次。早期可能以气虚为主，或气阴两虚，病位在肺、脾、肾；后期气虚可能及阳，甚至出现阴阳两虚，病变以肺、肾、心为主。

五、治疗原则

1. 标本兼顾

治疗肺胀时，要同时考虑治标（针对症状）和治本（针对病因），根据病情的轻重缓急来决定治疗的侧重点。

2. 祛邪扶正

在肺胀的治疗中，需要根据病人的具体病情，分别采取祛邪和扶正的措施。祛邪主要是针对痰浊、瘀血等病理产物，扶正则是针对肺、脾、肾等脏器的气虚。

3. 辨证施治

根据病人的具体证型，如痰浊壅肺、痰热郁肺、阳虚水泛、肺肾气虚等，选择相应的治疗方法和药物。

4. 调整脏腑功能

肺胀的治疗还要重视调整肺、脾、肾等脏腑的功能，恢复肺的宣发和肃降功能，强化脾的运化功能，以及肾的气化功能。

5. 分期治疗

肺胀的治疗要根据病情的不同阶段采取不同的治疗策略。在急性发作期，重点在于祛邪；在缓解期，则重点在于扶正和调理脏腑。

6. 综合治疗

除了中药治疗，中医还可能结合食疗、针灸、按摩、气功等方法，进行综合治疗。

7. 预防与调理

除了治疗，中医还强调预防和日常调理，包括适当的锻炼、情绪管理、饮食调整等，以减少病情的发作和进展。

8. 个体化治疗

考虑到每个患者的体质和病情都有差异，治疗方案需要个性化，根据患者的具体情况来调整治疗方法和药物。

9. 注意病情监测

在治疗过程中，要密切观察病情变化，及时调整治疗方案，防止病情恶化。

10. 急救措施

对于病情危重，如出现喘脱等紧急情况，应立即采取相应的急救措施，如使用参附汤等药物进行急救。

中医治疗肺胀是一个复杂的过程，需要根据患者的具体病情和体质，综合考虑多种因素，制定个性化的治疗方案。

六、分证论治

1. 痰饮阻肺

症状：咳嗽，咳大量清或白痰，质稀易咳，伴胸满喘促，或难得平卧，喉间痰鸣有声，恶寒，发热。舌质淡或淡紫，苔白稍厚，脉浮滑。

治法：宣肺化痰。

方药：小青龙汤加减。

方解：方中麻黄和桂枝作为君药，发汗解表，麻黄能宣肺平喘，桂枝能温阳化饮。干姜和细辛作为臣药，辛温之品，既温肺化饮又助解外寒。五味子和芍药的酸敛作用可以防止辛散发汗太过，同时增强止咳平喘的效果。半夏燥湿化痰，和胃降逆。炙甘草益气和中，调和诸药。若初感风寒，可加麻黄、荆芥、防风疏风散寒；若咳逆上气，可加苏子、莱菔子、旋覆花降气化痰；若唇甲青紫、舌紫有瘀，可加丹参、川芎、泽兰、地龙活血化瘀。

2. 痰湿蕴脾

症状：咳嗽、咳痰，胸满脘痞，纳差，肢软乏力，精神疲惫，呕吐清涎，大便溏。舌淡胖或胖大，苔白腻，脉濡滑。

治法：健脾化痰，止咳利饮。

方药：加味二陈汤。

药选：方中半夏辛温性燥，能燥湿化痰，降逆止呕，为君药。橘红理气化痰，芳香醒脾，使气顺痰消，为臣药。茯苓健脾渗湿，甘草和中益脾，二者共为佐使药。煎时加入生姜和乌梅，生姜降逆止呕，乌梅收敛肺气，使散中有收。若苔腻甚者，可加苍术、厚朴燥湿化痰；若神疲著者，可加黄芪、党参补气健脾，助化痰饮。

3. 痰饮动肾

症状：喘逆气急，咳吐涎沫，腰膝酸软，怕冷，神疲，肢体浮肿，小便清长，或伴耳鸣。舌淡少华，苔少，脉沉细无力。

治法：补肾化痰利饮。

方药：加味金匮肾气汤。

药选：方中地黄为君药，滋阴补肾，清热生津；山茱萸和山药作为臣药，增强干地黄的补养作用，同时山茱萸还能固精缩尿，山药能补脾益肺；泽泻、茯苓和牡丹皮作为佐药，利水渗湿，泻火清热，防止补药过于滋腻；桂枝和附子作为使药，温阳助火，助肾气恢复，其中桂枝温经散寒，附子温补肾阳。若水肿较甚者，可加车前子、怀牛膝利尿消肿；若喘急者，可加冬虫夏草、胡桃肉、沉香纳气平喘；若伴头晕、口干，可加麦冬、知母滋养肾阴。

七、病案验案

患者邓某，男，60岁，2019年11月20日初诊。既往有慢性阻塞性肺气肿确诊史。主诉：反复咳嗽、气喘5余年，复发加重1月余。本次因感寒诱发而加重，故求诊。刻下症见：咳嗽，咳吐大量白色痰涎，喘憋，气急，动则喘甚，胸胁满闷，难以平卧，双下肢浮肿，腰酸，小便量多、频数，口唇青紫，怕冷，神疲乏力，眠差，舌淡紫，苔少，脉沉弦细。诊断：肺胀、痰饮动肾证。治则：补肾纳气，温化痰饮。方选：加味金匮肾气汤加减，药选：炮附子9g（先煎），肉桂9g，熟地10g，山萸肉10g，五味子10g，地龙15g，淫羊藿15g，蛤蚧1对，杜仲12g，牛膝9g，丹参12g，煅龙骨30g，煅牡蛎30g，茯苓12g，白术12g，金荞麦30g，苏子15g，葶苈子15g，甘草6g。6剂，水煎服，3次/d。

2019年11月27日二诊，诉咳喘明显缓解，痰量减少，下肢浮肿减轻，精神好转，怕冷减轻，纳眠可。舌淡，苔白，脉沉细。守方去龙骨、牡蛎，加矮地茶 15g、减金荞麦 15g。6 剂，用法同前。

2019 年 12 月 4 日三诊，患者诉咳嗽、喘急明显减轻，日常一般活动不受限，小便可。舌淡红，苔薄白，脉沉细。守方不变，6 剂，用法同前。后随访，患者诉上述症状未复发。

按：侯建宁主任医师认为该老年患者病久肾亏，肾失温煦摄纳，水气蒸化不利，则见咳喘气急，肢肿尿多，故从肾论治，选方注重补肾敛气，化痰利饮。痰饮为有形之邪，留滞经络，阻遏气血，易生湿夹瘀，方中佐以化瘀利湿之品，使气血畅达以助痰化饮。侯建宁主任医师擅从痰饮着手论治肺胀，紧扼痰饮与肺脾肾关联，巧用经方，据证加减，故可达药到病除之良效，临床应用多年，疗效亦颇佳。

第九章 喘 证

一、疾病定义

喘病是指由于外感或内伤，导致肺失宣降，肺气上逆或气无所主，肾失摄纳，以致呼吸困难，甚则张口抬肩、鼻翼翕动、不能平卧等为主要临床特征的一种病证。严重者可由喘致脱出现喘脱之危重证候。喘病古代文献也称“鼻息”“肩息”“上气”“逆气”“喘促”等。

喘病是一种常见病证，也可见于多种急、慢性疾病过程中，中医对喘病有系统的理论，积累了丰富的治疗经验，对喘证的临床辨治具有重要的指导意义。

二、历史沿革

《内经》对喘病有较多论述。如《灵枢·五阅五使》说：“故肺病者，喘息鼻张。”《灵枢·本脏》曰：“肺高则上气肩息咳。”提示喘病以肺为主病之脏，并以呼吸急促、鼻煽、抬肩为特征。《灵枢·五邪》指出：“邪在肺，则病皮肤痛，寒热，上气喘，汗出，喘动肩背。”《素问·举痛论》又说：“劳则喘息汗出。”指出喘病病因既有外感，也有内伤，病机亦有虚实之别。此外，《素问·痹论》云：“心痹者，脉不通，烦则心下鼓，暴上气而喘。”《素问·经脉别论》云：“有所坠恐，喘出于肝。”提示喘虽以肺为主，亦涉及他脏。《伤寒论》《金匮要略》已经认识到许多疾病，如伤寒、肺痿、肺痈、水气、黄疸、虚劳都可导致喘病，并开始了具体的方药治疗。金元以后，诸多医家充实了内伤诸因致喘的证治。如《丹溪心法·喘》说：“六淫七情之所感伤，饱食动作，脏气不和，呼吸之息，不得宣畅而为喘急。亦有脾肾俱虚体弱之人，皆能发喘。”认识到六淫、七情、饮食所伤，体质虚弱皆为喘病的病因。明代张景岳把喘病归纳为虚实两证。《景岳全书·喘促》说：“实喘者有邪，邪气实也；虚喘者无邪，元气虚也。”指出了喘病的辨证纲领。《临证指南医案·喘》说：“在肺为实，在肾为虚。”《类证治裁·喘症》则明确指出“喘由外感者治肺，由内伤者治肾”的治疗原则。这些观点对指导临床实践具有重要意义。

喘病是以症状命名的疾病，既是独立性疾病，也是多种急、慢性疾病过程中的症状，若伴发于其他疾病时，应结合其他疾病的证治规律而治疗，本节主要讨论以喘促为临床特征的病证。

喘病主要见于西医的喘息性支气管炎、肺部感染、肺炎、肺气肿、心源性哮喘、肺结核、矽肺以及癔病性喘息等疾病，当这些疾病出现喘病的临床表现时，可参照本篇进行辨证论治。

三、病因病机

中医学界对喘证也多有论述，主要病因乃外邪侵袭、饮食不当、情志所伤、劳欲久病等，病机实证主要是肺气上逆、宣降失常，虚证主要为气无所主、肾失摄纳。实喘以祛邪利气为主，虚喘以培补摄纳为主。侯建宁主任医师认为喘证以实证居多，或风寒束表、里热壅盛，或痰热互结、肺失肃降，或痰湿阻滞、肺气不降。

喘病的病位，主脏在肺和肾，与肝、脾、心有关。因肺为气之主，司呼吸，外合皮毛，内为五脏之华盖，若外邪袭肺，或他脏病气上犯，皆可使肺气壅塞，肺失宣降，呼吸不利而致喘促，或使肺气虚衰，气失所主而喘促。肾为气之根，与肺同司气之出纳，故肾元不固、摄纳失常则气不归元，阴阳不相接续，亦可气逆于肺面为喘。若脾虚痰浊饮邪上扰，或肝气逆乘亦能致喘，则为肝脾之病影响于肺。心气喘满，则发生于喘脱之时。

四、辨证要点

首先要区分喘证是由外感还是内伤引起。外感多因风、寒、暑、湿、燥、火等邪气侵袭肺部所致；内伤则多与情志、饮食、劳逸等因素有关。根据喘证的性质，可以进一步区分为寒喘和热喘。寒喘多因感受寒邪，表现为喘息声低，痰白清稀；热喘则因感受热邪或体内有热，表现为喘息声高，痰黄黏稠。喘证有虚实之分。虚喘多因肺、肾等脏器功能不足，表现为喘息持续，气短乏力；实喘则多因邪气壅肺，表现为喘息突发，胸闷胀痛。喘证与肺、肾等脏腑功能失调有关。肺主气，肾主纳气，肺肾气虚是导致喘证的常见原因。此外，心、脾等脏腑功能失调也可能导致喘证。喘证常伴有痰饮内停，需要辨别痰饮的性质。痰湿内阻者，痰多色白；痰热内蕴者，痰黄黏稠；痰瘀互结者，痰中带血。根据喘证的病程长短，可以判断病情的轻重和治疗的难易。急性发作期应着重祛邪，缓解期则应着重扶正。喘证患者可能伴有咳嗽、胸闷、心悸、浮肿等症状，这些症状的有无及轻重也是辨证的重要依据。

五、治疗原则

1. 辨别病性

根据患者的具体症状和体质进行辨证，确定喘证的类型，如寒喘、热喘、虚喘、实喘等，然后选择相应的治疗方法。

2. 急则治标，缓则治本

在喘证急性发作期，治疗重点在于迅速缓解症状，如清热化痰、宣肺平喘；在缓解期，则注重调整脏腑功能，增强体质，如补肺益肾、调理脾胃。

3. 标本兼治

在治疗过程中，既要针对症状(标)进行治疗，也要针对病因(本)进行治疗，以达到根治的目的。

4. 补虚泻实

对于虚喘，治疗原则是补肺益气、补肾纳气；对于实喘，治疗原则是化痰清热、降逆平喘。

5. 调和阴阳

根据患者的阴阳失衡情况，采取相应的措施来恢复平衡，如温阳散寒、滋阴降火。

6. 调整脏腑功能

重视调整肺、肾等脏腑的功能，恢复肺的宣发和肃降功能，强化肾的气化功能。

7. 综合治疗

除了中药治疗，中医还可能结合食疗、针灸、按摩、气功等方法，进行综合治疗。

8. 预防与调理

强调预防和日常调理，包括适当的锻炼、情绪管理、饮食调整等，以减少病情的发作和进展。

9. 个体化治疗

考虑到每个患者的体质和病情都有差异，治疗方案需要个性化，根据患者的具体情况来调整治疗方法和药物。

10. 注意病情监测

在治疗过程中，要密切观察病情变化，及时调整治疗方案，防止病情恶化。

六、分证论治

1. 风寒束表，里热壅盛

症状：喘逆上气，胸闷胀或痛，息粗，鼻煽，咳而不爽，咯痰黏稠，伴有形寒，身热，烦闷，身痛，有汗或无汗，口渴。舌质红，苔薄白或燥黄，舌边红，脉浮数或滑。

治法：解表清里，化痰平喘。

方药：麻杏石甘汤加减。

方解：方中麻黄辛温，开宣肺气以平喘，开腠解表以散邪；石膏辛甘大寒，清泄肺热以生津，辛散解肌以透邪。二药一辛温，一辛寒；一以宣肺为主，一以清肺为主，且俱能透邪于外，合用则相反之中寓有相辅相成之意，既消除致病之因，又调理肺的宣发功能，共为君药。石膏倍于麻黄，使本方不失为辛凉之剂。麻黄得石膏，宣肺平喘而不助热；石膏得麻黄，清解肺热而不凉遏，又是相制为用。杏仁味苦，降利肺气而平喘咳，与麻黄相配则宣降相应，与石膏相配则清肃协同，是为臣药。炙甘草既能益气和中，又与石膏相合而生津止渴，更能调和于寒温宣降之间，为佐使药。四药合用，共奏解表清里、化痰平喘之效。

2. 痰热互结，肺失肃降

症状：喘咳气涌，肺部胀痛，痰多质黏色黄，或夹有血色，伴胸中烦闷，身热，有汗，口渴而喜冷饮，面赤，咽干，小便赤涩，大便或秘。舌质红，舌苔薄黄或腻，脉滑数。

治法：清热化痰，降气平喘。

方药：千金苇茎汤加减。

方解：方中芦根、冬瓜子、川贝、茯苓、竹沥、半夏清热化痰，畅达胸中之气机；杏仁、炒苏子、陈皮降气化痰平喘；炙紫菀、炙款冬止咳化痰平喘；生甘草调中气，和诸药。如此则痰热可除，肺气自降，诸症向愈。芦根甘寒轻浮，善清肺热；瓜瓣(今多用冬瓜子）清热化痰，利湿排痰，能清上彻下，肃降肺气；薏苡仁甘淡微寒，上清肺热而排痰，下利胃肠而渗湿，《温热经纬》中言："薏苡色白味淡，气凉性降，秉秋金之全体，养肺气以肃清。凡湿热之邪客于肺者，非此不为功也……桃仁入血分而通气。合而成剂，不仅为肺痈之妙药，竟可瘳肺痹之危疴。"侯建宁主任医师临证时，多以杏仁代替桃仁以加强其降气化痰平喘之功。

3. 痰湿阻滞，肺气不降

症状：喘而胸满闷塞，咳嗽，痰多黏稠色白，咯吐不利，兼有呕恶，食少，口黏不渴，或伴情志不畅的表现，舌苔白腻，脉弦滑。

治法：祛湿化痰，降气平喘。

方药：旋覆代赭汤加减。

方解：方中旋覆花性温而能下气消痰，降逆平喘，是为君药。代赭石质重而沉降，善镇冲逆；生姜降逆祛痰；半夏辛温，祛痰散结，降逆和胃，并为臣药。人参、炙甘草、大枣益脾胃，补气虚以杜生痰之源，为佐使之用。合之，共奏祛湿化痰、降气平喘之功。方中旋覆花、化橘红、姜半夏、炒苏子、白前降逆气、化痰涎，代赭石、苦杏仁降气平喘，蜜炙款冬花、蜜炙紫菀止咳平喘，麸炒党参、茯苓、生甘草健脾以杜生痰之源。如此痰浊可除，肺气得降，喘咳自平。

侯建宁主任医师认为旋覆代赭汤功用主要在降逆化痰上，不仅可用于降胃气，亦可以降肺气。痰浊化，逆气降，不仅胃气降，痞嗳可止；亦可使肺气降，喘嗽可愈，且临床疗效显著。

七、病案验案

患者汪某某，男，87岁，2017年3月17日初诊。慢性支气管炎，肺气肿病史。就诊时，气息急促，张口抬肩，咳嗽，胸闷，痰多，色白，质稍稠，时感恶心欲吐，胃纳欠佳。舌质淡，苔白腻，脉弦滑。处方：旋覆花12g，党参15g，杏仁10g，紫苏子10g，炙款冬12g，紫菀10g，白前10g，代赭石15g，橘红10g，姜半夏9g，茯苓15g，甘草9g。7剂，水煎，分温服。

2017年3月24日复诊：已无气息喘促、张口抬肩的症状，咳嗽好转，胸闷减轻，痰量减少，无恶心症状，胃纳好转。舌质淡，苔白稍厚，脉弦滑。继以上方加炒麦芽、炒谷芽各15g，红枣7枚。巩固月余，诸症皆平，唯偶有少许咳嗽症状。

按：患者就诊时症状比较典型，表现为气息急促，张口抬肩，咳嗽，胸闷，痰多，色白等，舌质淡，苔白腻，脉弦滑。辨证为痰湿阻滞、肺气不降之喘证，故治以祛湿化痰、降气平喘之法。侯建宁主任医师以旋覆代赭汤加减治疗。方中旋覆花、化橘红、姜半夏、炒苏子、白前降逆气、化痰涎，代赭石、杏仁降气平喘，炙款冬、炙紫菀止咳平喘，炒党参、茯苓、生甘草健脾以杜生痰之源。如此痰浊可除，肺气得降，喘咳自平。

第十章　眩　　晕

一、疾病定义

眩晕是由于情志、饮食内伤、体虚久病、失血劳倦及外伤、手术等病因，引起风、火、痰、瘀上扰清空或精亏血少，清窍失养为基本病机，以头晕、眼花为主要临床表现的一类病证。眩即眼花，晕是头晕，两者常同时并见，故统称为“眩晕”。其轻者闭目可止；重者如坐车船，旋转不定，不能站立；或伴有恶心、呕吐、汗出、面色苍白等症状。

二、历史沿革

眩晕病证，历代医籍记载颇多。首见于《内经》，对其涉及脏腑、病性归属方面均有记述，如《素问·至真要大论》认为“诸风掉眩，皆属于肝”，指出眩晕与肝关系密切。《灵枢·卫气》认为“上虚则眩”；《灵枢·口问》说“上气不足，脑为之不满，耳为之苦鸣，头为之苦倾，目为之眩”；《灵枢·海论》认为“脑为髓海”，而“髓海不足，则脑转耳鸣”，认为眩晕一病以虚为主。汉代张仲景认为痰饮是眩晕发病的原因之一，为后世“无痰不作眩”的论述提供了理论基础，并且用泽泻汤及小半夏加茯苓汤治疗眩晕。宋代以后，进一步丰富了对眩晕的认识。严用和《重订严氏济生方·眩晕门》中指出：“所谓眩晕者，眼花屋转，起则眩倒是也，由此观之，六淫外感，七情内伤，皆能导致。”第一次提出外感六淫和七情内伤致眩说，补前人之未备，但外感风、寒、暑、湿致眩晕，实为外感病的一个症状，而非主要证候。元代朱丹溪倡导痰火致眩学说，《丹溪心法·头眩》说：“头眩，痰挟气虚并火，治痰为主，挟补气药及降火药。无痰不作眩，痰因火动，又有湿痰者，有火痰者。”明代张景岳在《内经》“上虚则眩”的理论基础上，对下虚致眩作了详尽论述，他在《景岳全书·眩晕》中说：“头眩虽属上虚，然不能无涉于下。盖上虚者，阳中之阳虚也；下虚者，阴中之阳虚也。阳中之阳虚者，宜治其气，如四君子汤、归脾汤、补中益气汤；阴中之阳虚者，宜补其精，如左归饮、右归饮、四物汤之类是也。然伐下者必枯其上，滋苗者必灌其根。所以凡治上虚者，犹当以兼补气血为最，如大补元煎、十全大补汤诸补阴补阳等剂，俱当酌宜用之。”张氏从阴阳互根及人体是一有机整体的观点，认识与治疗眩晕，实是难能可贵，并认为眩晕的病因病机“虚者居其八九，而兼火兼痰者，不过十中一二耳”。详细论述了劳倦过度、饥饱失宜、呕吐伤上、泄泻伤下、大汗亡阳、焦思不释、被殴被辱气夺等皆伤阳中之阳，吐血、衄血、便血、纵欲、崩淋等皆伤阴中之阳而致眩晕。秦景明在《症因脉治·眩晕总论》中认为阳气虚是本病发病的主要病理环节。徐春甫《古今医统·眩晕宜审三虚》认为：“肥人眩晕，气虚有痰；瘦人眩晕，血虚有火；伤寒吐下后，必是阳虚。”龚廷贤《寿世保元·眩晕》集前贤之大成，对眩晕的病因、脉象都有详细论述，并分证论治眩晕，如半夏白术汤证（痰涎致眩）、补中益气汤证(劳役致眩)、清离滋饮汤证（虚火致眩）、十全大补汤证（气血两虚致眩）等，至今仍值得临床借鉴。至清代对本病的认识更加全面，直到形成了一套完整的理论体系。

西医学中的高血压、低血压、低血糖、贫血、梅尼埃病、脑动脉硬化、椎-基底动脉供血不足、神经衰弱等病，临床表现以眩晕为主要症状者，可参照本节辨证论治。

三、病因病机

1. 饮食不节，损伤脾胃

脾胃虚弱，气血生化无源，清窍失养而作眩晕；或嗜酒肥甘，饥饱劳倦，伤于脾胃，健运失司，以致水谷不化精微，聚湿生痰，痰湿中阻，浊阴不降，引起眩晕。

2. 外伤、手术

头部外伤或手术后，气滞血瘀，痹阻清窍，发为眩晕。

3. 体虚、久病、失血、劳倦过度

肾为先天之本，藏精生髓，若先天不足，肾精不充，或者年老肾亏，或久病伤肾，或房劳过度，导致肾精亏虚，不能生髓，而脑为髓之海，髓海不足，上下俱虚，而发生眩晕。或肾阴素亏，肝失所养，以致肝阴不足，阴不制阳，肝阳上亢，发为眩晕。大病久病或失血之后，虚而不复，或劳倦过度，气血衰少，气血两虚，气虚则清阳不展，血虚则脑失所养，皆能发生眩晕。

四、辨证要点

侯建宁主任医师总结认为，本病病位在清窍，应结合朱丹溪“无痰不作眩”及张景岳“无虚不作眩”理论基础，认为本病由气血亏虚、肾精不足致脑髓空虚，清窍失养，或痰火上逆、瘀血阻窍而扰动清窍发生眩晕，与肝、脾、肾三脏关系密切，并在临床治疗中提出“眩晕应从痰、从虚、从瘀论治”理论。

五、治疗原则

侯建宁主任医师总结古代及现代医家理论，提出眩晕治疗应从痰、从虚、从瘀论治，认为眩晕的治疗原则主要是补虚泻实。虚证以肾精亏虚、气血衰少居多，精虚者填精生髓，滋补肝肾；气血虚者宜益气养血，调补脾肾。实证则以化痰、逐瘀为主要治法。并在临床中擅长运用泽泻、仙鹤草二药治疗眩晕，侯建宁主任医师认为泽泻长于利湿，仙鹤草长于补虚，二药共用可标本同治，充分体现补虚泻实的治疗原则。

六、分证论治

1. 痰浊上蒙证

症状：眩晕，头重如裹，视物旋转，胸闷作恶，呕吐痰涎，食少多寐。苔白腻，脉弦滑。

治法：燥湿祛痰，健脾和胃。

方药：半夏白术天麻汤合仙泽汤加减。

方中半夏、陈皮理气调中，燥湿祛痰；配白术补脾除湿，天麻养肝熄风；泽泻、茯苓利水渗湿，仙鹤草补虚；甘草、生姜健脾和胃，调和诸药。头晕头胀，多寐，苔腻者，加藿香、佩兰、石菖蒲醒脾化湿开窍；呕吐频繁，加代赭石、竹茹和胃降逆止呕；脘闷、纳呆、腹胀者，加厚朴、砂仁等理气化湿健脾；耳鸣、重听者，加石菖蒲、远志等通阳开窍。

2. 瘀血阻窍证

症状：眩晕头痛，兼见健忘，失眠，心悸，精神不振，耳鸣耳聋，面唇紫暗。舌瘀点或瘀斑，脉弦涩或细涩。

治法：活血化瘀，通窍活络。

方药：通窍活血汤合仙泽汤加减。

方中用赤芍、川芎、桃仁、红花活血化瘀通络；大枣甘温益气，缓和药性，配合活血化瘀、通阳散结开窍之品，以防耗伤气血。全方共呈活血化瘀、通窍活络之功。失眠、健忘重者加石菖蒲、远志以通阳开窍；若见神疲乏力、少气自汗等气虚证者，重用黄芪，以补气固表，益气行血；若兼有畏寒肢冷、感寒加重者，加附子、桂枝温经活血；若天气变化加重，或当风而发，可重用川芎，加防风、白芷、荆芥穗、天麻等理气祛风之品。

3. 气血亏虚证

症状：头晕目眩，动则加剧，遇劳则发，面色㿠白，爪甲不荣，神疲乏力，心悸少寐，纳差食少，便溏。舌淡苔薄白，脉细弱。

治法：补养气血，健运脾胃。

方药：归脾汤合仙泽汤加减。

方中黄芪、党参、白术、当归健脾益气生血；茯神、远志、酸枣仁养心安神；木香理气醒脾，使其补而不滞；甘草调和诸药。全方有补养气血，健运脾胃，养心安神之功效。若气虚卫阳不固，自汗时出，易于感冒，重用黄芪，加防风、浮小麦益气固表敛汗；脾虚湿盛，泄泻或便溏者，加薏苡仁、炒扁豆、当归（炒用）健脾利水；气损及阳，兼见畏寒肢冷、腹中冷痛等阳虚症状，加桂枝、干姜温中散寒；血虚较甚，面皖白无华，加熟地、阿胶等养血补血，并重用参芪以补气生血。若中气不足，清阳不升，表现时时眩晕，气短乏力，纳差神疲，便溏下坠，脉象无力者，用补中益气汤补中益气，升清降浊。

4. 肝肾阴虚证

症状：眩晕久发不已，视力减退，两目干涩，少寐健忘，心烦口干，耳鸣，神疲乏力，腰酸膝软，遗精。舌红苔薄，脉弦细。

治法：滋养肝肾，养阴填精。

方药：左归丸合仙泽汤加减。

方中熟地、山萸肉、山药滋阴补肾；枸杞子、菟丝子补益肝肾；牛膝强肾益精，引药入肾；龟板胶滋阴降火，补肾壮骨。全方共呈滋补肝肾，养阴填精之功效。若阴虚生内热，表现咽干口燥，五心烦热，潮热盗汗，舌红，脉弦细数者，可加炙鳖甲、知母、青蒿等滋阴清热；心肾不交，失眠、多梦、健忘者，加合欢皮、酸枣仁、柏子仁等交通心肾，养心安神；若水不涵木，肝阳上亢者，可加清肝、平肝、镇肝之品，如龙胆草、柴胡、天麻等。

七、病案验案

患者刘某某，男，66岁，主因“间断头晕5年，加重2d”就诊。患者诉5年前无明显诱因突发头晕，视物旋转，伴恶心、欲吐，休息后症状不缓解，遂就诊银川市第一人民医院神经内科，行相关检查明确诊断“良性阵发性位置性眩晕”，予口服盐酸氟桂利嗪胶囊、银丹心脑通胶囊、甲钴胺以对症治疗，患者症状好转。此后每于劳累后间断出现上症，口服药物后均能缓解。至2d前患者眩晕再次发作，恶心欲吐、头昏、耳鸣、乏力，自服上述药物症状缓解不明显，遂前往中医科就诊。刻下症见：头晕时作，视物旋转，伴恶心欲吐，头昏耳鸣，乏力，纳可，眠差，二便正常，舌质淡胖，苔白腻，脉弦滑。既往患有高血压病病史5年，长期口服降压药物治疗。中医诊断：眩晕（痰浊上蒙证）。西医诊断：①良性阵发性位置性眩晕；②高血压病。方药：半夏白术天麻汤合仙泽汤加减。半夏9g，白术10g，天麻15g，茯苓15g，陈皮10g，泽泻20g，仙鹤草20g，葛根15g，川芎10g，石菖蒲15g，远志10g，煅磁石30g。5剂，水煎服，每日1剂，分2次温服。患者服药7剂后，复诊上述诸症均明显缓解，再次予以上方，继服7剂，眩晕诸症均消失。回访3月患者眩晕未再发作。

第十一章 头 痛

一、疾病定义

头痛病是指由于外感与内伤，致使脉络拘急或失养，清窍不利所引起的以头部疼痛为主要临床特征的疾病。头痛既是一种常见病证，也是一个常见症状，可以发生于多种急慢性疾病过程中，有时亦是某些相关疾病加重或恶化的先兆。

二、历史沿革

中医对头痛病认识很早，在殷商甲骨文就有“疾首”的记载，《内经》称本病为“脑风”“首风”,《素问·风论》认为其病因乃外在风邪寒气犯于头脑而致。《素问·五脏生成》还提出“是以头痛巅疾，下虚上实”的病机。《伤寒论》在太阳病、阳明病、少阳病、厥阴病篇章中较详细地论述了外感头痛病的辨证论治。《诸病源候论》已认识到“风痰相结，上冲于头”可致头痛。《三因极一病证方论》对内伤头痛已有较充分的认识，认为“有气血食厥而疼者，有五脏气郁厥而疼者”。金元以后，对头痛病的认识日臻完善。《东垣十书》指出外感与内伤均可引起头痛，据病因和症状不同而有伤寒头痛、湿热头痛、偏头痛、真头痛、气虚头痛、血虚头痛、气血俱虚头痛、厥逆头痛等，还补充了太阴头痛和少阴头痛，从而为头痛分经用药创造了条件。《丹溪心法》认为头痛多因痰与火。《普济方》认为：“气血俱虚，风邪伤于阳经，入于脑中，则令人头痛。”《古今医统大全·头痛大法分内外之因》对头痛病进行总结说：“头痛自内而致者，气血痰饮、五脏气郁之病，东垣论气虚、血虚、痰厥头痛之类是也；自外而致者，风寒暑湿之病，仲景伤寒、东垣六经之类是也。”另外，文献有头风之名，实际仍属头痛。正如《证治准绳·头痛》所说：“医书多分头痛、头风为二门，然一病也，但有新久去留之分耳。浅而近者名头痛，其痛卒然而至，易于解散速安也；深而远者为头风，其痛作止不常，愈后遇触复发也。皆当验其邪所从来而治之。”

西医学中的偏头痛，还有国际上新分类的周期性偏头痛、紧张性头痛、丛集性头痛及慢性阵发性偏头痛等，凡符合头痛证候特征者均可参考本篇辨证论治。

三、病因病机

1. 感受外邪

多因起居不慎，坐卧当风，感受风寒湿热等外邪上犯于头，清阳之气受阻，气血不畅，阻遏络道而发为头痛。外邪中以风邪为主，因风为阳邪，“伤于风者，上先受之”，“巅高之上，唯风可到”。但“风为百病之长”、六淫之首，常挟寒、湿、热邪上袭。

若风挟寒，寒为阴邪伤阳，清阳受阻，寒凝血滞，络脉绌急而痛；若挟热邪，风热上炎，侵扰清空，气血逆乱而痛；若挟湿邪，湿性黏滞，湿蒙清阳，头为“清阳之府”，清阳不布，气血不畅而疼痛。外邪所致头痛，其病机如《医碥·头痛》所说：“六淫外邪，惟风寒湿三者最能郁遏阳气，火暑燥三者皆属热，受其热则汗泄，非有风寒湿袭之，不为害也。然热甚亦气壅脉满，而为痛矣。”

2. 情志郁怒

长期精神紧张忧郁，肝气郁结，肝失疏泄，络脉失于条达拘急而头痛；或平素性情暴逆，恼怒太过，气郁化火，日久肝阴被耗，肝阳失敛而上亢，气壅脉满，清阳受扰而头痛。

3. 饮食不节

素嗜肥甘厚味，暴饮暴食，或劳伤脾胃，以致脾阳不振，脾不能运化转输水津，聚而痰湿内生，以致清阳不升，浊阴不降，清窍为痰湿所蒙；或痰阻脑脉，痰瘀痹阻，气血不畅，均可致脑失清阳、精血之充，脉络失养而痛。如丹溪所言“头痛多主于痰”，饮食伤脾，气血化生不足，气血不足以充营脑海，亦为头痛之病因病机。

4. 内伤不足

先天禀赋不足，或劳欲伤肾，阴精耗损，或年老气血衰败，或久病不愈，产后、失血之后，营血亏损，气血不能上营于脑，髓海不充则可致头痛。

5. 瘀血阻络

外伤跌仆，或久病入络则络行不畅，血瘀气滞，脉络失养而易致头痛。

侯建宁主任医师总结认为，头为神明之府，“诸阳之会”，“脑为髓海”，五脏精华之血、六腑清阳之气皆能上注于头，即头与五脏六腑之阴精、阳气密切相关，凡能影响脏腑之精血、阳气的因素皆可成为头痛的病因，归纳起来不外乎外感与内伤两类。病位虽在头，但与肝、脾、肾密切相关。风、火、痰、瘀、虚为致病之主要因素。邪阻脉络，清窍不利；精血不足，脑失所养，为头痛之基本病机。

四、辨证要点

1. 辨外感内伤

可根据起病方式、病程长短、疼痛性质等特点进行辨证。外感头痛，一般发病较急，病势较剧，多表现掣痛、跳痛、胀痛、重痛、痛无休止，每因外邪所致。内伤头痛，一般起病缓慢，痛势较缓，多表现隐痛、空痛、昏痛、痛势悠悠，遇劳则剧，时作时止。

2. 辨疼痛性质

辨疼痛性质有助于分析病因。掣痛、跳痛多为阳亢、火热所致；重痛多为痰湿；冷感而刺痛，为寒厥；刺痛固定，常为瘀血；痛而胀者，多为阳亢；隐痛绵绵或空痛者，多精血亏虚；痛而昏晕者，多气血不足。

3. 辨疼痛部位

辨疼痛部位有助于分析病因及脏腑经络。一般气血、肝肾阴虚者，多以全头作痛；阳亢者痛在枕部，多连颈肌；寒厥者痛在巅顶；肝火者痛在两颞。就经络而言，前部为阳明经，后部为太阳经，两侧为少阳经，巅顶为厥阴经。

4. 辨诱发因素

因劳倦而发，多为内伤，气血阴精不足；因气候变化而发，常为寒湿所致；因情志波动而加重，与肝火有关；因饮酒或暴食而加重，多为阳亢；外伤之后而痛，应属瘀血。

五、治疗原则

头痛的治疗“须分内外虚实”（《医碥·头痛》），外感所致属实，治疗当以祛邪活络为主，视其邪气性质之不同，分别采用祛风、散寒、化湿、清热等法。外感以风为主，故强调风药的使用；内伤所致多虚，治疗以补虚为要，视其所虚，分别采用益气升清、滋阴养血、益肾填精，若因风阳上亢则治以熄风潜阳，因痰瘀阻络又当化痰活血为法。虚实夹杂，扶正祛邪并举。

侯建宁主任医师总结古代及现代医家理论，认为头痛的病因虽多，总不外外感与内伤两类。外感以风邪为主，挟寒、挟热、挟湿，其证属实。内伤头痛有虚有实，肾虚、气虚、血虚头痛属虚，肝阳、痰浊、瘀血头痛属实，或虚实兼夹。故头痛应辨内外虚实，治疗亦相应采用补虚泻实。外感头痛以祛邪活络为主，分辨兼夹之邪而分别祛风、散寒、化湿、清热治之。内伤头痛补虚为要，视其虚实性质，分别治以补肾、益气、养血、化痰、祛瘀为治。在辨证基础上，根据病变的脏腑经络，选加引经药效果较好，除服药外还可配合针灸及外治法等，常可提高疗效。

六、分证论治

1. 外感头痛

（1）风寒证

症状：头痛起病较急，其痛如破，痛连项背，恶风畏寒，口不渴。苔薄白，脉多浮紧。

治法：疏风散寒。

方药：川芎茶调散。

方解：方中川芎、羌活、白芷、细辛发散风寒，通络止痛。其中川芎可行血中之气，祛血中之风，上行头目，为外感头痛要药；薄荷、荆芥、防风上行升散，助芎、羌、芷、辛疏风止痛；茶水调服，取其苦寒之性，协调诸风药温燥之性，共成疏风散寒、通络止痛之功。

若鼻塞流清涕，加苍耳、辛夷散寒通窍。项背强痛，加葛根疏风解肌。呕恶苔腻，加藿香、半夏和胃降逆。巅顶痛加藁本祛风止痛，若巅顶痛甚，干呕，吐涎，甚则四肢厥冷，苔白，脉弦，为寒犯厥阴，治当温散厥阴寒邪，方用吴茱萸汤加半夏、藁本、川芎之类，以吴茱萸暖肝温胃，人参、姜、枣助阳补土，使阴寒不得上头，全方协同以收温散降逆之功。

（2）风热证

症状：起病急，头呈胀痛，甚则头痛如裂，发热或恶风，口渴欲饮，面红目赤，便秘溲黄。舌红苔黄，脉浮数。

治法：疏风清热。

方药：芎芷石膏汤。

方解：方中以川芎、白芷、菊花、石膏为主药，以疏风清热。川芎、白芷、羌活、藁本善止头痛，但偏于辛温，故伍以菊花、石膏校正其温性，变辛温为辛凉，疏风清热而止头痛。

应用时若风热较甚者，可去羌活、藁本，改用黄芩、山栀、薄荷辛凉清解。发热甚，加银花、连翘清热解毒。若热盛津伤，症见舌红少津，可加知母、石斛、花粉清热生津。若大便秘结，口鼻生疮，腑气不通者，可合用黄连上清丸，苦寒降火，通腑泄热。

（3）风湿证

症状：头痛如裹，肢体困重，胸闷纳呆，小便不利，大便或溏。苔白腻，脉濡。

治法：祛风胜湿。

方药：羌活胜湿汤。

方解：该方治湿气在表，真头痛头重证。因湿邪在表，故以羌活、独活、防风、川芎、藁本、蔓荆子等祛风以胜湿，湿去表解，清阳之气得布，则头痛身困可解；

甘草助诸药辛甘发散，并调和诸药。若湿浊中阻，症见胸闷纳呆、便溏，可加苍术、厚朴、陈皮等燥湿宽中。若恶心呕吐者，可加生姜、半夏、藿香等芳香化浊，降逆止呕。若见身热汗出不畅，胸闷口渴者，为暑湿所致，宜清暑化湿，用黄连香薷饮加藿香、佩兰等。

2. 内伤头痛

(1) 肝阳证

症状：头胀痛而眩，心烦易怒，面赤口苦，或兼耳鸣胁痛，夜眠不宁。舌红苔薄黄，脉弦有力。

治法：平肝潜阳。

方药：天麻钩藤饮。

方解：本方重在平肝潜阳熄风，对肝阳上亢，甚至肝风内动所致的头痛证均可获效。方用天麻、钩藤、石决明以平肝潜阳；黄芩、山栀清肝火；牛膝、杜仲、桑寄生补肝肾；夜交藤、茯神养心安神，临床应用时可再加龙骨、牡蛎以增强重镇潜阳之力。若见肝肾阴虚，症见朝轻暮重，或遇劳加重，脉弦细，舌红苔薄少津者，酌加生地、何首乌、女贞子、枸杞子、旱莲草等滋养肝肾。若头痛甚，口苦、胁痛，肝火偏旺者，加郁金、龙胆草、夏枯草以清肝泻火，火热较甚，亦可用龙胆泻肝汤清降肝火。

(2) 肾虚证

症状：头痛而空，每兼眩晕耳鸣，腰膝酸软，遗精，带下，少寐健忘。舌红少苔，脉沉细无力。

治法：滋阴补肾。

方药：大补元煎。

方解：本方重在滋补肾阴，以熟地、山茱萸、山药、枸杞子滋补肝肾之阴；人参、当归气血双补；杜仲益肾强腰。腰膝酸软，可加续断、怀牛膝以壮腰膝。遗精、带下，加莲须、芡实、金樱子收敛固涩。待病情好转，可常服杞菊地黄丸或六味地黄丸补肾阴、潜肝阳以巩固疗效。

若头痛畏寒，面白，四肢不温，舌淡，脉沉细而缓，证属肾阳不足，可用右归丸温补肾阳，填精补髓。若兼见外感寒邪者，可投麻黄附子细辛汤散寒温里，表里兼治。

(3) 气血虚证

症状：头痛而晕，遇劳加重，面色少华，心悸不宁，自汗，气短，畏风，神疲乏力。舌淡苔薄白，脉沉细而弱。

治法：气血双补。

方药：八珍汤。

方解：方中以四君子汤健脾补中而益气，又以四物补肾而养血。当加菊花、蔓荆子入肝经，清头明目以治标，标本俱治，可提高疗效。

(4) 痰浊证

症状：头痛昏蒙，胸脘满闷，呕恶痰涎。苔白腻，或舌胖大有齿痕，脉滑或弦滑。

治法：健脾化痰，降逆止痛。

方药：半夏白术天麻汤。

方解：本方具有健脾化痰，降逆止呕，平肝熄风之功。以半夏、生白术、茯苓、陈皮、生姜健脾化痰、降逆止呕，令痰浊去则清阳升而头痛减；天麻平肝熄风，为治头痛、眩晕之要药。

并可加厚朴、蔓荆子、白蒺藜运脾燥湿，祛风止痛。若痰郁化热显著者，可加竹茹、枳实、黄芩清热燥湿。

(5) 瘀血证

症状：头痛经久不愈，其痛如刺，入夜尤甚，固定不移，或头部有外伤史。舌紫或有瘀斑、瘀点，苔薄白，脉沉细或细涩。

治法：活血通窍止痛。

方药：通窍活血汤。

方解：方药麝香、生姜、葱白温通窍络；桃仁、红花、川芎、赤芍活血化瘀；大枣一味甘缓扶正，防化瘀伤正。可酌加郁金、菖蒲、细辛、白芷以理气宣窍，温经通络。头痛甚者，可加全蝎、蜈蚣、土鳖虫等虫类药以搜逐风邪，活络止痛。久病气血不足，可加黄芪、当归以助活络化瘀之力。

治疗上述各证，均可根据经络循行在相应的方药中加入引经药，能显著地提高疗效。一般太阳头痛选加羌活、防风；阳明头痛选加白芷、葛根；少阳头痛选用川芎、柴胡；太阴头痛选用苍术；少阴头痛选用细辛；厥阴头痛选用吴茱萸、藁本等。

此外，临床可见头痛如雷鸣，头面起核或憎寒壮热，名曰“雷头风”，多为湿热毒邪上冲，扰乱清窍所致，可用清震汤加薄荷、黄芩、黄连、板蓝根、僵蚕等以清宣升散、除湿解毒治之。

还有偏头风，又称偏头痛，其病暴发，痛势甚剧，或左或右，或连及眼、齿，痛止如常人，不定期地反复发作，此多肝经风火所致，治宜平肝熄风为主，可用天麻钩藤饮或羚角钩藤汤治之。

七、病案验案

患者崔某某，女，45岁，主因“头痛伴耳鸣25d”就诊。患者诉25d前因被人用重物砸伤致头部疼痛，恶心，伴耳鸣，无呕吐，无意识丧失，无视物旋转，遂前往银川市第一人民医院急诊外科就诊，头颅CT未见异常；鼻骨CT显示鼻骨骨折，鼻中隔偏曲。急诊外科诊断：①颅脑外伤；②鼻骨骨折。予以对症治疗，并嘱患者神经外科及耳鼻喉科就诊进一步检查治疗。次日患者前往耳鼻喉科就诊，行鼻内镜检查示鼻中隔偏曲，纯音测听示右耳感音神经性耳聋，予以口服长春胺缓释胶囊 30mg、每日 2 次治疗。口服药物后症状缓解不理想，近 25d 内患者仍反复头痛、耳鸣，遂再次就诊中医科门诊。病程中患者神清，精神欠佳，头痛，夜间痛甚，耳鸣，呈高频音，听力下降，情绪烦躁，纳差，眠差，大便干，小便正常。舌质淡暗，边有瘀点，舌苔薄白，脉沉细。中医诊断：头痛（瘀血证）。西医诊断：闭合性颅脑损伤。方药：通窍活血汤加减。予以：炒桃仁 15g，红花 10g，赤芍 15g，川芎 15g，葛根 15g，泽泻20g，仙鹤草 20g，菖蒲 15g，远志 10g，川牛膝 15g，煅磁石 30g，当归 10g，柴胡 10g，延胡索 15g，熟三七 6g，郁金 15g。7 剂，水煎服，每日 1 剂，分 2 次温服。患者服药 7 剂后，并配合针灸治疗，复诊上述诸症均明显缓解。再次予以上方，继服 7 剂，头痛诸症均消失。回访 3 月患者头痛未再发作。

第十二章 不 寐

一、疾病定义

不寐是由于情志、饮食内伤、病后及年迈、禀赋不足、心虚胆怯等病因，引起心神失养或心神不安，从而导致经常不能获得正常睡眠为特征的一类病证。主要表现为睡眠时间、深度的不足以及睡眠后仍不能消除疲劳、恢复体力与精力，轻者入睡困难，或寐而不酣，时寐时醒，或醒后不能再寐，重则彻夜不寐。

不寐是临床常见病证之一，虽不属于危重疾病，但常妨碍人们正常生活、工作、学习和健康，并能加重或诱发心悸、胸痹、眩晕、头痛、中风等病证。顽固性的失眠给病人带来长期的痛苦，甚至形成对安眠药物的依赖，而长期服用西药安眠药物又可引起其他医源性疾病。中医药通过调整人体脏腑气血阴阳的功能，常能明显改善睡眠状况，且不引起药物依赖及医源性疾患，因而颇受欢迎。

二、历史沿革

不寐在《内经》中称为“目不瞑”“不得眠”“不得卧”，并认为失眠原因主要有两种，一是其他病证影响，如咳嗽、呕吐、腹满等，使人不得安卧；二是气血阴阳失和，使人不能入寐，如《素问·病能论》曰：“人有卧而有所不安者，何也？……脏有所伤及，精有所寄，则安，故人不能悬其病也。”《素问·逆调论》还记载有“胃不和则卧不安”，是指“阳明逆不得从其道”“逆气不得卧，而息有音者”，后世医家延伸为凡脾胃不和、痰湿、食滞内扰，以致寐寝不安者均属于此。《难经》最早提出“不寐”这一病名，《难经·四十六难》认为老人不寐的病机为“血气衰，肌肉不滑，荣卫之道涩，故昼日不能精，夜不得寐也”。汉代张仲景在《伤寒论》及《金匮要略》中记载了用黄连阿胶汤及酸枣仁汤治疗不寐，至今临床仍有应用价值。《古今医统大全·不得卧》较详细地分析了不寐的病因病机，并对临床表现及其治疗原则做了较为详细的论述。张景岳《景岳全书·不寐》较全面地归纳和总结了不寐的病因病机及其辨证施治方法，“寐本乎阴，神其主也，神安则寐，神不安则不寐。其所以不安者，一由邪气之扰，广由营气之不足耳"，还认为"饮浓茶则不寐，心有事亦不寐者，以心气之被伐也。"《景岳全书·不寐·论治》中指出："无邪而不寐者……宜以养营气为主治……即有微痰微火皆不必顾，只宜培养气血，血气复则诸症自退，若兼顾而杂治之，则十曝一寒，病必难愈，渐至元神俱竭而不可救者有矣"；"有邪而不寐者，去其邪而神自安也"。《医宗必读·不得卧》将失眠原因概括为"一曰气盛，一曰阴虚，一曰痰滞，一曰水停，一曰胃不和"五个方面。《医效秘传·不得眠》将病后失眠病机分析为"夜以阴为主，阴气盛则目闭而安卧，若阴虚为阳所胜，则终夜烦扰而不眠也。心藏神，大汗后则阳气虚，故不眠。心主血，大下后则阴气弱，故不眠，热病邪热盛，神不精，故不眠。新瘥后，阴气未复，故不眠。若汗出鼻干而不得眠者，又为邪入表也。"

不寐是以不能获得正常睡眠，以睡眠时间、深度及消除疲劳作用不足为主的一种病证。由于其他疾病而影响睡眠者，不属本篇讨论范围；西医学中神经官能症、更年期综合征等以失眠为主要临床表现时可参考本篇内容辨证论治。

三、病因病机

1. 情志所伤

由情志不遂，肝气郁结，肝郁化火，邪火扰动心神，心神不安而不寐。或由五志过极，心火内炽，心神扰动而不寐。或由思虑太过，损伤心脾，心血暗耗，神不守舍，脾虚生化乏源，营血亏虚，不能奉养心神，即《类证治裁·不寐》曰："思虑伤脾，脾血亏损，经年不寐。"

2. 饮食不节

脾胃受损，宿食停滞，壅遏于中，胃气失和，阳气浮越于外而卧寐不安，如《张氏医通·不得卧》云："脉滑数有力不得卧者，中有宿滞痰火，此为胃不和则卧不安也。"或由过食肥甘厚味，酿生痰热，扰动心神而不眠。或由饮食不节，脾胃受伤，脾失健运，气血生化不足，心血不足，心失所养而失眠。

3. 病后、年迈久病血虚

产后失血，年迈血少等，引起心血不足，心失所养，心神不安而不寐。正如《景岳全书·不寐》所说："无邪而不寐者，必营气之不足也，营主血，血虚则无以养心，心虚则神不守舍。"

4. 禀赋不足

心虚胆怯者，素体阴盛，兼因房劳过度，肾阴耗伤，不能上奉于心，水火不济，心火独亢；或肝肾阴虚，肝阳偏亢，火盛神动，心肾失交而神志不宁。如《景岳全书·不寐》所说："真阴精血不足，阴阳不交，而神有不安其室耳。"亦有因心虚胆怯，暴受惊恐，神魂不安，以致夜不能寐或寐而不酣，如《杂病源流犀烛·不寐多寐源流》所说："有心胆惧怯，触事易惊，梦多不祥，虚烦不寐者。"

综上所述，不寐的病因虽多，但以情志、饮食或气血亏虚等内伤病因居多，由这些病因引起心、肝、胆、脾、胃、肾的气血失和，阴阳失调，其基本病机以心血虚、胆虚、脾虚、肾阴亏虚进而导致心失所养及由心火偏亢、肝郁、痰热、胃失和降进而导致心神不安两方面为主。其病位在心，但与肝、胆、脾、胃、肾关系密切。不寐虚证多由心脾两虚，心虚胆怯，阴虚火旺，引起心神失养所致。不寐实证则多由心火炽盛，肝郁化火，痰热内扰，引起心神不安所致。但不寐久病可表现为虚实兼夹，或为瘀血所致。

四、辨证要点

1. 辨脏腑

不寐的主要病位在心，由于心神失养或不安，神不守舍而失眠，但与肝、胆、脾、胃、肾的阴阳气血失调相关。如急躁易怒而失眠，多为肝火内扰；遇事易惊，多梦易醒，多为心胆气虚；面色少华，肢倦神疲而失眠，多为脾虚不运，心神失养；嗳腐吞酸，脘腹胀满而失眠，多为胃腑宿食，心神被扰；胸闷，头重目眩，多为痰热内扰心神；心烦心悸，头晕健忘而失眠，多为阴虚火旺，心肾不交，心神不安等。

2. 辨虚实

不寐虚证，多属阴血不足，心失所养，临床特点为体质瘦弱，面色无华，神疲懒言，心悸健忘，多因脾失运化，肝失藏血，肾失藏精所致。实证为火盛扰心，临床特点为心烦易怒，口苦咽干，便秘溲赤，多因心火亢盛或肝郁化火所致。

五、治疗原则

侯建宁主任医师认为在补虚泻实、调整脏腑气血阴阳的基础上辅以安神定志是本病的基本治疗方法。实证宜泻其有余，如疏肝解郁，降火涤痰，消导和中。虚证宜补其不足，如益气养血，健脾、补肝、益肾。实证日久，气血耗伤，亦可转为虚证，虚实夹杂者，治宜攻补兼施。安神定志法的使用要结合临床，分别选用养血安神、镇惊安神、清心安神等具体治法，并注意配合精神治疗，以消除紧张焦虑，保持精神舒畅。

六、分证论治

1. 心火偏亢证

症状：心烦不寐，躁扰不宁，怔忡，口干舌燥，小便短赤，口舌生疮。舌尖红，苔薄黄，脉细数。

治法：清心泻火，宁心安神。

方药：朱砂安神丸。

方解：方中朱砂性寒可胜热，重镇安神；黄连清心泻火除烦；生地、当归滋阴养血，养阴以配阳。可加黄芩、山栀、连翘加强本方清心泻火之功。本方宜改丸为汤，朱砂用少量冲服。若胸中懊恼，胸闷泛恶，加豆豉、竹茹宣通胸中郁火；若便秘溲赤，加大黄、淡竹叶、琥珀引火下行，以安心神。

2. 肝郁化火证

症状：急躁易怒，不寐多梦，甚至彻夜不眠，伴有头晕头胀，目赤耳鸣，口干而苦，便秘溲赤。舌红苔黄，脉弦而数。

治法：清肝泻火，镇心安神。

方药：龙胆泻肝汤。

方解：方用龙胆草、黄芩、栀子清肝泻火；木通、车前子利小便而清热；柴胡疏肝解郁；当归、生地养血滋阴柔肝；甘草和中。可加朱茯神、生龙骨、生牡蛎镇心安神。若胸闷胁胀，善太息者，加香附、郁金以疏肝解郁。

3. 痰热内扰证

症状：不寐，胸闷心烦，泛恶，嗳气，伴头重目眩，口苦。舌红苔黄腻，脉滑数。

治法：清化痰热，和中安神。

方药：黄连温胆汤。

方解：方中半夏、陈皮、竹茹化痰降逆；茯苓健脾化痰；枳实理气和胃降逆；黄连清心泻火。若心悸动甚，惊惕不安，加珍珠母、朱砂以镇惊安神定志。若实热顽痰内扰，经久不寐，或彻夜不寐，大便秘结者，可用礞石滚痰丸降火泻热，逐痰安神。

4. 胃气失和证

症状：不寐，脘腹胀满，胸闷嗳气，嗳腐吞酸，或见恶心呕吐，大便不爽。舌淡红，苔腻，脉滑。

治法：和胃化滞，宁心安神。

方药：保和丸。

方中山楂、神曲助消化，消食滞；半夏、陈皮、茯苓降逆和胃；莱菔子消食导滞；连翘散食滞所致的郁热。可加远志、柏子仁、夜交藤以宁心安神。

5. 阴虚火旺证

症状：心烦不寐，心悸不安，腰酸足软，伴头晕，耳鸣，健忘，遗精，口干津少，五心烦热。舌红少苔，脉细而数。

治法：滋阴降火，清心安神。

方药：六味地黄丸合黄连阿胶汤。

方解：六味地黄丸滋补肾阴；黄连、黄芩直折心火；芍药、阿胶、鸡子黄滋养阴血。两方共奏滋阴降火之效。若心烦心悸，梦遗失精，可加肉桂引火归元，与黄连共用即为交泰丸以交通心肾，则心神可安。

6. 心脾两虚证

症状：多梦易醒，心悸健忘，神疲食少，头晕目眩，伴有四肢倦怠，面色少华。舌淡苔薄，脉细无力。

治法：补益心脾，养心安神。

方药：归脾汤。

方解：方用人参、白术、黄芪、甘草益气健脾；当归补血；远志、酸枣仁、茯神、龙眼肉补心益脾，安神定志；木香行气健脾，使全方补而不滞。若心血不足，加熟地、芍药、阿胶以养心血；失眠较重，加五味子、柏子仁有助养心宁神，或加夜交藤、合欢皮、龙骨、牡蛎以镇静安神。若脘闷、纳呆、苔腻，加半夏、陈皮、茯苓、厚朴以健脾理气化痰。若产后虚烦不寐，形体消瘦，面色㿠白，易疲劳，舌淡，脉细弱，或老人夜寐早醒而无虚烦之证，多属气血不足，治宜养血安神，亦可用归脾汤合酸枣仁汤。

7. 心胆气虚证

症状：心烦不寐，多梦易醒，胆怯心悸，触事易惊，伴有气短自汗，倦怠乏力。舌淡，脉弦细。

治法：益气镇惊，安神定志。

方药：安神定志丸合酸枣仁汤。

方解：前方重于镇惊安神，后方偏于养血清热除烦，合用则益心胆之气、清心胆之虚热而定惊、安神宁心。方中人参益心胆之气；茯苓、茯神、远志化痰宁心；龙齿、石菖蒲镇惊开窍宁神；酸枣仁养肝、安神、宁心；知母泻热除烦；川芎调血安神。若心悸甚，惊惕不安者，加生龙骨、生牡蛎、朱砂。

侯建宁主任医师总结认为不寐多为情志所伤，久病体虚，饮食不节，劳逸失度等引起阴阳失调，阳不入阴而发病。病位主要在心，涉及肝、胆、脾、胃、肾。病性有虚实之分，且虚多实少。其实证者，多因心火偏亢，肝郁化火，痰热内扰，胃气失和，引起心神不安所致，治当清心泻火，清肝泻火，清化痰热，和中导滞，佐以安神宁心，常用朱砂安神丸、龙胆泻肝汤、黄连温胆汤、保和丸等。其虚证者，多由阴虚火旺，心脾两虚，心胆气虚引起心神失养所致，治当滋阴降火，补益心脾，益气镇惊，佐以养心安神，常用六味地黄丸合黄连阿胶汤、归脾汤、安神定志丸合酸枣仁汤等。

七、病案验案

患者孙某某，女，43 岁，主因“反复情绪烦躁伴失眠 2 年，加重 2 周”就诊。患者 2 年前因情绪波动后导致入睡困难，易醒，多梦，严重时彻夜难眠，情绪烦躁，伴胸闷气短，口干口苦，双眼干涩，就诊于内蒙古某医院精神心理科，专科检查后诊断“抑郁状态、失眠”，予以口服草酸艾司西酞普兰片、疏肝解郁胶囊治疗，症状有所改善。此后患者长期服用上述药物控制症状。至2周前患者无诱因突感情绪极度烦躁，易激惹，入睡困难，甚则彻夜难眠，心烦，胸中郁闷，精神紧张，今为求中医综合治疗就诊于银川市第一人民医院中医科。病程中患者精神反应可，入睡困难，甚则彻夜难眠，伴头晕头昏，双眼干涩，口干口苦，倦怠乏力，自汗，心悸，心情烦躁，触事易惊。舌质淡，舌尖红，舌苔薄白，脉弦细。中医诊断：不寐（心胆气虚证）。西医诊断：①失眠；②焦虑抑郁状态。方药：安神定志丸加减。党参30g，茯苓15g，醋柴胡12g，茯神15g，炒白术15g，当归15g，炒白芍15g，炙甘草6g，焦栀子6g，淡竹叶6g，菖蒲15g，远志10g，煅龙骨30g，煅牡蛎30g，合欢皮15g，酸枣仁15g，煅磁石30g。7剂，水煎服，每日1剂，分2次温服。患者服药7剂后，上述诸症均有缓解。再次予以上方，连续服药2周，失眠较前明显改善。回访2月患者失眠均较前改善。

第十三章　中　　风

一、疾病定义

中风病是由于正气亏虚，饮食、情志、劳倦内伤等引起气血逆乱，产生风、火、痰、瘀，导致脑脉痹阻或血溢脑脉之外为基本病机，以突然昏仆、半身不遂、口舌歪斜、言语謇涩或不语、偏身麻木为主要临床表现的病证。根据脑髓神机受损程度的不同，有中经络、中脏腑之分，有相应的临床表现。本病多见于中老年人。四季皆可发病，但以冬春两季最为多见。中风病严重危害着人类健康，死亡率高，致残率高。

二、历史沿革

《内经》虽没有明确提出“中风”病名，但所记述的“大厥”“薄厥”“仆击”“偏枯”“风痱”等病证，与中风病在卒中昏迷期和后遗症期的一些临床表现相似。古代对本病的病因病机也有一定认识，如《灵枢·刺节真邪》：“虚邪偏客于身半，其入深，内居营卫，营卫稍衰，则真气去，邪气独留，发为偏枯。”此外，还认识到本病的发生与个人的体质、饮食、精神刺激等有关，如《素问·通评虚实论》明确指出：“仆击、偏枯……肥贵人则膏粱之疾也。”还明确指出中风的病变部位在头部，是由气血逆而不降所致。如《素问·调经论》说：“血之与气，并走于上，则为大厥，厥则暴死。”对中风病的病因病机及其治法，历代医家论述颇多，从病因学的发展来看，大体分为两个阶段。唐宋以前多以“内虚邪中”立论，治疗上一般多采用疏风祛邪、补益正气的方药。如《金匮要略》正式把本病命名为中风。认为中风病之病因为络脉空虚，风邪入中，其创立的分证方法对中风病的诊断、治疗、判断病情轻重和估计预后很有帮助。唐宋以后，特别是金元时期，许多医家以“内风”立论，可谓中风病因学说上的一大转折。其中刘河间力主“肾水不足，心火暴甚”；李东垣认为“形盛气衰，本气自病”；朱丹溪主张“湿痰化热生风”；元代王履从病因学角度将中风病分为“真中”“类中”。明代张景岳提出“非风”之说，提出“内伤积损”

是导致本病的根本原因；明代李中梓又将中风病明确分为闭、脱二证，仍为现在临床所应用。清代医家叶天士、沈金鳌、尤在泾、王清任等丰富了中风病的治法和方药，形成了比较完整的中风病治疗法则。晚清及近代医家张伯龙、张山雷、张锡纯进一步认识到本病的发生主要是阴阳失调，气血逆乱，直冲犯脑，至此对中风病的病因病机的认识及其治疗日臻完善。近年来对中风病的预防、诊断、治疗、康复、护理等方面逐步形成了较为统一的标准和规范，治疗方法多样化，疗效也有了较大提高。

中风病是一个独立的疾病。其临床表现与西医所称的脑血管病相似。脑血管病主要包括缺血性和出血性两大类型。不论是出血性还是缺血性脑血管病均可参考本节辨证论治。

三、病因病机

1. 积损正衰

“年四十而阴气自半，起居衰矣。”年老体弱，或久病气血亏损，脑脉失养。气虚则运血无力，血流不畅，而致脑脉瘀滞不通；阴血亏虚则阴不制阳，内风动越，携痰浊、瘀血上扰清窍，突发本病。正如《景岳全书·非风》记载：“猝倒多由昏愦，本皆内伤积损颓败而然。”

2. 劳倦内伤

烦劳过度，伤耗阴精，阴虚而火旺，或阴不制阳易使阳气旺盛，引动风阳，内风旋动，则气火俱浮，或兼夹痰浊、瘀血上壅清窍脉络。

3. 脾失健运

过食肥甘醇酒，致使脾胃受伤，脾失运化，痰浊内生，郁久化热，痰热互结，壅滞经脉，上蒙清窍；或素体肝旺，气机郁结，克伐脾土，痰浊内生；或肝郁化火，烁津成痰，痰郁互结，携风阳之邪，窜扰经脉，发为本病。此即《丹溪心法·中风》所谓“湿土生痰，痰生热，热生风也”。饮食不节，脾失健运，气血生化无源，气血精微衰少，脑脉失养，再加之情志过极、劳倦过度等诱因，使气血逆乱，脑之神明不用，而发为中风。

4. 情志过极

七情所伤，肝失条达，气机郁滞，血行不畅，瘀结脑脉；暴怒伤肝，则肝阳暴张，或心火暴盛，风火相煽，血随气逆，上冲犯脑。凡此种种，均易引起气血逆乱，上扰脑窍而发为中风。尤以暴怒引发本病者最为多见。

综观本病，由于患者脏腑功能失调，气血素虚或痰浊、瘀血内生，加之劳倦内伤、忧思恼怒、饮酒饱食、用力过度、气候骤变等诱因，而致瘀血阻滞、痰热内蕴，或阳化风动、血随气逆，导致脑脉痹阻或血溢脉外，引起昏仆不遂，发为中风。其病位在脑，与心、肾、肝、脾密切相关。其病机有虚（阴虚、气虚）、火（肝火、心火)、风（肝风)、痰（风痰、湿痰)、气（气逆)、血（血瘀）六端，此六端多在一定条件下相互影响，相互作用。病性多为本虚标实，上盛下虚。在本为肝肾阴虚，气血衰少，在标为风火相煽，痰湿壅盛，瘀血阻滞，气血逆乱。而其基本病机为气血逆乱，上犯于脑，脑之神明失用。

四、辨证要点

1. 了解病史及先兆

中老年人，平素体质虚衰或素有形肥体丰，而常表现有眩晕、头痛，或一过性肢麻、口舌歪斜、言语謇涩。多有气候骤变，烦劳过度，情志相激，跌仆等诱因。若急性起病，以半身不遂、口舌歪斜、言语謇涩为首发症状者一般诊断不难。但若起病即见神志障碍者，则需深入了解病史和查体。

2. 辨中经络与中脏腑

临床按脑髓神机受损的程度与有无神识昏蒙分为中经络与中脏腑两大类型。两者根本区别在于中经络一般无神志改变，表现为不经昏仆而突然发生口眼歪斜、言语不利、半身不遂；中脏腑则出现突然昏仆，不省人事，半身不遂、口舌歪斜、舌强言謇或不语、偏身麻木、神识恍惚或迷蒙为主症，并常有后遗症，中经络者，病位较浅，病情较轻；中脏腑者，病位较深，病情较重。

3. 明辨病性

病性多为本虚标实，急性期多以标实证候为主，根据临床表现注意辨别病性属火、风、痰、血的不同。平素性情急躁易怒，面红目赤，口干口苦，发病后甚或项背身热，躁扰不宁，大便秘结，小便黄赤，舌红苔黄则多属火热为患；若素有头痛、眩晕等症，突然出现半身不遂，甚或神昏、抽搐、肢体痉强拘急，属内风动越；素来形肥体丰，病后咯痰较多或神昏，喉中痰鸣，舌苔白腻，属痰浊壅盛为患；若素有头痛，痛势较剧，舌质紫暗，多属瘀血为患。恢复期及后遗症期，多表现为气阴不足，阳气虚衰。如肢体瘫痪，手足肿胀，口角流涎，气短自汗，多属气虚；若兼有畏寒肢冷，为阳气虚衰的表现；若兼有心烦少寐，口干咽干，手足心热，舌红少苔，多属阴虚内热。

4. 辨闭证、脱证闭者

邪气内闭清窍，症见神昏、牙关紧闭、口噤不开、肢体痉强，属实证，根据有无热象，又有阳闭、阴闭之分。阳闭为痰热闭阻清窍，症见面赤身热，气粗口臭，躁扰不宁，舌苔黄腻，脉象弦滑而数；阴闭为湿痰内闭清窍，症见面白唇暗，静卧不烦，四肢不温，痰涎壅盛，舌苔白腻，脉象沉滑或缓。阳闭和阴闭可相互转化，当依据临床表现、舌象、脉象的变化综合判断。脱证是五脏真阳散脱于外，症见昏愦无知，目合口开，四肢松懈瘫软，手撒肢冷汗多，二便自遗，鼻息低微，为中风危候。另外，临床上尚有内闭清窍未开而外脱虚象已露，即所谓“内闭外脱”者，此时往往是疾病安危演变的关键时机，应引起高度重视。

5. 辨病势顺逆

临床注意辨察病人之“神”，尤其是神志和瞳孔的变化。中脏腑者，起病即现昏愦无知，多为实邪闭窍，病位深，病情重。如病人渐至神昏，瞳孔变化，甚至呕吐、头痛、项强者，说明正气渐衰，邪气日盛，病情加重。先中脏腑，如神志逐渐转清，半身不遂未再加重或有恢复者，病由重转轻，病势为顺，预后多好。若目不能视，或瞳孔大不等，或突见呃逆频频，或突然昏愦、四肢抽搐不已，或背腹骤然灼热而四肢发凉至手足厥逆，或见戴阳及呕血症，均属病势逆转，难以挽救。

五、治疗原则

中风病急性期标实症状突出，急则治其标，治疗当以祛邪为主，常用平肝熄风、清化痰热、化痰通腑、活血通络、醒神开窍等治疗方法。闭、脱二证当分别治以祛邪开窍醒神和扶正固脱、救阴回阳。内闭外脱则醒神开窍与扶正固本可以兼用。在恢复期及后遗症期，多为虚实夹杂，邪实未清而正虚已现，治宜扶正祛邪，常用育阴熄风、益气活血等法。

六、分证论治

1. 中经络

(1) 风痰瘀血，痹阻脉络证

症状：半身不遂，口舌歪斜，舌强言謇或不语，偏身麻木，头晕目眩。舌质暗淡，舌苔薄白或白腻，脉弦滑。

治法：活血化瘀，化痰通络。

方药：桃红四物汤合涤痰汤。

方解：方中桃红四物汤活血化瘀通络；涤痰汤涤痰开窍。瘀血症状突出，舌质紫暗或有瘀斑，可加重桃仁、红花等药物剂量，以增强活血化瘀之力。舌苔黄腻，烦躁不安等有热象者，加黄芩、山栀以清热泻火。头晕、头痛加菊花、夏枯草以平肝熄风。若大便不通，可加大黄通腑泻热凉血，大黄用量宜轻，以涤除痰热积滞为度，不可过量。本型也可选用现代经验方化痰通络汤，方中半夏、茯苓、白术健脾化湿；胆南星、天竺黄清化痰热；天麻平肝熄风；香附疏肝理气，调畅气机，助脾运化；配丹参活血化瘀，大黄通腑泻热凉血。

(2) 肝阳暴亢，风火上扰证

症状：半身不遂，偏身麻木，舌强言謇或不语，或口舌歪斜，眩晕头痛，面红目赤，口苦咽干，心烦易怒，尿赤便干。舌质红或红绛，脉弦有力。

治法：平肝熄风，清热活血，补益肝肾。

方药：天麻钩藤饮。

方解：方中天麻、钩藤平肝熄风；生石决明镇肝潜阳；黄芩、栀子清热泻火；川牛膝引血下行；益母草活血利水；杜仲、桑寄生补益肝肾；夜交藤、茯神安神定志。伴头晕、头痛加菊花、桑叶，疏风清热；心烦易怒加丹皮、郁金，凉血开郁；便干便秘加生大黄。若症见神识恍惚、迷蒙者，为风火上扰清窍，由中经络向中脏腑转化，可配合灌服牛黄清心丸或安宫牛黄丸以开窍醒神。

(3) 痰热腑实，风痰上扰证

症状：半身不遂，口舌歪斜，言语謇涩或不语，偏身麻木，腹胀便干便秘，头晕目眩，咯痰或痰多。舌质暗红或暗淡，苔黄或黄腻，脉弦滑。

治法：通腑化痰。

方药：大承气汤加味。

方解：方中生大黄荡涤肠胃，通腑泄热；芒硝咸寒软坚；枳实泄痞；厚朴宽满。可加瓜蒌、胆南星清热化痰；加丹参活血通络。热象明显者，加山栀、黄芩；年老体弱津亏者，加生地、麦冬、玄参。本型也可选用现代经验方星蒌承气汤，方中大黄、芒硝荡涤肠胃，通腑泄热；瓜蒌、胆南星清热化痰。若大便多日未解，痰热积滞较甚而出现躁扰不宁、时清时寐、谵妄者，此为浊气不降，携气血上逆，犯于脑窍而为中脏腑证，按中脏腑的痰热内闭清窍论治。针对本证腑气不通，而采用化痰通腑法，一可通畅腑气，祛瘀达络，敷布气血，使半身不遂等症进一步好转；二可清除阻滞于胃肠的痰热积滞，使浊邪不得上扰神明，气血逆乱得以纠正，达到防闭防脱之目的；三可急下存阴，以防阴劫于内，阳脱于外。

(4) 气虚血瘀证

症状：半身不遂，口舌歪斜，口角流涎，言语謇涩或不语，偏身麻木，面色㿠白，气短乏力，心悸，自汗，便溏，手足肿胀。舌质暗淡，舌苔薄白或白腻，脉沉细、细缓或细弦。

治法：益气活血，扶正祛邪。

方药：补阳还五汤。

方解：本方重用黄芪补气，配当归养血，合赤芍、川芎、桃仁、红花、地龙以活血化瘀通络。中风病恢复期和后遗症期多以气虚血瘀为基本病机，故此方亦常用于恢复期和后遗症期的治疗。气虚明显者，加党参、太子参以益气通络；言语不利，加远志、石菖蒲、郁金以祛痰利窍；心悸、喘息，加桂枝、炙甘草以温经通阳；肢体麻木加木瓜、伸筋草、防己以舒筋活络；上肢偏废者，加桂枝以通络；下肢瘫软无力者，加川续断、桑寄生、杜仲、牛膝以强壮筋骨；小便失禁加桑螵蛸、益智仁以温肾固涩；血瘀重者，加莪术、水蛭、鬼箭羽、鸡血藤等破血通络之品。

(5) 肝阳上亢证

症状：半身不遂，口舌歪斜，舌强言謇或不语，偏身麻木，烦躁失眠，眩晕耳鸣，手足心热。舌质红绛或暗红，少苔或无苔，脉细弦或细弦数。

治法：滋养肝肾，潜阳熄风。

方药：镇肝熄风汤。

方解：方中怀牛膝补肝肾，并引血下行；龙骨、牡蛎、代赭石镇肝潜阳；龟板、白芍、玄参、天冬滋养阴液，以制亢阳；茵陈、麦芽、川楝子清泄肝阳，条达肝气；甘草、麦芽和胃调中。并可配以钩藤、菊花熄风清热。夹有痰热者，加天竺黄、竹沥、川贝母以清化痰热；心烦失眠者，加黄芩、栀子以清心除烦，加夜交藤、珍珠母以镇心安神；头痛重者，加生石决明、夏枯草以清肝熄风。

2. 中腑脏

(1) 痰热内闭清窍（阳闭）

症状：起病骤急，神昏或昏愦，半身不遂，鼻鼾痰鸣，肢体强痉拘急，项背身热，躁扰不宁，甚则手足厥冷，频繁抽搐，偶见呕血。舌质红绛，舌苔黄腻或干腻，脉弦滑数。

治法：清热化痰，醒神开窍。

方药：羚角钩藤汤配合灌服或鼻饲安宫牛黄丸。

方解：羚羊角* 为清肝熄风主药；桑叶疏风清热；钩藤、菊花平肝熄风；生地清热凉血；白芍柔肝养血；川贝母、竹茹清热化痰；茯神养心安神；甘草调和诸药。安宫牛黄丸可辛凉透窍。若痰热内盛，喉间有痰声，可加服竹沥水 20~30d，肝火旺盛，面红目赤，脉弦有力者，可加龙胆草、栀子以清肝泻火；腑实热结，腹胀便秘，苔黄厚者，可加生大黄、枳实、芒硝以通腑导滞。

(2) 痰湿蒙塞心神（阴闭）

症状：素体阳虚，突发神昏，半身不遂，肢体松懈，瘫软不温，甚则四肢逆冷，面白唇暗，痰涎壅盛。舌质暗淡，舌苔白腻，脉沉滑或沉缓。

治法：温阳化痰，醒神开窍。

方药：涤痰汤配合灌服或鼻饲苏合香丸。

方解：方中半夏、陈皮、茯苓健脾燥湿化痰；胆南星、竹茹清化痰热；石菖蒲化痰开窍；人参扶助正气。苏合香丸芳香化浊，开窍醒神。寒象明显，加桂枝温阳化饮；兼有风象者，加天麻、钩藤平肝熄风。

(3) 元气败脱，神明散乱（脱证）

症状：突然神昏或昏愦，肢体瘫软，手撒肢冷汗多，重则周身湿冷，二便失禁。舌痿，舌质紫暗，苔白腻，脉沉缓、沉微。

治法：益气回阳固脱。

方药：参附汤。

方解：方中人参大补元气，附子温肾壮阳，二药合用以奏益气回阳固脱之功。

---

*：现已禁用。

汗出不止加山萸肉、黄芪、龙骨、牡蛎以敛汗固脱；兼有瘀象者，加丹参。此证即为辨证要点中所提之脱证。

侯建宁主任医师总结认为，中风病属危急重病，临床极为常见。其病因以积损正衰为主，病位在脑，常涉及心、肝、肾、脾，其病机多由气血逆乱，导致脑脉痹阻或血溢脑脉之外。临床按脑髓神机受损的程度与有无神识昏蒙分为中经络与中脏腑两大类。论其病性，多为本虚标实，在本为肝肾阴虚，气血衰少；在标为风火相煽，痰湿壅盛，瘀血阻滞，气血逆乱。治疗方面，结合病类（中经络、中脏腑的不同）、病期（急性期、恢复期、后遗症期的不同）及证候特点而采用活血化瘀、化痰通络、平肝熄风、清化痰热、通腑化痰、益气活血、育阴熄风、醒神开窍、回阳固脱等法。中风病的治疗，宜采用综合疗法，注意康复训练。本病在未发之前，如有中风先兆，必须积极防治。

七、病案验案

患者闫某，男，74岁，主因“突发头晕伴活动不利14h”入院。患者14h前无诱因突发头晕，言语不利，无耳鸣、无视物旋转，无恶心呕吐，伴有左侧肢体活动不利，左下肢重于左上肢，左下肢无力，左上肢抬举困难，乏力不舒，无听力改变、视物旋转，无胸闷、心悸、气短，无肢体麻木、抽搐、饮水呛咳，无二便失禁、视物模糊、意识丧失，患者未予以重视，晨起后自觉上症明显加重，就诊于银川市第一人民医院中医科，急查脑CT示：①动脉硬化性脑白质病。②脑软化灶。③双侧上颌窦炎。门诊以“急性脑梗？”收住。病程中神清，精神欠佳，头晕，左侧肢体活动不利，言语不利，乏力，胸闷气短，心悸，纳食欠佳，睡眠欠宁，二便正常。舌质暗淡，舌苔白腻，脉弦细。既往有高血压病史40年，血压最高达190/100mmHg，长期口服降压药治疗，糖尿病病史1年，现口服阿卡波糖50mg/次，每日3次，冠心病病史1年，间断口服阿司匹林肠溶片。入院后查头颅MRI示：①桥脑右侧分急性脑梗死。②脑白质病变（Fazekas 2级），颅内多发腔隙性梗死软化灶。中医诊断：中风——中经络（气虚血瘀证）。西医诊断：急性脑梗死。方药：补阳还五汤加减。黄芪60g，当归15g，赤芍10g，桃仁15g，红花10g，地龙10g，枳壳10g，桂枝10g，石菖蒲15g，远志10g，郁金10g，西洋参10g，太子参10g，续断15g，川牛膝15g，炙甘草9g。7剂，水煎服，每日1剂，分2次温服。患者服药7剂后，配合针灸康复治疗，上述诸症均有缓解。再次予以上方，连续服药1月，头晕症状消失，左侧肢体不利及言语不利改善。

第十四章　痴　　呆

一、疾病定义

痴呆是由髓减脑消，神机失用所导致的一种神志异常的疾病，以呆傻愚笨、智能低下、善忘等为主要临床表现。轻者可见神情淡漠，寡言少语，反应迟钝，善忘；重则表现为终日不语；或闭门独居；或口中喃喃，言辞颠倒，行为失常，忽笑忽哭；或不欲食，不知饥饿。随着人口老龄化，痴呆已经成为老年人的常见病和多发病，且致残率甚高。

二、历史沿革

中医古籍中有关痴呆的专论较少。《景岳全书·杂证谟》有《癫狂痴呆》专篇，认为本病由“郁结、不遂、思虑、惊恐”等多种病因渐致而成，且临床表现具有“千奇百怪”“变易不常”的特点，并指出本病病位在心及肝胆二经。陈士铎《辨证录》亦立有《呆病门》，不仅对呆病症状描述甚详，且分析其主要病机在于肝郁乘脾，胃衰痰生，积于胸中，弥漫心窍，使神明受累，髓减脑消而病。清代王清任《医林改错》明确提出：“灵机记性，不在心在脑”；“所以小儿无记性者，脑髓未满；高年无记性者，脑髓渐空”。为后世认识和防治痴呆作出了较大贡献。清代沈金鳌《杂病源流犀烛》亦有中风后善忘之论。

本病主要指西医学的老年性痴呆、脑血管性痴呆及混合性痴呆、脑叶萎缩症、正压性脑积水、脑淀粉样血管病、代谢性脑病、中毒性脑病等。

三、病因病机

本病多数起病缓慢，与衰老、先天禀赋不足、后天脾胃失养、情志所伤、浊邪留滞等有关；少数病例突然起病，与中风、外感、创伤等有关。基本病机为髓海渐空，元神失养；或邪扰清窍，神机失用。由阴精、气血亏损，髓海失充，元神失养，或痰、瘀、毒内阻，上扰清窍所致。病位在脑，与心肝脾肾功能失调密切相关。其中以肾虚为本，肾不藏精，髓海渐空，元神失养，并可出现心血亏虚、肝血不足、脾不生血、精髓无源等多种病理变化，终致肾虚髓减，元神失养，灵机失常而发痴呆。与此同时，痰浊、瘀血、火扰、毒损等病邪留滞脑，脑络不通，导致脑气与脏气不相连接，神机失用，痴呆日重。其中包括肝火上扰、痰浊蒙窍、瘀阻脑络；或痰火炽盛、痰瘀互阻、毒损脑络等不同病理。肾虚髓减贯穿于疾病始终，所谓“高年无记性者，脑髓渐空”；而痰浊蒙窍又可加重肾虚髓减、气血不足、瘀阻脑络，所谓“痰气独盛，呆气最深”。

四、辨证要点

痴呆的病理性质有虚实之分，以虚为本，以实为标，临床上多见虚实夹杂之证。本虚为脾肾亏虚，气血不足，髓海不充，导致神志失养。正虚日久，气血亏乏，脏腑功能失调，气血运行不畅，或积湿为痰，或留滞为瘀，加重病情，出现虚中夹实证。标实为痰、瘀、火、毒内阻，上扰清窍。痰瘀日久可损及心脾肝肾气血阴精，致脑髓渐空，转化为虚或见虚实夹杂。若痰热瘀积，日久生毒，损伤脑络，可致病情恶化而成毒盛正衰之证。

五、治疗原则

侯建宁主任医师认为，本病病位在脑，与心、肝、脾、肺、肾功能失调密切相关，病理性质多属本虚标实之候，本虚为阴精、气血亏虚，标实为气、火、痰、瘀内阻于脑。病理演变：一是气滞、痰浊、血瘀之间可以相互转化，或相兼为病；二是气、痰、瘀日久，可化热，甚或肝阳化风，上扰清窍；三是虚实之间相互转化。

六、分证论治

1. 髓海不足

症状：耳鸣耳聋，记忆模糊，失认失算，精神呆滞，发枯齿脱，腰脊酸痛，骨痿无力，步履艰难，举动不灵，反应迟钝，静默寡言。舌体瘦质色红，少苔或无苔、多裂纹，脉沉细。

治法：补肾益髓，填精养神。

方药：七福饮。

方解：方中重用熟地滋阴补肾，合当归养血补肝，人参、白术、炙甘草益气健脾，用以强壮后天之本，远志、杏仁开窍化痰。本方填补脑髓之力，若药力尚嫌不足，应选加鹿角胶、龟板胶、阿胶、紫河车等血肉有情之品，还可以本方加减制蜜丸或膏滋以图缓治，也可用参茸地黄丸或河车大造丸。若兼言行不经，心烦溲赤，舌质红，少苔，脉细而弦数，是肾精不足、水不制火而心火妄亢，可用六味地黄丸加丹参、莲子心、菖蒲等清心宣窍。

2. 气血亏虚

症状：呆滞善忘，倦怠嗜卧，神思恍惚，失认失算，少气懒言，口齿含糊，词不达意，心悸失眠，多梦易惊，神疲乏力，面唇无华，爪甲苍白，纳呆食少，大便溏薄。舌质淡胖，边有齿痕，脉细弱。

治法：益气养血，安神宁志。

方药：归脾汤。

方解：方中以人参、黄芪、白术、甘草补脾益气；当归养肝血而生心血；茯神、枣仁、龙眼肉养心安神；远志交通心肾而定志宁心；木香理气醒脾，以防益气补血之药滋腻滞气。故归脾汤为健脾与养心并进之方，亦即益气与养血相融之剂。若伴纳呆食少，可加谷芽、麦芽、鸡内金、山楂、陈皮；若失眠多梦，加夜交藤、合欢皮；若舌质偏暗，舌下有青筋者，可加川芎、丹参等以养血活血；若伴情绪不宁，易忧善愁者，可加郁金、合欢皮、绿萼梅、佛手等理气解郁之品。

3. 痰浊蒙窍

症状：终日无语，表情呆钝，智力衰退，口多涎沫，头重如裹，纳呆呕恶，脘腹胀痛，痞满不适，哭笑无常，喃喃自语，呆若木鸡。舌质胖大有齿痕，苔腻，脉滑。

治法：健脾化浊，豁痰开窍。

方药：洗心汤。

方解：方中党参、甘草培补中气；半夏、陈皮健脾化痰；附子协助参、草以助阳气，正气健旺则痰浊可除；更以茯神、枣仁宁心安神，神曲和胃。本方扶正与攻痰并重，诸药相伍，健脾胃，化痰浊，浊散窍清，脑髓复聪。若纳呆呕恶，脘腹胀痛，痞满不适，脾虚明显者，重用党参、茯苓，可配伍黄芪、白术、山药、麦芽、砂仁等健脾益气之品。头重如裹，哭笑无常，喃喃自语，口多涎沫者，重用陈皮、半夏，可配伍胆南星、莱菔子、佩兰、白豆蔻、全瓜蒌、贝母等豁痰理气之品。若伴有肝郁化火，灼伤肝血心阴，症见心烦躁动，言语颠倒，歌笑不休，甚至反喜污秽，或喜食炭灰，宜用转呆丹加味。本方在洗心汤基础上，加用当归、白芍柔肝养血，丹参、麦冬、天花粉滋养心胃阴液，用柴胡合白芍疏肝解郁，用柏子仁合茯苓、枣仁加强养心安神之力。

4. 瘀血内阻

症状：言语不利，善忘，易惊恐，或思维异常，行为古怪，表情迟钝，肌肤甲错，面色黧黑，唇甲紫暗，双目暗晦，口干不欲饮。舌质暗，或有瘀点瘀斑，脉细涩。

治法：活血化瘀，通络开窍。

方药：通窍活血汤。

方解：方中麝香芳香开窍并活血散结通络；桃仁、红花、赤芍、川芎活血化瘀；

葱白、生姜合菖蒲、郁金以通阳宣窍。如久病气血不足，加熟地、当归、党参、黄芪补血益气；瘀血日久、血虚明显者，除重用熟地、当归外，可配伍鸡血藤、阿胶、鳖甲、紫河车以滋阴养血；久病血瘀化热，致肝胃火逆，症见头痛、呕恶等，应加钩藤、菊花、夏枯草、竹茹等清肝和胃之品；若伴头身困重，口多涎沫、纳呆呕恶，苔腻脉滑，寒湿为重，痰瘀互阻者，可酌加胆南星、半夏、莱菔子、瓜蒌以豁痰开窍。

5. 心肝火旺

症状：急躁易怒，善忘，判断错误，言行颠倒，眩晕头痛，面红目赤，心烦不寐，多疑善虑，心悸不安，咽干口燥，口臭口疮，尿赤便干。舌质红，苔黄，脉弦数。

治法：清热泻火，安神定志。

方药：黄连解毒汤。

方解：方中黄连大苦大寒可泻心火为君，因火主于心，心主神明，心火清宁，则诸火自降；黄芩、栀子清肝火；黄柏清下焦之火。加用生地清热滋阴，菖蒲、远志、合欢皮养心安神，柴胡疏肝。但本方大苦大寒，中病即止，不可久服，脾肾虚寒者慎用。若心火偏旺者用牛黄清心丸；大便干结者加大黄、火麻仁。

七、病案验案

患者李某某，男，78岁，因“记忆力下降2年余，加重伴纳差、疲乏无力1月余”就诊，患者家属诉患者2年前逐渐出现反应迟钝，少言寡语，不能识别家人，健忘等症状，此后病情缓慢进展，记忆力逐步下降，行动迟缓，行走需人搀扶，长期口服奥拉西坦、银杏叶提取物片改善记忆力差等症状，1月前记忆力减退加重，伴纳呆食少，疲乏无力，倦怠嗜卧，神思恍惚，少气懒言，心悸失眠，多梦易惊，大便溏薄。舌质淡胖，边有齿痕，细弱。中医诊断：痴呆（气血亏虚证）。西医诊断：阿尔茨海默病。方药：归脾汤加减。炙黄芪30g，炒白术12g，茯神15g，龙眼肉10g，酸枣仁15g，党参15g，炙甘草10g，当归15g，远志10g，菖蒲10g，木香10g，丹参15g，炒火麻仁30g，焦三仙各10g，鸡内金30g，砂仁10g（后下）。患者服药7剂后，复诊上述纳差、疲乏无力、眠差较前缓解。效不更方，再次予以上方，继服7剂口服，逐渐改善患者临床症状。

第十五章　颤　证

一、疾病定义

凡因脑髓失充，筋脉、肢体失控而发生以头部或肢体摇动、颤抖为主要临床表现的一类病证。轻者仅头摇或手足微颤，尚能坚持工作和生活自理；重者则头部震摇大动，甚则有痉挛扭转样动作，双手及上下肢颤动不已，或兼有项强，四肢拘急。

二、历史沿革

颤震又称“颤振”或“振掉”，《内经》无颤震病名，但奠定了理论基础。《素问·至真要大论》曰：“诸风掉眩，皆属于肝。”其中的“掉”即为颤震，并且认识到颤震的发生与骨髓及肝相关。《素问·脉要精微论》指出：“骨者髓之府，不能久立，行则振掉，骨将惫矣。”明代楼英在《医学纲目》中指出：“《内经》云：诸风掉眩，皆属于肝，掉即颤抖之谓也。”本病属于风象，与肝密切相关，《内经》的这一理论，一直被后世所宗。明代王肯堂的《证治准绳》对本病的临床表现、病机等详加论述，如《证治准绳·杂病》曰：“颤，摇也；振，动也。筋脉约束不住而莫能任持，风之象也……亦有头动而手足不动者……足动而头不动也。皆木气太过而兼火之化也。”至清代《张氏医通·颤振》明确指出了颤震与瘈疭的鉴别：“颤振瘈疭相类，瘈疭则手足牵引，而或伸或屈，颤振则振动而不屈也，也有头摇手不动者。盖木盛则生风生火，上冲于头，故头为颤振。若散于四末，则手足动而头不动也。”张氏认为本病主要是风、火、痰为患，并按肝经实热、肝经虚热、脾胃虚弱、心气虚少、心气虚热、心虚挟痰、心虚挟血、肾虚等论治，从而使本病的辨证论治，理法方药日趋完善。

西医学中某些锥体外系疾病所致的不随意运动，如震颤麻痹、舞蹈病、手足徐动症等，可参考本病辨证论治。

三、病因病机

颤振的病因有虚实两方面，实证病因为风阳内动、痰热动风或瘀血挟风；虚证病因为髓海不足和气血亏虚。

1. 风阳内动

多由年迈或久病肾亏，或劳欲太过，使肝肾阴虚，精血俱耗，以致水不涵木，风阳内动，筋脉失养，颤动振掉或拘急强直等症，由此而生；亦可由暴怒伤肝而气机不畅，阳气内郁，化热化风而成。

2. 痰热动风

多由肺脾肾亏虚，而致痰浊内生，又由于五志过极，肝热化火，痰热互阻，风火交盛而致颤振。痰热挟风阻于四肢，则见肢体颤动；上冲于脑，则见头部摇动而形成本病。

3. 瘀血夹风

年老体弱，髓海不足，或气血亏虚，气虚则无力行血，血行不畅，日久成瘀，则成本病。瘀血阻滞脉道，气血运行不畅，经脉失养，则拘急，或颤抖；且年老之人，常肝肾不足，水不涵木，风阳内动，瘀血夹风而发病。

4. 髓海不足

久病或年迈肾亏精少；或七情之伤，或房室太过，暗耗肾精。肾精不足，则髓海失充，神机失养，筋脉肢体失主而成。

5. 气血亏虚

多由劳倦过度，或饮食不节，或思虑内伤，心脾俱损。心气衰少，无力行血以荣四肢百骸，则筋脉失养；脾气受损，则气血生化乏源，气血不足，则不能濡养肢体经脉，亦为筋脉失养，而成本病。

综上所述，颤振为脑髓与肝、脾、肾等脏器受损而发生的病变，关键为髓海失充，筋脉失荣，肢体失控，并与气血不足、肝阳、痰热、瘀血等相关，单一或复合因素导致本病的发生。

四、辨证要点

侯建宁主任医师认为颤振首辨虚实，病在筋脉，与肝、肾、脾等脏关系密切。上述各种原因，导致气血阴精亏虚，不能濡养筋脉；或痰浊、瘀血壅阻经脉，气血运行不畅，筋脉失养；或热甚动风，扰动筋脉，而致肢体拘急颤动。本病的基本病机为肝风内动，筋脉失养。其中又有肝阳化风、血虚生风、阴虚风动、瘀血生风、痰热动风等不同病机。本病的病理性质总属本虚标实。本为气血阴阳亏虚，其中以阴津精血亏虚为主；标为风、火、痰、瘀为患。标本之间密切联系，风、火、痰、瘀可因虚而生，诸邪又进一步耗伤阴津气血。风、火、痰、瘀之间也相互联系，甚至也可以互相转化，如阴虚、气虚可转为阳虚，气滞、痰湿也可化热等。颤证日久可导致气血不足，络脉瘀阻，出现肢体僵硬，动作迟滞乏力现象。

五、治疗原则

本病的治疗，应遵循急则治标、缓则治本和标本兼治三大法则。若病人颤振明显，其风火、痰热、瘀血症状明显者，先宜平熄风火，清化痰热，或活血化瘀；若标证不明显，表现为肾精亏虚或脾气不足者，则重在填精补脑或健脾益气，所谓缓则治本；若本虚标实者，又当补虚泻实，攻补兼施。

六、辨证论治

1. 风阳内动

症状：头摇肢颤，不能自主，头晕头胀，面红，口干舌燥，急躁易怒，或项强不舒。舌质红，舌苔黄，脉弦或弦数。

治法：育阴潜阳。

方药：六味地黄丸合天麻钩藤饮。

方解：六味地黄丸滋肾水而育肝阴，阴复则能潜阳；天麻钩藤饮为平肝潜阳之方，可选用方中天麻、钩藤、牛膝、生石决明等合入方中。两方合用，共达育阴潜阳之功效。

2. 痰热动风

症状：肢体颤振，咯吐黄稠痰或形体肥胖，肢体麻木，头晕目眩，躁扰不宁，口干口苦，或胸闷泛恶，呕吐痰涎，咳喘，痰涎如缕如丝，吹拂不断。舌体胖大，有齿痕，舌质红，苔厚腻，或白，或黄，脉弦滑或滑数。

治法：清热化痰熄风。

方药：导痰汤。

方解：方中导痰汤即二陈汤加南星、枳实。方中二陈汤为化痰主方，用以燥湿化痰，加入胆南星化风痰而清热，枳实理气导痰下行。可加入龙胆草清热，生石决明、全蝎、地龙等熄风。全方有清热化痰熄风之功效。

3. 血瘀风动

症状：手足震颤，肌肉强直，动作减少，迟缓，肢体屈伸不利，时有头部刺痛或头部摇动。舌质暗红，或有瘀点瘀斑，舌苔薄，脉涩，或细涩，或弦涩。

治法：活血化瘀，熄风定颤。

方药：通窍活血汤。

方解：方中由赤芍、川芎、桃仁、红花等活血化瘀之药，加老葱、麝香等芳香通窍之品组成，为治疗头部血瘀有效之方，该方通窍活血，以使“血行风自灭”；可加入天麻、全蝎熄风定颤。全方共达化瘀熄风功效。方中麝香昂贵，可用冰片或辛夷花代替。

4. 髓海不足

症状：头摇肢颤，善忘，甚或神呆，头晕目眩，耳鸣，记忆力差，或溲便不利，寤寐颠倒，甚则啼笑反常，言语失序。舌质淡红，舌体胖大，舌苔薄白，脉多沉弱或弦细。

治法：填精益髓。

方药：龟鹿二仙膏。

方解：该方以鹿角通督脉，龟板通任脉，一善通阳，一善通阴，则髓化生有源；人参大补中气，气足则能化精生髓；枸杞子滋补肝肾。四味合用，有填精益髓之功。亦可加入制首乌、黄精等补益阴血；天麻、全蝎、钩藤等熄风定颤。

5. 气血亏虚

症状：头摇肢颤，乏力，头晕眼花，心悸而烦，动则短气懒言，纳呆乏力，自汗出，甚则畏寒肢冷，溲便失常。舌体胖大，舌质淡，舌苔薄，脉沉细无力。

治法：补益气血，熄风定颤。

方药：八珍汤。

方解：八珍汤系四物汤合四君子汤，方用四物汤补血；四君子汤补气。可加天麻、钩藤、全蝎等平肝熄风。全方共奏补益气血、熄风定颤之功效。

七、病案验案

患者张某某，男，73 岁。主诉：右手震颤 2 年余，伴反应迟钝半年。患者来诊时右手不停振掉，如搓丸数票。平时不能持筷拿物，经常打碎碗碟，行走不稳，起步维艰，2 年来逐渐加重。精神不振，反应迟钝，近事过目即忘。腰酸足麻，小便淋沥，夜尿频多，面色黯红而枯槁。舌质暗红，苔薄黄，脉细滑。脑 CT 提示："脑萎缩、腔隙性脑梗死"；脑血流图示："两侧供血不平衡，左侧血流速度及流量下降，脑血管外周阻力增大"。患者高血压、高脂血症、糖尿病、腰椎病多年。中医诊断：颤证（髓海不足）。西医诊断：震颤麻痹。方药：龟鹿二仙膏加减。炙鳖甲 15g（先煎），生石决明 30g（先煎），牡蛎 25g（先煎），炮山甲 * 10g（先煎），炙水蛭 5g，赤白芍各 12g，炙僵蚕 10g，地龙 9g，制首乌 12g，生地 12g，制黄精 12g，石斛 10g，怀牛膝 12g。服药 7 剂有效。服 2 个月再诊：原方去炮山甲，加枸杞子 10g，加重培本之效。又诊：服药 4 月来，精神良好，反应灵敏，舌色改善，面容亦稍丰泽，右手震颤明显减轻，有时已可不抖，生活亦已自理，唯有下肢仍有时麻木，二便正常。苔薄舌淡红，脉细滑。原法有效，因风象大减，转以培补肝肾为主，方用：生地 15g，制首乌 15g，制黄精 10g，枸杞子 10g，赤白芍各 12g，刺蒺藜各10g，

---

*：现已禁用。

黄芪15g，炙鳖甲 15g（先煎），生石决明30g（先煎），制南星 10g，水蛭 5g，川芎 10g，丹参 12g。又服 2 月，右手震颤基本消失，唯激动和紧张时仍抖。遂以本方稍做加减，予以巩固。连续服药近 5 年，震颤已完全不发，其余自觉症状也均消失，血压平稳，糖尿病等兼病也得到控制。

第十六章　痹　　病

一、疾病定义

痹病是由于人体正气不足，卫外不固，感受风、寒、湿、热等外邪，致使经络痹阻，气血运行不畅，引起以肌肉、筋骨、关节发生疼痛、酸楚、麻木、重着、灼热、屈伸不利，甚或关节肿大变形为主要临床表现的病症。

二、历史沿革

痹病的论述首见《内经》。《素问·痹论》对其病因、发病、证候分类及演变均有记载。如“风寒湿三气杂至，合而为痹，其风气胜者为行痹，寒气胜者为痛痹，湿气胜者为着痹也。”又有“骨痹”“筋痹”“脉痹”“肌痹”“皮痹”和“肺痹”“心痹”“肝痹”“脾痹”“肠痹”“胞痹”之分。在预后方面，认为痹久不愈，可内舍入脏，病情趋严重。“其入脏者死，其留连筋骨间者疼久，其留皮肤间者易已。”汉代张仲景《金匮要略》有湿痹、血痹、历节之名，其中《金匮要略·中风历节病脉证并治》的“历节”，即属本病范围，其特点是遍历关节疼痛，所创桂枝芍药知母汤、乌头汤等方，至今仍为临床常用。隋代巢元方《诸病源候论》又称为“历节风”。唐代王焘《外台秘要》述其症状痛如虎咬，昼轻夜重，而称“白虎病”。宋代严用和则称“白虎历节”。元代朱丹溪又称“痛风”，《丹溪心法·痛风》云：“痛风者四肢历节走痛，方书谓之白虎历节风证是也。”明代王肯堂对膝关节肿大者称为“鹤膝风”，手指关节肿大者称为“鼓槌风”。李中梓《医宗必读》对痹症治疗原则做了很好的概括，主张分清主次，采用祛风、除湿、散寒治疗，行痹应参以补血，痛痹参以祛火，着痹参以补脾补气。清代程国彭、林佩琴也赞同这一观点。《医宗必读·痹》提出“治风先治血，血行风自灭”的痹症治则。清代叶桂对痹久不愈，邪入于络，用活血化瘀法治疗，并重用虫类药剔络搜风，对临床均有较大指导作用。后世诸多医家论著，如《济生方》《杂病广要》《千金要方》《景岳全书》《医宗金鉴》对痹病都做了详细的论述，尤其是《备急千金要方·诸风》首载独活寄生汤一直沿用至今。《症因脉治·痹症论》不仅对风、寒、湿痹，而且对热痹之病因、症状、治疗均予以论述，完善了痹病的诊治内容。《医林改错》提出以活血化瘀法治疗痹症。近现代，有关痹病的著述颇多，从理论到临床做了大量的研究，丰富了辨证论治内容，提高了临床疗效。

西医学中的风湿热、类风湿关节炎、反应性关节炎、肌纤维炎、强直性脊柱炎、痛风、骨性关节炎等出现痹症的临床表现时，可参照本篇辨证论治。

三、病因病机

痹病的发生因正气不足，腠理不密，卫外不固，外感风、寒、湿、热之邪，致使肌肉、筋骨、关节、经络痹阻，气血运行不畅，不通则痛。

1. 风寒湿热，侵袭人体

由于居处潮湿、涉水冒雨、气候剧变、贪凉露宿、睡卧当风、暴雨浇淋、水中作业、汗出入水或冷热交替等原因，风寒湿邪乘虚侵袭人体，流注经络，留滞关节，使气血痹阻而成痹病。由于感邪偏盛之异，而有行痹、痛痹、着痹之别，临床表现亦多有不同，其风气胜者，因风性善行而数变，故痛痹游走不定而成行痹；寒气胜者，因寒气凝涩，致气血凝滞不通，故疼痛剧烈，而成痛痹；湿气胜者，因湿性黏滞，使肌肤、关节麻木、重着，痛有定处而成着痹。若素体阳气偏盛，内有蓄热，复感风寒湿邪，可从阳化热；或风寒湿痹经久不愈，亦可蕴而化热。

2. 痰瘀交结，痹阻经络

痹病治疗不当，久服祛风燥湿，或温散寒湿，或清热燥湿等药，耗气伤血，损阴劫津，致使气滞血瘀，痰浊阻络，痰瘀交结，经络痹阻，出现关节肿大，甚至强直畸形，屈伸不利等症状，形成正虚邪恋、迁延难愈的痹病顽疾。

痹病日久不愈，复感于邪，病邪由经络而及脏腑，出现脏腑痹的证候。故《内经》有内痹和外痹之说，如五脏痹、六腑痹、奇恒之腑痹、五体肢节痹，反映了痹病的基本内容，可见痹病有广义和狭义之不同。

四、辨证要点

侯建宁主任医师总结认为，痹症的发生与体质因素、气候条件、生活环境有密切关系。正虚卫外不固是痹症发生的内在基础，感受外邪为引发本病的外在条件。风、寒、湿、热、痰、瘀等邪气滞留机体筋脉、关节、肌肉，经络痹阻，不通则痛是痹症的基本病机。临床辨证应首先辨清风寒湿痹与热痹。治疗以祛风、散寒、除湿、清热、通络为大法。病久耗伤气血，则应注意益气养血，补益肝肾，健脾和胃；痰瘀互结，当化痰行瘀，畅达经络；若寒热并存，虚实夹杂者，当明辨标本虚实而兼顾之。

五、治疗原则

祛邪活络，缓急止痛是治疗痹病的基本原则，后期还应适当配伍补益正气之剂。

对于风胜者用散风之品，当中病即止，不可久用，以防风燥之剂伤阴、燥血、耗气；寒胜者在散寒的同时，须结合助阳之品，使其阳气充足，则寒散痹通而病愈；湿胜者，在渗湿化浊的同时，佐以健脾益气之品，使其脾旺能胜湿，气足无顽麻；热胜者，以清泄郁热为主，佐以活血通络，亦须谨防过用苦寒伤阳滞湿之弊；病久入络者，本着涤痰、化瘀、养血而调理之，甚者更须配入补益肝肾之品。

六、分证论治

1. 风寒湿痹

(1) 行痹

症状：肢体关节、肌肉疼痛酸楚，屈伸不利，可累及肢体多个关节，疼痛呈游走性，初起可见恶风、头痛、发热等表证。舌质淡红，苔薄白或薄腻，脉浮或浮缓。

治法：祛风通络，散寒除湿。

方药：防风汤。

方义：方中用防风、秦艽祛风除湿，通络止痛；麻黄、杏仁散寒宣肺，达邪外出，是取肺主皮毛之意；葛根解肌祛邪；赤茯苓淡渗湿邪；当归养血活血，舒络柔筋，以取“治风先治血，血行风自灭”之理；肉桂温阳，取补火温阳以增散寒之功；生姜、大枣养阴和营；甘草一则通经络、利关节，二则调和诸药；唯黄芩一味是为反佐，防其辛温太过伤血耗气之弊。

随证加减：酸痛以肩肘等上肢关节为主者，可选加羌活、威灵仙、姜黄、川芎等祛风散寒，通络止痛；以膝踝等下肢关节为主者，选加独活、牛膝、防己、萆薢通经活络，祛风止痛；以腰背酸痛、膝关节为主者，加杜仲、桑寄生、淫羊藿、续断壮腰强肾；关节红肿渐热，宜用桂枝芍药知母汤。

(2) 痛痹

症状：肢体关节疼痛，痛势较剧，部位固定，遇寒则痛甚，得热则痛减，关节屈伸不利，局部皮肤或有寒冷感，口淡不渴，恶风寒，肢体沉重。舌质淡，苔薄白，脉弦紧。

治法：散寒通络，祛风除湿。

方药：乌头汤加减。

方义：方中制川乌、麻黄温经散寒，通络镇痛；芍药、甘草、蜂蜜缓急止痛；黄芪益气固表，利血通痹。寒邪甚，加制附子、细辛、桂枝温经散寒，通脉止痛。

随证加减：寒邪甚，加制附子、细辛、桂枝温经散寒，通脉止痛。

（3）着痹

症状：肢体关节、肌肉酸楚、重着、疼痛，肿胀散漫，关节活动不利，肌肤麻木不仁。舌质淡，苔白腻，脉濡缓。

治法：除湿通络，祛风散寒。

方药：薏苡仁汤。

方义：方中黄芪、薏苡仁、苍术益气健脾除湿；生姜、甘草健脾和中；羌活、独活、防风祛风除湿；麻黄、桂枝、制川乌温经散寒，祛湿止痛；当归、川芎养血活血通脉。关节肿胀甚者，加猪苓、萆薢；肌肤麻木不仁，加海桐皮、豨莶草；小便不利，肢体浮肿，加茯苓、泽泻、车前子。

随证加减：肿胀者，可加萆薢、木通、姜黄利水通络；肌肤不仁加海桐皮祛风通络。对于久痹风、寒、湿偏盛不明显者，可选用蠲痹汤作为基本方进行治疗；方中以羌活、独活、海风藤、秦艽、桂枝祛风除湿散寒；当归、川芎、乳香、木香、桑枝、甘草活血通络止痛。风盛加防风、白芷；寒盛加附子、川乌、细辛；湿盛加防己、萆薢、薏苡仁。根据偏盛情况随证加减。

2. 风湿热痹

症状：关节疼痛，活动不便，局部灼热红肿，痛不可触，得冷则舒，可有皮下结节或红斑，常伴有发热、恶风、汗出、口渴、烦躁、小便黄、大便干等全身症状。舌红，苔黄或黄腻，脉滑数或浮数。

治法：清热通络，祛风除湿。

方药：白虎加桂枝汤合宣痹汤。

方义：方中生石膏、知母、黄柏、连翘清热坚阴；桂枝疏风解肌通络；防己、杏仁、薏苡仁、滑石、赤小豆、蚕砂、威灵仙清利湿热，通络宣痹。皮肤有红斑加牡丹皮、赤芍、生地黄、紫草；关节肿甚，加猪苓、茯苓；颈痛加葛根；热毒炽盛，化火伤津，可选用五味消毒饮合犀黄丸。

随证加减：皮肤有红斑加牡丹皮、赤芍、生地黄、紫草；关节肿甚，加猪苓、茯苓；颈痛加葛根；热毒炽盛，化火伤津，可选用五味消毒饮合犀黄丸。

3. 痰瘀痹阻

症状：病程日久，肌肉关节肿胀刺痛，固定不移，夜间痛甚，或关节肌肤紫黯、肿胀，按之较硬，肢体顽麻或重着，或关节僵硬变形，屈伸不利，有硬结、瘀斑，面色黯黧，眼睑浮肿，或胸闷痰多。舌质紫黯或有瘀斑，苔白腻，脉弦涩。

治法：化痰行瘀，蠲痹通络。

方药：双合汤。

方义：方中桃仁、红花、当归、川芎、白芍活血化瘀，通络止痛；茯苓、法半夏、陈皮、白芥子、竹沥、姜汁健脾化痰。

随证加减：皮下有结节加胆南星、天竺黄；关节肿大、强直、畸形，加丹参、鸡血藤、三七、土鳖虫；痰瘀交结加白花蛇舌草、全蝎、蜈蚣、地龙搜剔络道。

4. 肝肾两虚

症状：痹症日久不愈，关节肿胀畸形，屈伸不利，肌肉瘦削，腰膝酸软，或畏寒肢冷，阳痿，遗精，或骨蒸劳热，心烦口干，头晕目眩，失眠。舌质淡红，舌苔薄白或少津，脉沉细弱或细数。

治法：补肾散寒，搜风通络。

方药：独活寄生汤加减。

方义：方中以熟地黄、杜仲、牛膝、桑寄生补益肝肾，强筋壮骨；当归、白芍、川芎和营养血；人参、茯苓、甘草益气扶脾。以上为扶正祛邪而设，正旺则邪自除。独活、细辛入肾经搜风蠲痹；桂心入肾经血分，祛寒止痛；秦艽、防风祛风胜湿。此类为祛邪而用，与上药相配，标本兼顾，共奏扶正祛邪之功。

随证加减：症见肢节强直畸形较著，属痰瘀交结甚重，应加入涤痰化瘀散结之功，全蝎、乌梢蛇、白花蛇以增搜风通络之效；寒甚痛剧者，加附子、川乌以加强散寒除湿、温经止痛的作用。痹病日久，内舍于心，证见心悸，气短，动则尤甚，面色少华，舌质淡，脉虚数或结代者，治宜益气养心、温阳复脉，用炙甘草汤加减。

七、病案验案

患者陈某某，女，68 岁，主因“双侧踝关节疼痛 1 年，加重伴活动受限 3 月”就诊。患者诉 1 年前无明显诱因出现双侧踝关节疼痛、肿胀，行走时加重，休息后可缓解，患者当时未予重视。此后每于活动后上症间断出现，症状时轻时重，继之右足背屈活动受限，遂于 8 月前就诊于银川某医院，行双踝关节、右足平片示：左踝关节退行性改变；右踝关节骨质未见明显异常征象；右足第一跖趾关节骨性关节炎，考虑“骨性关节炎”，予对症治疗后（具体不详）疼痛缓解，肿胀消退。3 月前无明显诱因再次感上症加重，自行贴敷膏药（具体不详），配合艾灸后疼痛缓解，肿胀消退。右足第一跖趾关节背屈活动改善不明显，并进行性加重，遂前往银川市第一人民医院中医科就诊。刻下症见：双踝关节疼痛，右足第一跖趾关节背屈活动受限，腰膝酸痛，头晕偶作，恶心欲呕，口干口苦，乏力纳呆，睡眠尚可，二便正常。舌质暗红，苔白腻，脉细涩。中医诊断：骨痹病(肝肾亏虚，寒湿阻络证)。西医诊断：骨关节病。方药：独活寄生汤合桃红四物汤加减。独活 10g，桑寄生 10g，杜仲 10g，川牛膝 10g，秦艽 10g，防风12g，细辛3g，川芎 15g，当归 15g，地黄 15g，白芍 15g，茯苓 15g，桂枝 10g，续断 15g，伸筋草 30g，威灵仙 30g。4 剂，水煎服，每日 1 剂，分温 2 次服。患者服药 4 剂后复诊，上述诸症均明显改善，效不更方，再次予以上方，继服 7 剂，诸症消失。回访 2 月患者双踝关节疼痛、腰膝酸痛未再发作。

第十七章　痿　　病

一、疾病定义

痿病系指脏腑内伤，肢体筋脉失养，而致肢体筋脉弛缓，软弱无力，日久不用，甚则肌肉萎缩或瘫痪为主要临床表现的一种病证。临床上尤以下肢痿弱较为多见，故称“痿躄”，“痿”是指肢体痿弱不用；“躄”是指下肢软弱无力，不能步履之意。

二、历史沿革

本病名首见于《内经》，并在《素问·痿论》中专题论述其病因、病机、证候分类及治疗大法，强调本病主要病理为“肺热叶焦”，肺燥不能输精于五脏，五体失养，发为痿病。据五脏所主，提出“皮痿”“骨痿”“筋痿”“肉痿”“脉痿”，并提出“治痿独取阳明”的治痿大法。《素问·生气通天论》提出“湿热不攘”是本病发生的原因之一，“因于湿，首如裹，湿热不攘，大筋软短，小筋弛长，软短为拘，弛长为痿。”隋唐至北宋时期，将痿列入风门，较少进行专题论述。直到金元时期，张子和强调火热在发病中的重要性，提出“痿病无寒”，对“风、痹、痿、厥”予以鉴别。《儒门事亲·指风痹痿厥近世差玄说》云：“夫四末之疾，动而或痉者，为风；不仁或痛者为痹；弱而不用者，为痿；逆而寒热者，为厥；此其状未尝同也。故其本源又复大异。”《丹溪心法》明确指出“痿证断不可作风治，而用风药”，并提出“泻南方，补北方”即补肾清热的治疗大法，并创名方“虎潜丸”。《临证指南医案·痿》指出本病为“肝肾肺胃四经之病”。《丹溪心法》《类证治裁》还提出了瘀血致痿的论点。

西医学的神经系统疾病，如多发性神经炎、急性脊髓炎、重症肌无力、周期性瘫痪、进行性肌营养不良、肌萎缩侧索硬化及中枢神经系统感染并发软瘫后遗症，或脊髓颅脑损伤，符合本病证候特征者，可参考本篇辨证论治。

三、病因病机

痿病的发病原因十分复杂，正如《证治准绳·痿》所言：“若会通八十一篇言，便见五劳五志六淫尽得成五脏之热以为痿也。”概括言之，不外感受温热邪气或湿热邪气，跌仆损伤，内伤情志，劳倦色欲，久病耗损等，致使内脏精气损伤，肢体筋脉失养而发病。其病位在肢体筋脉，涉及脏腑以肺、脾胃、肝肾为主。起病急，发展快，肢体力弱，肌肉萎缩不明显者，多属肺热津伤，湿热浸淫，或外伤瘀阻脉络之实证；病程长，病情渐进加重，肢体弛缓，肌肉萎缩明显者，多属脾胃、肝肾亏损之虚证，或虚实夹杂，可挟痰浊、瘀血、积滞及湿热等邪气。

1. 肺热津伤，津液不布

肺为娇脏，喜润恶燥。外感温热邪毒，上犯于肺，或病后邪热未尽，肺津耗伤，“肺热叶焦”，不能布送津液濡润五脏，濡养肢体，遂致四肢筋脉痿弱不用。或因五志过极，郁而化火，肾虚水不制火，火灼肺金，肺失治节，不能通调津液以溉五脏，脏气伤则肢体失养而成痿。

2. 湿热浸淫，气血不运

久处湿地，或涉水冒雨，外感湿邪，留滞经络，郁而化热；或过食肥甘辛辣，长期饮酒，损伤脾运，湿热内生；湿热浸淫筋脉，气血营运受阻，筋脉肌肉失于濡养而弛缓不收，发为痿病。

3. 脾胃亏虚，精微不输

脾胃为后天之本，气血生化之源。素体脾胃虚弱，或久病中气受损，或思虑劳倦，饮食不节，损伤脾胃，则受纳、运化、输布功能失常，导致气血津液生化之源不足，不能正常输布精微，以荣五脏、四肢、筋脉、肌肉，发为痿病。

4. 肝肾亏损，髓枯筋痿

平素肾虚，或久病损肾，或房劳过度，乘醉入房，精损难复，或劳役太过，罢极本伤，阴精亏损，水亏火旺，筋脉失养，渐成痿证。此外，脾虚湿热不化，流注于下，久则损伤肝肾，致筋骨失养而成痿病。

5. 痰瘀阻络，筋脉失养

外伤跌仆，瘀血内停；或久病入络，痰瘀交结；经脉瘀阻，气血运行不畅；或嗜食肥甘，过食辛辣，或长期嗜酒，损伤脾胃，脾失健运，痰湿内生，壅塞脉络，气血运行不畅，滞缓为瘀，痰瘀互结，脉络痹阻，肢体筋脉失于气血荣养而成痿。

痿病的主要病理机制，虽有以上之不同，但常常互相传变。如肺热叶焦，津失敷布，久则五脏失濡；肾水下亏，水不制火，则火灼肺金，导致肺热津伤；脾虚运化失司，湿郁中焦化热下注于肾，伤及肾阴。所以，本病病机常常涉及诸脏，而不局限于一经一脏。总的说来，肝藏血主筋，肾藏精生髓，津生于胃，散布于肺，本病与肝、肾、肺、胃关系最为密切。

四、辨证要点

1. 辨虚实

凡起病急，发展快，病程短，肢体力弱，或拘急麻木，肌肉萎缩不明显者，属肺热津伤或湿热浸淫之实证；凡病程较长，病情渐进发展，肢体弛缓，肌肉萎缩明显，多属脾胃肝肾亏虚之虚证。

2. 辨病位

有在肺、脾胃、肝肾之不同。凡病起发热、咽干、呛咳，或热病后出现肢体痿软不用者，病位多在肺；若四肢痿软，食少、便溏、腹胀，病位多在脾胃；若下肢痿软无力，甚则不能站立，兼见腰脊酸软，头晕耳鸣，或月经不调者，病位多在肝肾。

五、治疗原则

痿病的治疗，历代医家多遵“治痿独取阳明”之说。其含义有二：一则补益后天，即益胃养阴，健脾益气；二则清阳明之热邪。肺之津液来源于脾胃，肝肾之精血亦有赖于脾胃的生化。若脾胃虚弱，受纳运化功能失常，津液精血生化之源不足，肌肉筋脉失养，则肢体痿软，不易恢复。所以脾胃功能健旺，气血津液充足，脏腑功能转旺，有利于痿病恢复。故临床以调理脾胃为原则，但亦不能拘泥于此，仍需辨证论治。

痿病不可妄用风病，是治痿的另一原则。治风之剂，皆发散风邪，开通腠理，若误用，阴血愈燥，痿病加重，酿成坏病。

诸痿日久，皆可累及肝肾，故重视补益肝肾为治痿的又一原则。朱丹溪提出“泻南方、补北方”，即补肾清热的治疗方法，适用于肝肾阴虚有热者。

总之，治疗痿病应以重视调理脾胃，补益肝肾，育阴清热，不妄用风药为基本原则。注重辨证施治，不可仅仅拘泥于“治痿独取阳明”之说。同时，恰当运用针灸、推拿等法，配合适当的肢体功能锻炼，有助于康复。

六、辨证论治

1. 肺热津伤

症状：病起发热，或热退后突然出现肢体软弱无力，咽干呛咳，皮肤干燥，心烦口渴，小便黄少，大便干燥。舌质红，苔黄，脉细数。

治法：清热润肺，濡养筋脉。

方药：清燥救肺汤加减。

方义：方中石膏、桑叶清宣肺金燥热，麦冬、火麻仁、阿胶润肺滋阴，枇杷叶、杏仁宣肺止咳化痰，《难经》云“损其肺者，益其气”，故方中人参、甘草益气生津。

合奏清热润肺、濡养筋脉之功。若热蒸气分，高热、口渴、汗多者，重用石膏，并加知母、金银花、连翘，以助清热祛邪；呛咳少痰明显者，酌加川贝、瓜蒌、桑白皮清热润肺，化痰止咳；咽干口渴重者，加沙参、花粉、玉竹、百合等养阴生津。若身热退净，食欲减退，口燥咽干较甚者，证属肺胃阴伤，宜用益胃汤加薏苡仁、山药、谷芽之类益胃生津，并参考阳明病论治。

2. 湿热浸淫

症状：四肢痿软，肢体困重，足胫热蒸，尿短赤涩。发热，胸闷脘痞，肢体麻木、微肿。舌质红，苔黄腻，脉濡数。

治法：清热利湿，通利筋脉。

方药：加味二妙散化裁。

方义：方中苍术辛苦而温，芳香而燥，直达中州，燥湿强脾；黄柏苦寒清降，入肝肾直清由中州流注下焦之湿热，中下同治；用萆薢、防己导湿热下行，由小便而出；当归、川牛膝活血养血，化瘀益肾；龟板滋阴潜阳，益肾健骨。若湿盛，伴胸脘痞闷，肢重且肿者，可加厚朴、薏苡仁、茯苓、泽泻健脾益气，理气化湿；长夏雨季，酌加藿香、佩兰芳香化浊，健脾除湿；如形体消瘦，自觉足胫热气上腾，心烦，舌质红，苔剥，脉细数，为热偏盛伤阴。上方去苍术加生地、麦冬以养阴清热；如肢体麻木，关节运动不利，舌质紫，脉细涩，为夹瘀之证，加赤芍、丹参、桃红、红花活血通络。

3. 脾胃亏虚

症状：肢体痿软无力，食少，便溏。腹胀，面浮，面色不华，气短，神疲乏力。舌质淡，苔薄，脉细弱。

治法：补脾益气，健运升清。

方药：参苓白术散加减。

方义：方中人参、白术、山药、莲子肉、炙甘草益气健脾；茯苓、薏苡仁渗湿扶脾，陈皮、砂仁醒脾和胃，调气行滞；桔梗载药上行，输精于肺。若肥人痰多，可用六君子汤补脾化痰。中气不足，可用补中益气汤。

4. 肝肾亏损

症状：起病缓慢，下肢痿软无力，腰脊酸软，不能久立，下肢痿软，甚则步履全废，腿胫大肉渐脱，目眩发落，耳鸣咽干，遗精或遗尿，或见妇女月经不调。舌质红，少苔，脉细数。

治法：补益肝肾，滋阴清热。

方药：虎潜丸加减。

方义：本方治疗肝肾阴亏有热之痿证，为临床所常用。方中熟地、龟板滋补肝肾，知母、黄柏清肝肾虚热；虎骨(现用狗骨代替)、怀牛膝强筋健骨，白芍、当归养血柔筋，锁阳温肾益精；佐以陈皮、干姜理气温中健脾，使滋补而不腻，清热而不伤胃。热甚者宜去锁阳、干姜，或用六味地黄丸加牛骨髓、猪骨髓、鹿角胶、枸杞子。若兼见面色萎黄不华，心悸、怔忡，舌质淡红，脉细弱者，酌加黄芪、党参、当归、鸡血藤以补养气血。若久病阴损及阳，症见怕冷，阳痿，小便清长，舌质淡，脉沉细无力者，不可用凉药以伐生气，用虎潜丸去黄柏、知母，酌加鹿角片、补骨脂、巴戟天、肉桂、附子等补肾助阳。或用鹿角胶丸、加味四斤丸。

此外，亦可配用紫河车粉，或用猪、牛骨髓煮熟，捣烂和入米粉、白糖调服。如食欲佳者，亦可用新鲜骨髓加入黄豆适量煮食。

侯建宁主任医师认同古人“治痿独取阳明”之说，认为所谓“独取阳明”，主要是指采用补益脾胃的方法治疗痿证。肺之津液来源于脾胃，肝肾的精血亦有赖于脾胃的生化，所以胃津不足者，宜养阴益胃；脾胃虚弱者，应益气健脾。脾胃的功能健旺，饮食得增，气血津液充足，脏腑功能旺盛，筋脉得以濡养，有利于痿证恢复。对于“治痿独取阳明”，临床可以从以下三方面来理解：一是不论选方用药，针灸取穴，都应重视补益脾胃；二是“独取阳明”尚包括调理脾胃以清胃火、祛湿热；三是临证时要重视辨证施治。

七、病案验案

患者奚某某，女，61岁，主因“双下肢无力反复发作2年余，加重1周”于2020年3月11日就诊。患者诉2年前无明显诱因出现右下肢无力，趾指关节活动不灵活，右下肢活动不受限，无麻木疼痛，遂就诊于宁夏某医院，考虑腰椎间盘突出，予以口服活血化瘀药物治疗2周后症状无缓解，患者未予以重视。1年前无诱因左下肢出现无力，趾指活动不灵活，不能抬腿，无麻木疼痛，遂就诊于某社区医院，予以针灸、中医理疗、口服中药等综合治疗后双下肢无力略缓解。1周前患者自觉双下肢无力呈进行性加重，伴有双下肢肌肉萎缩，腰脊酸软，不能久立，遂就诊于宁夏某医院神经内科，行肌电图检查回报：广泛神经源性损害（累及上下肢、胸椎旁肌及胸锁乳突肌），明确诊断：运动神经元病。患者为行中医综合治疗就诊于银川市第一人民医院中医科，门诊以“运动神经元病”收住，本次病程中患者精神欠佳，倦怠乏力，目眩发落，耳鸣咽干，潮热盗汗，纳食睡眠差，二便调。舌质暗红，苔少，脉细涩。中医诊断：痿病（肝肾亏虚、脉络瘀阻证）。西医诊断：运动神经元病。方药：虎潜丸合补阳还五汤加减。熟地黄30g，龟板30g，怀牛膝15g，白芍12g，当归15g，锁阳15g，赤芍12g，川芎10g，黄芪30g，当归15g，党参15g，白术15g，地龙9g，桃仁10g，红花10g，乌梢蛇10g，路路通15g，汉防己12g。7剂，水煎服，每日1剂，分2次温服。患者服药7剂后，复诊腰脊酸软明显改善，余症依旧，且乏力纳呆，故再次予以上方，并在上方基础上加用益气健脾之品山药、大枣、莲肉等，取“治痿独取阳明”之意。继服2月，诸症渐缓，后因收效甚微，患者再未复诊。

第十八章　汗　　证

一、疾病定义

汗证是指人体阴阳失调，营卫不和，腠理不固引起汗液外泄失常的病证。汗液，五液之一，津液代谢的产物。根据汗出的临床表现，可分为自汗、盗汗、脱汗、战汗、黄汗五种。

二、历史沿革

早在《内经》中就有对汗的生理和病理的精辟论述，《素问·宣明五气》载“心为汗”，《素问·阴阳别论》载“阳加于阴，谓之汗”；明确指出汗为心液，为心所主，是阳气蒸化阴液而形成。《灵枢·五癃津液别》曰：“天暑衣厚则腠理开，故汗出……天寒则腠理闭，气湿不行，水下留于膀胱，则为溺与气。”《素问·经脉别论》曰：“故饮食饱甚，汗出于胃；惊而夺精，汗出于心；持重远行，汗出于肾；疾走恐惧，汗出于肝；摇体劳苦，汗出于脾。”阐明了出汗与外界环境的关系，及汗证与脏腑的联系。《灵枢·经脉》曰：“六阳气绝，则阴与阳相离，离则腠理发泄，绝汗乃出。”这些论述为后世认识和治疗汗证奠定了理论基础。汉·张仲景将外感病汗出的症状分汗出、自汗出、大汗出、手足濈然汗出、头汗出、额汗出、汗出而喘、盗汗和黄汗等，并根据出汗的性质、程度、部位推断疾病的病机，判别表、里、寒、热、虚、实的差异，拟定了桂枝汤、白虎汤、承气汤、茵陈蒿汤等，给予对症治疗。有关战汗的论述，《伤寒论·辨太阳病脉证并治》载：“太阳病，未解，脉阴阳俱实，必先振慄汗出而解。”《金匮要略·水气病脉证并治》指出：“黄汗之为病，身体肿，发热汗出而渴，状如风水，汗沾衣，腰髋弛痛，如有物在皮中状，剧者不能食，身疼重，烦躁，小便不利。”其详细论述了黄汗的证因脉治，对后世认识和治疗汗证很有启发。

前人有自汗属阳虚、盗汗属阴虚之说，系指自汗、盗汗发病的一般规律，但不能概括全部。如《丹溪心法》载：“自汗属气虚、血虚、阳虚、湿痰”；“盗汗属血虚、气虚”。《景岳全书·汗证》载：“自汗、盗汗亦各有阴阳之证，不得谓自汗必属阳虚，盗汗必属阴虚也";"凡伤寒欲解，将汗之时，若是正气内盛，邪不能与之争，汗出自不作战，所谓不战，应知体不虚也。若其人本虚，邪与之争，微者为振，甚者为战，正胜邪则战而汗解也"。《温疫论》对战汗的发生机制，以及病情转归的关系都有一定见解。认为战汗在临床上常作为观察病情变化和预后的一个重要标志。王清任《医林改错·血府逐瘀汤所治之症目》曰："竟有用补气、固表、滋阴、降火、服之不效，而反加重者，不知血瘀亦令人自汗、盗汗，用血府逐瘀汤。"对血瘀导致自汗、盗汗的治疗做了补充。

西医学多种疾病如甲状腺功能亢进、植物神经功能紊乱、风湿热、结核病、低血糖、虚脱、休克及肝病、黄疸等某些传染病以汗出为主要症状者，均可参考本篇进行辨证论治。

三、病因病机

本病大多由邪客表虚、营卫不和，肺气亏虚、卫表不固，阳气虚衰、津液失摄，阴虚火旺、虚火烁津，热邪郁蒸、迫津外泄等所致。

1. 营卫不和

体质虚弱之人，阴阳偏盛、偏衰，或表虚之人，卒感风邪，可使营卫不和，卫强营弱，卫外失司，营阴不能内守而汗出。

2. 肺气亏虚

素体虚弱，病后体虚，或久患咳喘，耗伤肺气，肺气不足之人，肌表疏松，腠理不固而汗自出，如王肯堂《证治准绳·自汗》曰："或肺气微弱，不能宣行荣卫而津脱者。"

3. 阳气虚衰

《素问·生气通天论》云："阳者卫外而为固也。"久病重病，脏气不足，阳气过耗，不能敛阴，卫外不固而汗液外泄，甚则发生大汗亡阳之变。

4. 虚火扰津

烦劳过度，精神过用，伤血失精，致血虚精亏，或邪热伤阴，阴液不足，虚火内生，心液被扰，不能自藏而外泄作汗，如《素问·评热病论》云："阴虚者，阳必凑之，故少气时热而汗出也。"

5. 心血不足

劳心过度，久病血虚、血少，心失所养，心神不宁，神不守舍，心液不藏而外泄则盗汗。

6. 热邪郁蒸

风寒入里化热或感受风热、暑热，邪客于肺，肺热内炽，蒸发津液则大汗出，如《素问·举痛论》载："炅则腠理开，荣卫通，汗大泄。"亦有因饮食不节，湿浊困阻，湿热蕴结，熏蒸肝胆，见汗出色黄等。

综上所述，汗证的病位在卫表肌腠，其发生与肺、心、肾密切相关。病理性质有虚、实两端。由热邪郁蒸、迫津外泄者属实；由肺气亏虚、阳气虚衰、阴虚火旺所致者属虚。因气属阳，血属阴，故此类汗证总由阴阳失衡所导致，或为阴血不足，虚火内生，津液被扰而汗出，或为阳气不足，固摄无权，心液外泄而汗出；至于邪客表虚，营卫不和则为本虚标实之证。古有自汗多阳气虚，盗汗多阴血虚之说，此为常，但临证每见兼夹错杂，需详加鉴别。

四、辨证要点

1. 辨虚实

一般来说，虚实之分，应正邪合参。邪气盛多实，或在表，或在里，或为寒，或为热；正气衰则虚，或气虚，或血虚，或阴虚，或阳虚；正衰邪恋则虚实夹杂。如自汗多属气虚不固，然实证也或有之；盗汗多属阴虚内热，然气虚、阳虚、湿热也间或有之；脱汗多属阳气亏虚，阴不内守，阴极阳竭。黄汗多属感受外邪，湿热内蕴，则为实证。战汗则常发于虚人外感，则属本虚标实之证。病程久者，或病变重者，则出现阴阳虚实错杂的情况。

2. 辨寒热

阳气盛则热，阳气衰则寒。汗证属热者，为热邪迫津外泄或阴虚火旺，心液被扰而失常所致；但表里阳气虚衰，津液不固亦可外泄为汗，则属寒证。

五、治疗原则

虚证当根据证候的不同而治以益气、养阴、补血、调和营卫；实证当清肝泄热，化湿和营；虚实夹杂者，则根据虚实的主次而适当兼顾。此外，由于自汗、盗汗均以腠理不固、津液外泄为共同病变，故可酌加麻黄根、浮小麦、糯稻根、五味子、瘪桃干、牡蛎等固涩敛汗之品，以增强止汗的功能。

六、分证论治

1. 自汗

(1) 营卫不和

症状：汗出恶风，周身酸楚；或微发热，头痛，或失眠，多梦，心悸。舌质淡红，苔薄白，脉浮缓。

治法：调和营卫。

方药：桂枝汤。

方解：方中桂枝温经解肌，白芍敛阴和营，桂枝、白芍同用，调和营卫以使腠理固密，佐生姜、大枣、炙甘草和中，助其调和营卫之功。

随证加减：气虚者，加黄芪益气固表；失眠多梦、心悸者，加龙骨、牡蛎，以安神止汗。阳虚者，参附汤加味。方中重用人参大补元气，益气固脱；附子回阳救逆。可加生黄芪益气止汗。

(2) 肺气虚衰

症状：汗出恶风，动则益甚。久病体虚。平时不耐风寒，易于感冒，体倦乏力。舌质淡红，苔薄白，脉细弱。

治法：益气固表。

方药：玉屏风散加味。

方解：方中黄芪补气固表止汗，白术健脾补气以实表，佐防风祛风走表而助黄芪固表之力。

随证加减：汗多者加麻黄根、浮小麦、五味子、煅牡蛎以止汗敛阴。病久脾胃虚弱者合用四君子汤培土生金。兼中气虚陷者加补中益气汤补中益气。

(3) 心肾亏虚

症状：动则心悸汗出，或身寒汗冷。汗后心悸，胸闷气短，腰酸腿软，面白唇淡，小便频数而色清，夜尿多。舌质淡，舌体胖润，有齿痕，苔白，脉沉细。

治法：益气温阳。

方药：保元汤或芪附汤加味。

方解：两方均能补气温阳。方中人参大补元气；黄芪益气固表止汗；附子、肉桂补益心肾之阳，以振卫气生发之源；甘草补脾益气，缓附、桂之热。

随证加减：汗多者加杭芍、麦冬、五味子养阴敛汗。心中烦乱，睡眠不安者合甘麦大枣汤，养心安神，和中缓急。

(4) 热郁于内

症状：蒸蒸汗出，或但头汗出，或手足汗出。面赤，发热，气粗口渴，口苦，喜冷饮，胸腹胀闷，烦躁不安，大便干结，或见胁肋胀痛，身目发黄，小便短赤。舌质红，苔黄厚，脉洪大或滑数。

治法：清泄里热。

方药：竹叶石膏汤。

方解：方中生石膏、竹叶清气分热，人参（可改用沙参）、麦冬滋养阴液，白芍敛阴，甘草和中。里热得清，汗出自止。

随证加减：宿食在胃者，可用枳实导滞丸消导和胃，佐以泄热。如大便秘结，潮热汗出，脉沉实者，可用增液承气汤；效果不佳者，改大承气汤攻下热结。肝胆湿热者，可用龙胆泻肝汤清热利湿。

2. 盗汗

(1) 心血不足

症状：睡则汗出，醒则自止。心悸怔忡，失眠多梦，眩晕健忘，气短神疲，面色少华或萎黄，口唇色淡，成人多见。舌质淡，苔薄，脉虚或细。

治法：补血养心。

方药：归脾汤。

方解：方中茯神、酸枣仁、龙眼肉、远志养心安神，当归养血补血，人参、黄芪、白术、甘草补脾益气。脾为后天之本，气血生化之源，脾健气旺则血生，化源不绝，心神得养。

随证加减：若心悸甚者加龙骨、琥珀粉、朱砂以镇惊安神；不寐加柏子仁、合欢皮以养心安神；气虚甚者加生黄芪、浮小麦以固表敛汗。

(2) 阴虚火旺

症状：寐则汗出，醒则汗止，久咳虚喘，虚烦少寐，形体消瘦，两颧发红，午后潮热，五心烦热，女子月经不调，男子梦遗。舌质红少津，少苔，脉细数。

治法：滋阴降火。

方药：当归六黄汤。

方解：方中当归、生地、熟地滋阴养血；黄芩、黄连清心肺之火；黄柏泻相火而坚阴；黄芪益气固表。可加龙骨、牡蛎、糯稻根以敛汗。

随证加减：骨蒸潮热重者，可合青蒿鳖甲汤滋阴退热。阴虚相火妄动者，可合知柏地黄丸加减应用。

3. 脱汗

症状：突然大汗淋漓，汗出如油。见于多种急危重症，精神疲惫，四肢厥冷，气短息微。舌卷少津，脉微欲绝，或脉大无力。

治法：益气回阳固脱。

方药：参附汤加味。

方解：方中重用人参大补元气，益气固脱；附子回阳救逆。可加生黄芪益气止汗。病情危急，用药应功专力宏，积极抢救。亦可静脉滴注黄芪注射液、参麦注射液等急救之品。若在热病中所见，尚可加麦冬、五味子敛阴止汗。汗多时可加煅龙骨、煅牡蛎、麻黄根等敛汗之品，随症应用。亦可用止汗红粉，绢布包扑之以助止汗。

4. 战汗

症状：急性热病中，突然全身恶寒、战栗，而后汗出。发热口渴，躁扰不宁。舌质红，苔薄黄，脉细数。

治法：扶正祛邪。

方药：主要针对原发病进行辨证论治。战栗恶寒而汗出顺利者，一般不需治疗，可适当进食热汤、稀粥之品，予以调养。若恶寒战栗而无汗者，此属正气亏虚，用人参、生姜煎汤服之，以扶正祛邪；若汗出过多，见精神疲惫，四肢厥冷者，治宜益气回阳固脱，用参附汤、生脉散煎汤频服；若战汗之后，汗出不解，再战再汗病情反复者，若已无表证，里热内结，可用滋阴增液、通便泄热之法，以增液承气汤加减治之。若表证未尽，腑气热闭，应表里同治，以凉膈散加减治之。

5. 黄汗

症状：汗出色黄，染衣着色，发热、口渴不欲饮，或身体浮肿，状如风水，或有身目黄染，胁肋胀痛，小便短赤。舌质红，苔黄腻，脉滑数。

治法：清热利湿。

方药：茵陈五苓散。

方解：方中茵陈清热利湿退黄；五苓散化湿利水，使湿从小便而去；桂枝通阳以助化湿之力，若口干引饮，热重于湿者，可去之。湿热清则黄汗自除。若湿热未清而气阴已亏者，可用芪陈汤清热利湿，益气养阴并举。

侯建宁主任医师总结认为，汗是津液所化生，即是说在体内为津液，外泄于肌表则为汗液。汗的有无、多少是体内阴阳平衡或者失调的表现。昼日汗出溱溱，动则益甚者为自汗；寐中汗出，醒后自止者为盗汗；全身战栗恶寒而汗出者为战汗；危重病过程中突然全身大汗淋漓，汗出如油者为脱汗；汗出色黄，染色着衣者为黄汗。自汗多属气虚不固；盗汗多属阴虚内热；脱汗多属正气耗伤，阳气欲脱；战汗多见虚人外感，正气拒邪外出之时；黄汗多见湿热客于肌表。其病机由热郁、湿热所致者则属实证；病久可见气阴两虚、阴阳两虚，或虚实错杂之证。临证宜察虚实、辨寒热。虚者补之、实者泄之、热者清之、寒者热之为其基本治疗原则，益气固表、调和营卫、补血养心、滋阴降火、清泄里热、清热化湿、益气回阳固脱为主要治法。可在辨证用药的基础上加固涩敛汗之品，以提高疗效。同时，应注意从生活、饮食、护理等方面予以调养。

七、病案验案

张某，男，40岁，2020年10月20日初诊。主因“盗汗乏力伴腰膝酸软2月余”就诊。该患者长期从事重体力劳动，近半年来渐觉体力下降，2月前开始出现盗汗，劳作时亦冒大汗，伴乏力、腰膝酸软，腿抽筋，阴囊潮湿，睡眠不实，饮食二便尚可。观其舌质红，苔白，切其脉细无力。中医诊断：盗汗（肾阴亏虚，相火亢盛）。西医诊断：慢性疲劳综合征。治疗原则：补元气，填肾精，滋阴降火。方药：知柏地黄汤合补中益气汤加减。知母20g，黄柏20g，熟地黄20g，山茱萸15g，山药15g，丹皮10g，茯苓10g，泽泻10g，木瓜20g，白芍15g，牛膝30g，川续断30g，薏苡仁30g，苍术15g，煅龙牡各30g，乌梅15g，黄芪30g，党参20g。4剂，水煎服，每日1剂，分2次温服。二诊：服上方后腿未再抽筋，盗汗及阴囊潮湿均减，睡眠改善，仍有乏力腰酸。继以原方加菟丝子15g，黄芪加至50g。10剂，水煎服，每日1剂。三诊：服上方后，诸症若失。嘱继服上方10剂以巩固疗效。在以后的劳作中，间断服用六味地黄丸、补中益气丸以补生命之源。半年后随访病痊愈，身体较前强壮。

第十九章 郁　病

一、疾病定义

郁病是由于情志不舒、气机郁滞所致，以心情抑郁、情绪不宁、胸部满闷、胁肋胀痛，或易怒易哭，或咽中如有异物梗塞等症为主要临床表现的一类病证。

二、历史沿革

《金匮要略·妇人杂病脉证并治》记载了属于郁病的脏躁及梅核气两种病证，并观察到这两种病证多发于女性，所提出的治疗方药沿用至今。元代《丹溪心法·六郁》提出了气、血、火、食、湿、痰六郁之说，创立了六郁汤、越鞠丸等相应的治疗方剂。明代《医学正传》首先采用郁证这一病名。自明代之后，已逐渐把情志之郁作为郁病的主要内容。如《古今医统大全·郁证门》说："郁为七情不舒，遂成郁结，既郁之久，变病多端。"《景岳全书·郁证》将情志之郁称为因郁而病，着重论述了怒郁、思郁、忧郁三种郁证的证治。《临证指南医案·郁》所载的病例，均属情志之郁，治则涉及疏肝理气、苦辛通降、平肝熄风、清心泻火、健脾和胃、活血通络、化痰涤饮、益气养阴等法，用药清新灵活，颇多启发，并且充分注意到精神治疗对郁病具有重要的意义，认为"郁证全在病者能移情易性"。综上可知，郁有广义、狭义之分。广义的郁，包括外邪、情志等因素所致的郁在内。狭义的郁，即单指情志不舒为病因的郁。明代以后的医籍中记载的郁病，多单指情志之郁而言。

郁病的临床表现及其以情志内伤为致病原因的特点，主要见于西医学的神经衰弱、癔病及焦虑症等。另外，也见于更年期综合征及反应性精神病。当这些疾病出现郁病的临床表现时，可参考本篇辨证论治。

三、病因病机

1. 愤懑郁怒，肝气郁结

厌恶憎恨、愤懑恼怒等精神因素，均可使肝失条达，气机不畅，以致肝气郁结而成气郁，这是郁证主要的病机。气为血之帅，气行则血行，气滞则血瘀，气郁日久，影响及血，使血液运行不畅而形成血郁。若气郁日久化火，则发生肝火上炎的病变，而形成火郁。津液运行不畅，停聚于脏腑、经络，凝聚成痰，则形成痰郁。郁火耗伤阴血，则可导致肝阴不足。

2. 忧愁思虑，脾失健运

由于忧愁思虑，精神紧张，或长期伏案思索，使脾气郁结，或肝气郁结之后横逆侮脾，均可导致脾失健运，使脾的消磨水谷及运化水湿的功能受到影响。若脾不能消磨水谷，以致食积不消，则形成食郁。若不能运化水湿，水湿内停，则形成湿郁。水湿内聚，凝为痰浊，则形成痰郁。火热伤脾，饮食减少，气血生化乏源，则可导致心脾两虚。

3. 情志过极，心失所养

由于所愿不遂，精神紧张，家庭不睦，遭遇不幸，忧愁悲哀等精神因素，损伤心脾，使心失所养而发生一系列病变。若损伤心气，以致心气不足，则心悸、气短、自汗；耗伤心阴以致心阴亏虚，心火亢盛，则心烦、低热、面色潮红、脉细数；心失所养，心神失守，以致精神惑乱，则悲伤哭泣，哭笑无常。心的病变还可进一步影响到其他脏腑。

侯建宁主任认为情志内伤是郁病的致病原因。绝大多数郁病患者的发病缓慢，发病前均有一个情志不舒或思虑过度的过程。气机郁滞所引起的气郁症状，如精神抑郁、情绪不宁、胸胁胀满疼痛等，为郁病的各种证型所共有，是郁病的证候特征。郁病所表现的胸胁胀满疼痛，范围比较弥散，不易指明确切部位，一般多以胸胁部为主；以满闷发胀为多见，即或有疼痛一般也较轻，胀满的感觉持续存在。郁病表现的各种症状，其程度每随情绪的变化而增减。

在气郁的基础上继发其他郁滞，则出现相应的症状，如血郁兼见胸胁胀痛，或呈刺痛，部位固定，舌质有瘀点、瘀斑，或舌紫暗；火郁兼见性情急躁易怒，胸闷胁痛，嘈杂吞酸，口干而苦，便秘，舌质红，苔黄，脉弦数；食郁兼见胃脘胀满，嗳气酸腐，不思饮食；湿郁兼见身重，脘腹胀满，嗳气，口腻，便溏腹泻；痰郁兼见脘腹胀满，咽中如物梗塞，苔腻。脏躁发作时出现的精神恍惚，悲哀哭泣，哭笑无常，以及梅核气所表现的咽中如有炙脔，吞之不下、吐之不出等症，是郁病中具有特征性的证候。郁病日久，则常出现心、脾、肝、肾亏损的虚证。

四、辨证要点

临证当首辨虚实，郁证初起多实，属情志所伤，肝气郁结，治以疏肝理气开郁为主；若夹湿痰、食积、热郁，可配以化痰、消食、清热之剂；郁证日久可以由气及血，由实转虚，耗伤心脾，导致脏腑阴阳气血失调，此时治以滋阴养血、益气扶正为主。郁证除药物治疗外，精神调理也极为重要。

五、治疗原则

郁病的主要治则包括理气开郁、调畅气机等，依其病情分别配以行血、化痰、利湿、清热、消食之法或养心安神、补益心脾、滋养肝肾等。

六、分证论治

1. 肝气郁结

症状：精神抑郁，情绪不宁，胸部满闷，胁肋胀痛，痛无定处，脘闷嗳气，不思饮食，大便不调。苔薄腻，脉弦。

治法：疏肝解郁，理气畅中。

方药：柴胡疏肝散。

方解：本方由四逆散加川芎、香附、陈皮而成。方中柴胡、香附、枳壳、陈皮疏肝解郁，理气畅中；川芎、芍药、甘草活血定痛，柔肝缓急。胁肋胀满疼痛较甚者，可加郁金、青皮、佛手疏肝理气。肝气犯胃，胃失和降，而见嗳气频作、脘闷不舒者，可加旋覆花、代赭石、苏梗、法半夏和胃降逆。兼有食滞腹胀者，可加神曲、麦芽、山楂、鸡内金消食化滞。肝气乘脾而见腹胀、腹痛、腹泻可加苍术、茯苓、乌药、白豆蔻健脾除湿，温经止痛。兼有血瘀而见胸胁刺痛，舌质有瘀点、瘀斑，可加当归、丹参、郁金、红花活血化瘀。

2. 气郁化火

症状：性情急躁易怒，胸胁胀满，口苦而干，或头痛、目赤、耳鸣，或嘈杂吞酸，大便秘结。舌质红，苔黄，脉弦数。

治法：疏肝解郁，清肝泻火。

方药：丹栀逍遥散。

方解：该方以逍遥散疏肝调脾，加入丹皮、栀子清肝泻火。热势较甚，口苦、大便秘结者，可加龙胆草、大黄泻热通腑。肝火犯胃而见胁肋疼痛、口苦、嘈杂吞酸、嗳气、呕吐者，可加黄连、吴茱萸（即左金丸）清肝泻火，降逆止呕。肝火上炎而见头痛、目赤、耳鸣者，加菊花、钩藤、刺蒺藜清热平肝。热盛伤阴，而见舌红少苔、脉细数者，可去原方中当归、白术、生姜之温燥，酌加生地、麦冬、山药滋阴健脾。

3. 血行郁滞

症状：精神抑郁，性情急躁，头痛，失眠，健忘，或胸胁疼痛，或身体某部有发冷或发热感。舌质紫暗，或有瘀点、瘀斑，脉弦或涩。

治法：活血化瘀，理气解郁。

方药：血府逐瘀汤。

方解：本方由四逆散合桃红四物汤加味而成。四逆散疏肝解郁，桃红四物汤活血化瘀而兼有养血作用，配伍桔梗、牛膝理气活血，调和升降。

4. 痰气郁结

症状：精神抑郁，胸部闷塞，胁肋胀满，咽中如有物梗塞，吞之不下，咯之不出。苔白腻，脉弦滑。

治法：行气开郁，化痰散结。

方药：半夏厚朴汤。

方解：本方用厚朴、紫苏理气宽胸，开郁畅中；半夏、茯苓、生姜化痰散结，和胃降逆，合用有辛香散结、行气开郁、降逆化痰的作用。湿郁气滞而兼胸痞闷、嗳气、苔腻者，加香附、佛手、苍术理气除湿；痰郁化热而见烦躁、舌红、苔黄者，加竹茹、瓜蒌、黄芩、黄连清化痰热；病久入络而有瘀血征象，胸胁刺痛，舌质紫暗或有瘀点、瘀斑，脉涩者，加郁金、丹参、降香、姜黄活血化瘀。

5. 心神惑乱

症状：精神恍惚，心神不宁，多疑易惊，悲忧善哭，喜怒无常，或时时欠伸，或手舞足蹈，骂詈喊叫。舌质淡，脉弦。

治法：甘润缓急，养心安神。

方药：甘麦大枣汤。

方解：方中甘草甘润缓急；小麦味甘微寒，补益心气；大枣益脾养血。血虚生风而见手足蠕动或抽搐者，加当归、生地、珍珠母、钩藤养血熄风；躁扰、失眠者，加酸枣仁、柏子仁、茯神、制首乌等养心安神；表现喘促气逆者，可合五磨饮子开郁散结，理气降逆。

6. 心脾两虚

症状：多思善疑，头晕神疲，心悸胆怯，失眠，健忘，纳差，面色不华。舌质淡，苔薄白，脉细。

治法：健脾养心，补益气血。

方药：归脾汤。

方解：本方用党参、茯苓、白术、甘草、黄芪、当归、龙眼肉等益气健脾生血；酸枣仁、远志、茯苓养心安神；木香理气，使整个处方补而不滞。心胸郁闷，情志不舒者，加郁金、佛手理气开郁；头痛加川芎、白芷活血祛风而止痛。

7. 心阴亏虚

症状：情绪不宁，心悸，健忘，失眠，多梦，五心烦热，盗汗，口咽干燥。舌红少津，脉细数。

治法：滋阴养血，补心安神。

方药：天王补心丹。

方解：方中以地黄、天冬、麦冬、玄参滋补心阴，人参、茯苓、五味子、当归益气养血，柏子仁、酸枣仁、远志、丹参养心安神。心肾不交而见心烦失眠、多梦遗精者，可合交泰丸（黄连、肉桂）交通心肾；遗精较频者，可加芡实、莲须、金樱子补肾固涩。

8. 肝阴亏虚

症状：情绪不宁，急躁易怒，眩晕，耳鸣，目干畏光，视物不明，或头痛且胀，面红目赤。舌干红，脉弦细或数。

治法：滋养阴精，补益肝肾。

方药：滋水清肝饮。

方解：本方由六味地黄丸合丹栀逍遥散加减而成，以六味地黄丸补益肝肾之阴，而以丹栀逍遥散疏肝解郁，清热泻火。肝阴不足而肝阳偏亢，肝风上扰，以致头痛、眩晕、面色潮红，或筋惕肉瞤者，加白蒺藜、草决明、钩藤、石决明平肝潜阳，柔润熄风；虚火较甚，表现低热，手足心热者，可加银柴胡、白薇、麦冬以清虚热；月经不调者，可加香附、泽兰、益母草理气开郁，活血调经。

七、病案验案

谷某，女，45岁，主诉：情绪急躁易怒近2月。患者2月前因心慌外院诊断为心律失常(室性早搏)，曾服用西药控制。但其后逐渐出现易紧张担忧，情绪急躁易怒，胸闷心慌频作，烦躁易汗，且有入睡困难，白天精神疲乏，纳食可，二便调。舌红少津，苔薄白，脉细略数。中医诊断：郁证（心阴亏虚，心肾不交）；西医诊断：①心脏神经官能症；②心律失常——室性早搏。治法：交通心肾，潜镇降逆，调和阴阳。处方：天王补心丹合交泰丸加减。黄连6g，肉桂2g，桂枝9g，生龙骨20g（先煎），生牡蛎20g（先煎），炒白芍15g，麦冬10g，五味子6g，百合10g，炒枣仁30g，茯苓10g，炒薏苡仁15g，炙甘草5g。7剂，水煎服，每日1剂，分2次温服。二诊烦躁情绪已能有所控制，入睡时间缩短，但觉胸闷不适，原方加全瓜蒌20g、薤白20g、丹参20g，服药7剂后，诸症均有减轻。

第二十章　瘿　　病

一、疾病定义

瘿病是由于情志内伤、饮食及水土失宜等因素引起的，以致气滞、痰凝、血瘀壅结颈前为基本病机，以颈前喉结两旁结块肿大为主要临床特征的一类疾病。瘿病一名，首见于《诸病源候论·瘿候》。在中医著作里，又有称为瘿、瘿气、瘿瘤、瘿囊、影袋等。

二、历史沿革

早在公元前3世纪，我国已有关于瘿病的记载。战国时期的《庄子·德充符》即有“瘿”的病名。而《吕氏春秋·尽数篇》所说的“轻水所，多秃与瘿人”，不仅记载了瘿病的存在，而且观察瘿的发病与地理环境密切有关。《三国志·魏书》引《魏略》谓：贾逵“发愤生瘿，后所病稍大，自启愿欲令医割之”，而曹操劝告贾逵：“吾闻十人割瘿九人死”。这个历史故事说明，在公元3世纪前，已经进行过手术治疗瘿病的探索。《肘后方》首先用昆布、海藻治疗瘿病。《诸病源候论·瘿候》指出瘿病的病因主要是情志内伤及水土因素。谓：“瘿者由忧恚气结所生，亦曰饮沙水，沙随气入于脉，搏颈下而成之。”“诸山水黑土中，山泉流者，不可久居，常食令人作瘿病，动气增患。”《千金要方》及《外台秘要》记载了数十个治疗瘿病的方剂，其中常用到海藻、昆布、羊靥、鹿靥等药，表明此时对含碘药物及用甲状腺作脏器疗法已有相当认识。《圣济总录·瘿瘤门》指出瘿病以山区发病较多，“山居多瘿颈，处险而瘿也”。并从病因的角度将五瘿做了归类，“石瘿、泥瘿、劳瘿、忧瘿、气瘿是为五瘿。石与泥则因山水饮食而得之；忧、劳、气则本于七情”。《三因极一病证方论·瘿瘤证治》主要根据瘿病局部证候的不同，提出了瘿病的另外一种分类法：“坚硬不可移者，名曰石瘿；皮色不变，即名肉瘿；筋脉露结者，名筋瘿；赤脉交络者，名血瘿；随忧愁消长者，名气瘿”，并谓“五瘿皆不可妄决破，决破则脓血崩溃，多致夭枉。”《儒门事亲·瘿》谓“海带、海藻、昆布三味，皆海中之物，但得二味，投之于水瓮中，常食亦可消矣”，以之作为防治瘿病的方法。《医学入门·外科脑颈门·瘿瘤》又将瘿病称之为瘿气或影囊，“原因忧恚所致，故又曰瘿气，今之所谓影囊者是也”。《本草纲目》明确指出黄药子有“凉血降火，消瘿解毒”的功效，并记载了在用黄药子酒治疗瘿病时，“常把镜自照，觉消便停饮”及“以线逐日度之，乃知其效也”的观察疗效的方法。《外科正宗·瘿瘤论》提出瘿瘤的主要病理是气、痰、瘀壅结的观点，“夫人生瘿瘤之症，非阴阳正气结肿，乃五脏瘀血、浊气、痰滞而成”，采用的主要治法是“行散气血”“行痰顺气”“活血消坚”。该书所载的海藻玉壶汤等方，至今仍为临床所习用。《杂病源流犀烛·瘿瘤》说：“瘿瘤者，气血凝滞、年数深远、渐长渐大之症。何谓瘿，其皮宽，有似樱桃，故名瘿，亦名瘿气，又名影袋。”指出瘿多因气血凝滞，日久渐结而成。

《诸病源候论·瘿候》:“瘿者，由忧恚气结所生，亦曰饮沙水，沙随气入于脉，搏颈下而成之。初作与樱核相似，而当颈下也，皮宽不急，垂捶捶然是也。恚气结成瘿者，但垂核捶捶，无脉也。饮沙水成瘿者，有核痛痛无根，浮动在皮中。”“养生方云：诸山水黑土中出泉流者，不可久居，常食令人作瘿病，动气增患。”《外台秘要·瘿病方》：“小品瘿病者始作与樱核相似，其瘿病喜当颈下，当中央不偏两旁也。”《证治准绳·疡医·瘿瘤》：“藻药散，治气瘿。海藻一两，黄药子二两”；“黄药酒，治忽生瘿疾及一二年者”。《寿世保元·瘿瘤》：“夫瘿瘤者，多因气血所伤，而作斯疾也。大抵人之气血，循环无滞，瘿瘤之患，如调摄失宜，血凝结皮肉之中，忽然肿起，状如梅子，久则滋长。瘿有五种：曰石、肉、筋、血、气也。”

本病主要包括以颈前结块肿大为特征的病证。西医学中具有甲状腺肿大表现的一类疾病，如单纯性甲状腺肿大、甲状腺功能亢进、甲状腺肿瘤，以及慢性淋巴细胞性甲状腺炎等疾病，可参考本篇辨证论治。

三、病因病机

瘿病的病因主要是情志内伤和饮食及水土失宜，但也与体质因素有密切关系。

1. 情志内伤

由于长期忿郁恼怒或忧思郁虑，使气机郁滞、肝气失于条达。津液的正常循行及输布均有赖气的统帅。气机郁滞，则津液易于凝聚成痰。气滞痰凝，壅结颈前，则形成瘿病。其消长常与情志有关。痰气凝滞日久，使气血的运行也受到障碍而产生血行瘀滞，则可致瘿肿较硬或有结节。

2. 饮食及水土失宜

饮食失调，或居住在高山地区，水土失宜，一则影响脾胃的功能，使脾失健运，不能运化水湿，聚而生痰；二则影响气血的正常运行，痰气瘀结颈前则发为瘿病。在古代瘿病的分类名称中即有泥瘿、土瘿之名。

3. 体质因素

妇女的经、孕、产、乳等生理特点与肝经气血有密切关系，遇有情志、饮食等致病因素，常引起气郁痰结、气滞血瘀及肝郁化火等病理变化，故女性易患瘿病。另外，素体阴虚之人，痰气郁结之后易于化火，更加伤阴，易使病情缠绵。

由上可知，气滞痰凝壅结颈前是瘿病的基本病理，日久引起血脉瘀阻，以致气、痰、瘀三者合而为患。部分病例由于痰气郁结化火，火热耗伤阴津，而导致阴虚火旺的病理变化，其中尤以肝、心两脏阴虚火旺的病变更为突出。

侯建宁主任医师认为：瘿病初起多实，病久则由实致虚，尤以阴虚、气虚为主，以致成为虚实夹杂之证。

四、辨证要点

1. 辨证候之虚实

瘿病以气、痰、瘀壅结颈前为主要病机，所以一般属于实证，其中应着重辨明有无血瘀。病程久后，由实致虚，常出现阴虚、气虚的病变及相应的症状，其中以心、肝阴虚尤为多见，从而成为虚实夹杂的证候。

2. 辨火热之有无

瘿病日久每易郁而化火，应综合症状和舌脉辨别其有无火热，若有，则应辨别火热的程度。

五、治疗原则

理气化痰，消瘿散结为基本治则。瘿肿质地较硬及有结节者，应适当配合活血化瘀。肝火亢盛及火热伤阴者，则当以清肝泻火及滋阴降火为主。

六、分证论治

1. 气郁痰阻

症状：颈前正中肿大，质软不痛；颈部觉胀，胸闷，喜太息，或兼胸胁窜痛，病情的波动常与情志因素有关。苔薄白，脉弦。

治法：理气舒郁，化痰消瘿。

方药：四海舒郁丸加减。

方解：方中以青木香、陈皮疏肝理气，昆布、海带、海藻、海螵蛸、海蛤壳化痰软坚，消瘿散结。

随症加减：胸闷、胁痛者，加柴胡、郁金、香附理气解郁。咽颈不适加桔梗、牛蒡子、木蝴蝶、射干利咽消肿。

2. 痰结血瘀

症状：颈前出现肿块，按之较硬或有结节，肿块经久未消，胸闷，纳差。苔薄白或白腻，脉弦或涩。

治法：理气活血，化痰消瘿。

方药：海藻玉壶汤加减。

方解：方中以海藻、昆布、海带化痰软坚，消瘿散结；青皮、陈皮、半夏、贝母、连翘、甘草理气化痰散结；当归、川芎养血活血，共同起到理气活血、化痰消瘿的作用。

随症加减：结块较硬及有结节者，可酌加黄药子、三棱、莪术、蜂房、丹参等，以增强活血软坚、消瘿散结的作用。胸闷不舒加郁金、香附理气开郁。郁久化火而见烦热、舌红、苔黄、脉数者，加夏枯草、丹皮、玄参以清热泻火。纳差便溏者，加白术、茯苓、怀山药健脾益气。

3. 肝火炽盛

症状：颈前轻度或中度肿大，一般柔软、光滑，烦热，容易出汗，性情急躁易怒，眼球突出，手指颤抖，面部烘热，口苦。舌质红，苔薄黄，脉弦数。

治法：清肝泻火。

方药：栀子清肝汤合藻药散加减。

方解：栀子清肝汤中以柴胡、芍药疏肝解郁清热；茯苓、甘草、当归、川芎益脾养血活血；栀子、丹皮清泄肝火；配合牛蒡子散热利咽消肿。藻药散以海藻、黄药子消瘿散结，黄药子且有凉血降火的作用。

随症加减：肝火亢盛，烦躁易怒，脉弦数者，可加龙胆草、夏枯草清肝泻火。风阳内盛，手指颤抖者，加石决明、钩藤、白蒺藜、牡蛎平肝熄风。兼见胃热内盛而见多食易饥者，加生石膏、知母清泄胃热。

4. 肝阴虚

症状：瘿肿或大或小，质软，病起缓慢，心悸不宁，心烦少寐，易出汗，手指颤动，眼干，目眩，倦怠乏力。舌质红，舌体颤动，脉弦细数。

治法：滋养阴精，宁心柔肝。

方药：天王补心丹加减。

方解：方中以生地、玄参、麦冬、天冬养阴清热；人参、茯苓、五味子、当归益气生血；丹参、酸枣仁、柏子仁、远志养心安神。

随症加减：肝阴亏虚、肝经不和而见胁痛隐隐者，可仿一贯煎加枸杞子、川楝子养肝疏肝。虚风内动，手指及舌体颤动者，加钩藤、白蒺藜、白芍疏肝熄风。脾胃运化失调致大便稀溏，便次增加者，加白术、薏苡仁、怀山药、麦芽健运脾胃。肾阴亏虚而见耳鸣、腰酸膝软者，酌加龟板、桑寄生、牛膝、菟丝子滋补肾阴。病久正气伤耗、精血不足而见消瘦乏力，妇女月经少或经闭，男子阳痿者，可酌加黄芪、山茱萸、熟地、枸杞子、制首乌等补益正气、滋养精血。

侯建宁主任医师认为：瘿病的治疗一般均以理气化痰、活血软坚、消瘿散结为主。但对于火旺及阴虚表现明显的瘿病，则应重在滋阴降火，此时若用消瘿散结的药物，一般多选用黄药子。黄药子有小毒，久服对肝脏不利，因本病治疗时间往往较长，在需要较长时间服用时，黄药子的剂量以不超过 12g 为宜，以免造成对肝脏的损害。

七、病案验案

患者张某某，女，43 岁，主因“颈前肿大、手抖 1 年，加重 1 周”就诊。患者诉 1 年前因与家人生气后出现颈前肿大，手抖，心烦，在外院诊断为“甲亢”，一直在外服中药治疗，仍觉手抖、心烦、颈前肿大，大便 3 次/d。舌红，苔薄黄，脉弦。中医诊断：瘿病（肝郁化火证）。西医诊断：甲状腺功能亢进。方药：栀子清肝汤合藻药散加减。柴胡 12g，炒白芍 15g，茯苓 15g，当归 12g，川芎 10g，炒栀子10g，牡丹皮 10g，海藻 12g，昆布 12g，牡蛎 30g，黄药子 10g，龙胆草 10g，夏枯草 15g，蒺藜 10g，钩藤 10g。4 剂，水煎服，每日 1 剂，分 2 次温服。患者服药 4 剂后，复诊颈前肿大较前好转，但手抖无明显变化。在原方基础上加龙齿平肝潜阳、滋阴降火。继服 7 剂，颈部肿大较前明显好转，心烦仍有。在原方基础上，加竹叶6g、黄芩 9g 清心除烦。继服 7 剂。回访 2 月患者症状较前好转。

按： 中医认为：本病的发生主要与情绪及体质有关，病在肝脏，肝主疏泄，性喜条达，七情不遂，肝郁气滞，恼怒伤肝，气郁化火，日久伤及肝阴，肝阴亏损，阴虚阳亢，故手抖。

第二十一章 心 悸

一、疾病定义

心悸是因外感或内伤，致气血阴阳亏虚，心失所养；或痰饮瘀血阻滞，心脉不畅，引起以心中急剧跳动，惊慌不安，甚则不能自主为主要临床表现的一种病证。

二、历史沿革

《内经》虽无心悸或惊悸、怔忡之病名，但有类似症状记载，如《素问·举痛论》："惊则心无所依，神无所归，虑无所定，故气乱矣。"并认为其病因有宗气外泄、心脉不通、突受惊恐、复感外邪等，并对心悸脉象的变化有深刻认识。《素问·三部九候论》说："参伍不调者病。"最早记载脉律不齐是疾病的表现。《素问·平人气象论》说："脉绝不至曰死，乍疏乍数曰死。"最早认识到心悸时严重脉律失常与疾病预后的关系。汉代张仲景在《伤寒论》及《金匮要略》中以惊悸、心动悸、心下悸等为病证名，认为其主要病因有惊扰、水饮、虚损及汗后受邪等，记载了心悸时表现的结、代、促脉及其区别，提出了基本治则及炙甘草汤等治疗心悸的常用方剂。宋代《济生方·惊悸怔忡健忘门》率先提出怔忡病名，对惊悸、怔忡的病因病机、辨证、治法做了较为详细的记述。《丹溪心法·惊悸怔忡》中提出心悸当"责之虚与痰"的理论。明代《医学正传·惊悸怔忡健忘证》对惊悸、怔忡的区别与联系有详尽的描述。《景岳全书·怔忡惊恐》认为怔忡由阴虚劳损所致，且"虚微动亦微，虚甚动亦甚"，在治疗与护理上主张"速宜节欲节劳，切戒酒色"；"速宜养气养精，滋培根本"。清代《医林改错》论述了瘀血内阻导致心悸怔忡，记载了用血府逐瘀汤治疗心悸每多获效。

根据本病的临床表现，西医学的各种原因引起的心律失常，如心动过速、心动过缓、过早搏动、心房颤动或扑动、房室传导阻滞、病态窦房结综合征、预激综合征及心功能不全、神经官能症等，凡以心悸为主要临床表现时，均可参考本篇辨证论治。

三、病因病机

1. 体虚久病或禀赋不足

素体虚弱，或久病失养，劳欲过度，气血阴阳亏虚，以致心失所养，发为心悸。

2. 饮食劳倦

嗜食膏粱厚味，煎炸炙煿，蕴热化火生痰，或伤脾滋生痰浊，痰火扰心而致心悸。劳倦太过伤脾，或久坐卧伤气，引起生化之源不足，而致心血虚少，心失所养，神不潜藏，而发为心悸。

3. 七情所伤

平素心虚胆怯，突遇惊恐或情怀不适，悲哀过极，忧思不解等七情扰动，忤犯心神，心神动摇，不能自主而心悸。

4. 感受外邪

风寒湿三气杂至，合而为痹，痹证日久，复感外邪，内舍于心，痹阻心脉，心之气血运行受阻，发为心悸；或风寒湿热之邪，由血脉内侵于心，耗伤心之气血阴阳，亦可引起心悸。如温病、疫毒均可灼伤营阴，心失所养而发为心悸。或邪毒内扰心神，心神不安，也可发为心悸，如春温、风温、暑温、白喉、梅毒等病，往往伴见心悸。

5. 药物中毒

药物过量或毒性较剧，损害心气，甚则损伤心质，引起心悸，如附子、乌头，或西药洋地黄、奎尼丁、肾上腺素、阿托品等，当用药过量或不当时，均能引发心动悸、脉结代一类证候。

四、辨证要点

1. 辨惊悸与怔忡

大凡惊悸发病，多与情绪有关，可由骤遇惊恐，忧思恼怒，悲哀过极或过度紧张而诱发，多为阵发性，病来虽速，病情较轻，实证居多，病势轻浅，可自行缓解，不发时如常人。怔忡多由久病体虚、心脏受损所致，无精神因素亦可发生，常持续心悸，心中惕惕，不能自控，活动后加重，病情较重，每属实证，或虚中夹实，病来虽渐，不发时亦可见脏腑虚损症状。惊悸日久不愈，亦可形成怔忡。

2. 辨虚实

心悸证候特点多为虚实夹杂，虚者指脏腑气血阴阳亏虚，实者多指痰饮、瘀血、火邪之类。辨证时，要注意分清虚实的多寡，以决定治疗原则。

3. 辨脉象

观察脉象变化是心悸辨证中重要的客观内容，常见的异常脉象如结脉、代脉、促脉、涩脉、迟脉，要仔细体会，掌握其临床意义。临床应结合病史、症状，推断脉症从舍。一般认为，阳盛则促，数为阳热，若脉虽数、促而沉细、微细，伴有面浮肢肿，动则气短，形寒肢冷，舌淡者，为虚寒之象。阴盛则结，迟而无力为虚，脉象迟、结、代者，一般多属虚寒，其中结脉表示气血凝滞，代脉常为元气虚衰、脏气衰微。凡久病体虚而脉象弦滑搏指者为逆，病情重笃而脉象散乱模糊者为病危之象。

4. 辨病情

对心悸的临床辨证应结合引起心悸原发疾病的诊断，以提高辨证准确性，如功能性心律失常所引起的心悸，常表现为心率快速型心悸，多属心虚胆怯，心神动摇；冠心病心悸，多为气虚血瘀，或由痰瘀交阻而致；风心病引起的心悸，以心脉痹阻为主；病毒性心肌炎引起的心悸，多由邪毒外侵，内舍于心，常呈气阴两虚，瘀阻络脉证。

五、治疗原则

心悸虚证由脏腑气血阴阳亏虚、心神失养所致者，治当补益气血、调理阴阳，以求气血调畅、阴平阳秘，并配合应用养心安神之品，促进脏腑功能的恢复。心悸实证常因于痰饮、瘀血等所致，治当化痰、涤饮、活血化瘀，并配合应用重镇安神之品，以求邪去正安，心神得宁。临床上心悸表现为虚实夹杂时，当根据虚实之多少，攻补兼施，或以攻邪为主，或以扶正为主。

侯建宁主任医师在心悸病辨治中常以“以畅为用，调理气机”理论为指导，灵活应用经典方。对于胆虚肝旺，心神不宁的患者常疏泄肝胆，培补元气，固摄心气，以疗心病。临床以疏肝理气、温胆安神之剂，方以安神定志丸合温胆汤治之，若见伴有惊恐不能独处者更以金属之品如生铁落治之，取“木性散发，敛之以金气，则木不过散”之意。对于肝胆不和之患者则以和解少阳、疏肝解郁治之。临床常以逍遥散或小柴胡汤加减治疗。伴有肝郁传脾者则可与归脾汤治之，并配以芳香化湿醒脾之药如藿香、佩兰、香附等。若症见心中悸动，烦躁易怒者则可与栀子豉汤清心泻热。

六、辨证论治

1. 心虚胆怯

症状：心悸不宁，善惊易恐，坐卧不安，少寐多梦而易惊醒，食少纳呆，恶闻声响。苔薄白，脉细略数或细弦。

治法：镇惊定志，养心安神。

方药：安神定志丸加减。

方义：龙齿、朱砂镇惊宁神；茯苓、茯神、石菖蒲、远志安神定志；人参益气养心。可加琥珀、磁石重镇安神。

2. 心脾两虚

症状：心悸气短，头晕目眩，少寐多梦，健忘，面色无华，神疲乏力，纳呆食少，腹胀便溏。舌淡红，脉细弱。

治法：补血养心，益气安神。

方药：归脾汤加减。

方义：当归、龙眼肉补养心血；黄芪、人参、白术、炙甘草益气以生血；茯神、远志、酸枣仁宁心安神；木香行气，令补而不滞。若心悸气短，神疲乏力，心烦失眠，五心烦热，自汗盗汗，胸闷，面色无华，舌淡红少津，苔少或无，脉细数，为气阴两虚，治以益气养阴、养心安神，用炙甘草汤加减。气虚甚者加黄芪、党参；血虚甚者加当归、熟地；阳虚甚而汗出肢冷，脉结或代者，加附片、肉桂；阴虚甚者，加麦冬、阿胶、玉竹；自汗、盗汗者，加麻黄根、浮小麦。

3. 心阳不振

症状：心悸不安，胸闷气短，动则尤甚，面色苍白，形寒肢冷。舌淡苔白，脉虚弱，或沉细无力。

治法：温补心阳，安神定悸。

方药：桂枝甘草龙骨牡蛎汤加减。

方义：桂枝、炙甘草温补心阳；生龙齿、生牡蛎安神定悸。大汗出者，重用人参、黄芪，加煅龙骨、煅牡蛎、山萸肉，或用独参汤煎服；心阳不足、寒象突出者，加黄芪、人参、附子益气温阳；夹有瘀血者，加丹参、赤芍、桃仁、红花等。

4. 水饮凌心

症状：心悸，胸闷痞满，渴不欲饮，下肢浮肿，形寒肢冷，伴有眩晕，恶心呕吐，流涎，小便短少。舌淡苔滑，脉沉细而滑。

治法：振奋心阳，化气利水。

方药：苓桂术甘汤加减。

方义：茯苓淡渗利水；桂枝、炙甘草通阳化气；白术健脾祛湿。兼见恶心呕吐，加半夏、陈皮、生姜皮和胃降逆止呕；尿少肢肿，加泽泻、猪苓、防己、大腹皮、车前子利水渗湿；兼见水湿上凌于肺，肺失宣降，出现咳喘，加杏仁、桔梗以开宣肺气，葶苈子、五加皮、防己以泻肺利水；兼见瘀血者，加当归、川芎、丹参活血化瘀。若肾阳虚衰，不能制水，水气凌心，症见心悸、咳喘、不能平卧、浮肿、小便不利可用真武汤，温阳化气利水。方中附子温肾暖土；茯苓健脾渗湿；白术健脾燥湿；白芍利小便，通血脉；生姜温胃散水。

5. 心血瘀阻

症状：心悸，胸闷不适，心痛时作，痛如针刺，唇甲青紫。舌质紫暗或有瘀斑，脉涩或结或代。

治法：活血化瘀，理气通络。

方药：桃仁红花煎加减。

方义：桃仁、红花、丹参、赤芍、川芎活血化瘀；延胡索、香附、青皮理气通脉止痛；生地、当归养血和血。胸部窒闷不适，去生地之滋腻，加沉香、檀香、降香利气宽胸。胸痛甚，加乳香、没药、五灵脂、蒲黄、三七粉等活血化瘀，通络定痛。兼气虚者，去理气之青皮，加黄芪、党参、黄精补中益气。兼血虚者，加何首乌、枸杞子、熟地滋养阴血。兼阴虚者，加麦冬、玉竹、女贞子滋阴。兼阳虚者，加附子、肉桂、淫羊藿温补阳气。兼挟痰浊，而见胸满闷痛，苔浊腻者，加瓜蒌、薤白、半夏理气宽胸化痰。心悸由瘀血所致，也可选用丹参饮或血府逐瘀汤。

七、病案验案

任某某，男性，23 岁，因“心悸间作 2 月余”于 2021 年 1 月 31 日初诊。患者自诉 2020 年 11 月中旬因发热腹泻 1d 后而感心慌胸闷，于外院就诊，查心电图示“心动过速”，血沉升高，EB 病毒 IgG（+），诊断为“病毒性心肌炎”，予以抗病毒、营养心肌、控制心率等治疗，半月后症状逐渐缓解，但心慌胸闷反复发作，多次查心电图提示窦性心动过速、室性早搏或 ST–T 轻度异常改变。刻下症见：患者心慌胸闷时有发作，劳累后明显，无胸痛，身倦乏力，面色少华，潮热汗出，夜寐欠佳，小便黄赤，大便正常，舌质红，花剥苔，脉细数。查体：血压 115/75 mmHg；心率 106 次/min。中医诊断：心悸病（热毒侵心，心神失养）。西医诊断：窦性心动过速。治法：清热解毒，养心复脉。处方：金银花 30g，连翘 20g，苦参 10g，黄连 3g，板蓝根 20g，淡竹叶 10g，玄参 15g，生地黄 15g，麦冬 10g，莲子心 5g。7 剂，水煎服，每日 1 剂，分 2 次温服。

二诊（2021 年 2 月 7 日）：胸闷明显改善，潮热不显，夜能入睡，舌苔少津，脉弦细。更方为西洋参 6g，麦冬 15g，五味子 6g，苦参 6g，玉竹 10g，黄连 6g，丹参 10g，秦艽 10g，竹叶 6g。7 剂，水煎服，早晚各 1 次。病情痊愈，随访 1 年未复发。

第二十二章　胸　　痹

一、疾病定义

胸痹心痛是由于正气亏虚，饮食、情志、寒邪等所引起的以痰浊、瘀血、气滞、寒凝痹阻心脉，以膻中或左胸部发作性憋闷、疼痛为主要临床表现的一种病证。轻者偶发短暂轻微的胸部沉闷或隐痛，或为发作性膻中或左胸隐隐不适感；重者疼痛剧烈，或呈压榨样绞痛。常伴有心悸，气短，呼吸不畅，甚至喘促，惊恐不安，面色苍白，冷汗自出等。多由劳累、饱餐、寒冷及情绪激动而诱发，亦可无明显诱因或安静时发病。

二、历史沿革

“心痛”，病名最早见于马王堆古汉墓出土的《五十二病方》。“胸痹”病名最早见于《内经》，对本病的病因、一般症状及真心痛的表现均有记载。《素问·藏气法时论》：“心病者，胸中痛，胁支满，胁下痛，膺背肩胛间痛，两臂内痛。”《灵枢·厥病》：“真心痛，手足青至节，心痛甚，旦发夕死，夕发旦死。”《金匮要略·胸痹心痛短气病脉证治》认为心痛是胸痹的表现，“胸痹缓急”，即心痛时发时缓为其特点，其病机以阳微阴弦为主，以辛温通阳或温补阳气为治疗大法，代表方剂如瓜蒌薤白半夏汤、瓜蒌薤白白酒汤及人参汤等。后世医家丰富了本病的治法，如元代危亦林《世医得效方》用苏合香丸芳香温通治卒暴心痛。明代王肯堂《证治准绳·心痛胃脘痛》明确指出心痛、胸痛、胃脘痛之别，对胸痹心痛的诊断是一大突破，在诸痛门中用失笑散及大剂量红花、桃仁、降香活血理气止痛治死血心痛。

三、病因病机

1. 年老体虚

本病多发于中老年人，年过半百，肾气渐衰。肾阳虚衰则不能鼓动五脏之阳，引起心气不足或心阳不振，血脉失于阳之温煦、气之鼓动，则气血运行滞涩不畅，发为心痛；若肾阴亏虚，则不能滋养五脏之阴，阴亏则火旺，灼津为痰，痰热上犯于心，心脉痹阻，则为心痛。

2. 饮食不当

恣食肥甘厚味或经常饱餐过度，日久损伤脾胃，运化失司，酿湿生痰，上犯心胸，清阳不展，气机不畅，心脉痹阻，遂成本病；或痰郁化火，火热又可炼液为痰，灼血为瘀，痰瘀交阻，痹阻心脉而成心痛。

3. 情志失调

忧思伤脾，脾虚气结，运化失司，津液不行输布，聚而为痰，痰阻气机，气血运行不畅，心脉痹阻，发为胸痹心痛。或郁怒伤肝，肝郁气滞，郁久化火，灼津成痰，气滞痰浊痹阻心脉，而成胸痹心痛。沈金鳌《杂病源流犀烛·心病源流》认为七情除“喜之气能散外，余皆足令心气郁结而为痛也”。由于肝气通于心气，肝气滞则心气涩，所以七情太过，是引发本病的常见原因。

4. 寒邪内侵

素体阳虚，胸阳不振，阴寒之邪乘虚而入，寒凝气滞，胸阳不展，血行不畅，而发本病。《素问·举痛论》：“寒气入经而稽迟，泣而不行，客于脉外则血少，客于脉中则气不通，故卒然而痛。”《诸病源候论·心腹痛病诸候》曰：“心腹痛者，由脏腑虚弱，风寒客于其间故也。”《医门法律·中寒门》云：“胸痹心痛，然总因阳虚，故阴得乘之。”阐述了本病由阳虚感寒而发作，故天气变化、骤遇寒凉而诱发胸痹心痛。

侯建宁主任医师总结认为，胸痹病基本病机为阳微阴弦，心脉痹阻，不通则痛，为本虚标实、虚实夹杂之证，虚证以气虚多见，实证以血瘀多见。多见于中老年人，脏腑机能亏虚，心气不足；且脾为后天之本，脾气亏虚，气血生化乏源，致心气不足，鼓动无力，血行不畅，日久致瘀；瘀阻血脉，心脉不通，心脉失养，日久致气虚更甚，互为因果，因而气虚血瘀为本病的主要证型之一。

四、辨证要点

1. 辨疼痛部位

局限于胸膺部位，多为气滞或血瘀；放射至肩背、咽喉、脘腹，甚至臂属、手指者，为痹阻较著；胸痛彻背、背痛彻心者，多为寒凝心脉或阳气暴脱。

2. 辨疼痛性质

是辨别胸痹心痛的寒热虚实，在气在血的主要参考，临证时再结合其他症状、脉象而作出准确判断。属寒者，疼痛如绞，遇寒则发，或得冷加剧；属热者，胸闷、灼痛，得热痛甚；属虚者，痛势较缓，其痛绵绵或隐隐作痛，喜揉喜按；属实者，痛势较剧，其痛如刺、如绞；属气滞者，闷重而痛轻；属血瘀者，痛如针刺，痛有定处。

3. 辨疼痛程度

疼痛持续时间短暂，瞬间即逝者多轻，持续不止者多重，若持续数小时甚至数日不休者常为重病或危候。一般疼痛发作次数与病情轻重程度成正比，即偶发者轻，频发者重。但亦有发作次数不多而病情较重的情况，必须结合临床表现，具体分析判断。若疼痛遇劳发作，休息或服药后能缓解者为顺证，若服药后难以缓解者常为危候。

五、治疗原则

针对本病本虚标实，虚实夹杂，发作期以标实为主，缓解期以本虚为主的病机特点，其治疗应补其不足，泻其有余。本虚宜补，权衡心之气血阴阳之不足，有无兼见肝、脾、肾脏之亏虚，调阴阳补气血，调整脏腑之偏衰，尤应重视补心气、温心阳；标实当泻，针对气滞、血瘀、寒凝、痰浊而理气、活血、温通、化痰，尤重活血通络、理气化痰。补虚与祛邪的目的都在于使心脉气血流通，通则不痛，故活血通络法在不同的证型中可视病情随证配合。由于本病多为虚实夹杂，故要做到补虚勿忘邪实，祛实勿忘本虚，权衡标本虚实之多少，确定补泻法度之适宜。同时，在胸痹心痛的治疗中，尤其在真心痛的治疗时，在发病的前三四天内，警惕并预防脱证的发生，对减少死亡率、提高治愈率更为重要。必须辨清证候之顺逆，一旦发现脱证之先兆，如疼痛剧烈，持续不解，四肢厥冷，自汗淋漓，神萎或烦躁，气短喘促，脉或速、或迟、或结、或代、或脉微欲绝等，必须尽早使用益气固脱之品，并中西医结合救治。

六、分证论治

1. 寒凝心脉

症状：卒然心痛如绞，或心痛彻背，背痛彻心，或感寒痛甚，心悸气短，形寒肢冷，冷汗自出。苔薄白，脉沉紧或促。多因气候骤冷或感寒而发病或加重。

治法：温经散寒，活血通痹。

方药：当归四逆汤加减。

方义：桂枝、细辛温散寒邪，通阳止痛；当归、芍药养血活血；芍药、甘草缓急止痛；通草通利血脉；大枣健脾益气。全方共呈温经散寒，活血通痹之效。可加瓜蒌、薤白通阳开痹。疼痛较著者，可加延胡索、郁金活血理气定痛。

2. 气滞心胸

症状：心胸满闷不适，隐痛阵发，痛无定处，时欲太息，遇情志不遂时容易诱发或加重，或兼有脘腹胀闷，得嗳气或矢气则舒。苔薄或薄腻，脉细弦。

治法：疏调气机，和血舒脉。

方药：柴胡疏肝散加减。

方义：本方由四逆散（枳实改枳壳）加香附、川芎、陈皮组成，四逆散能疏肝理气，其中柴胡与枳壳相配可升降气机，白芍与甘草同用可缓急舒脉止痛，加香附、陈皮以增强理气解郁之功，香附又为气中血药，川芎为血中气药，故可活血且能调畅气机。全方共奏疏调气机，和血舒脉功效。若兼有脘胀、嗳气、纳少等脾虚气滞的表现，可用逍遥散疏肝行气，理脾和血。若气郁日久化热，心烦易怒，口干，便秘，舌红苔黄，脉数者，用丹栀逍遥散疏肝清热。如胸闷心痛明显，为气滞血瘀之象，可合用失笑散，以增强活血行瘀、散结止痛之作用。

3. 痰浊闭阻

症状：胸闷重而心痛轻，形体肥胖，痰多气短，遇阴雨天而易发作或加重，伴有倦怠乏力，纳呆便溏，口黏，恶心，咯吐痰涎。苔白腻或白滑，脉滑。

治法：通阳泄浊，豁痰开结。

方药：瓜蒌薤白半夏汤加减。

方义：瓜蒌、薤白化痰通阳，行气止痛；半夏理气化痰。常加枳实、陈皮行气滞，破痰结；加石菖蒲化浊开窍；加桂枝温阳化气通脉；加干姜、细辛温阳化饮，散寒止痛。全方加味后共奏通阳化饮，泄浊化痰，散结止痛功效。若患者痰黏稠，色黄，大便干，苔黄腻，脉滑数，为痰浊郁而化热之象，用黄连温胆汤清热化痰；因痰阻气机，可引起气滞血瘀，另外，痰热与瘀血往往互结为患，故要考虑到血脉滞涩的可能，常配伍郁金、川芎理气活血，化瘀通脉。胸痹心痛，痰浊闭阻可酌情选用半夏、瓜蒌、竹茹、苍术、桔梗、莱菔子、浙贝母等化痰散结之品，但由于脾为生痰之源，临床应适当配合健脾化湿之品。

4. 瘀血痹阻

症状：心胸疼痛剧烈，如刺如绞，痛有定处，甚则心痛彻背，背痛彻心，或痛引肩背，伴有胸闷，日久不愈，可因暴怒而加重。舌质暗红，或紫暗，有瘀斑，舌下瘀筋，苔薄，脉涩或结、代、促。

治法：活血化瘀，通脉止痛。

方药：血府逐瘀汤加减。

方义：由桃红四物汤合四逆散加牛膝、桔梗组成。以桃仁、红花、川芎、赤芍、牛膝活血祛瘀而通血脉；柴胡、桔梗、枳壳、甘草调气疏肝；当归、生地补血调肝，活血而不耗血，理气而不伤阴。兼寒者，可加细辛、桂枝等温通散寒之品；兼气虚者，加黄芪、党参、白术等补中益气之品。若瘀血痹阻重证，表现胸痛剧烈，可加乳香、没药、郁金、延胡索、丹参等加强活血理气止痛的作用。

5. 心阳不振

症状：胸闷或心痛较著，气短，心悸怔忡，自汗，动则更甚，神倦怯寒，面色㿠白，四肢欠温或肿胀。舌质淡胖，苔白腻，脉沉细迟。

治法：补益阳气，温振心阳。

方药：桂甘龙牡汤加减。

方义：方中人参、附子大补元气，温补真阳；桂枝、甘草温阳化气，振奋心阳，两方共奏补益阳气。若阳虚寒凝心脉，心痛较剧者，可酌加吴茱萸、高良姜、细辛。若阳虚寒凝而兼气滞血瘀者，可选用薤白、降香、延胡索、乳香、没药等偏于温性的理气活血药物。

七、病案验案

田某，女，77 岁，2020 年 8 月 13 日初诊。主诉："阵发性胸闷气短 1 年余，加重 1 周"。现病史：患者 1 年前无明显诱因出现胸闷气短，偶发胸痛，间断服用中药治疗，未见明显改善。2015 年 4 月于外院行冠脉造影示：右冠 80%节段性狭窄，前降支 60%节段性狭窄，第一对角支近中段狭窄 80%，回旋支近段狭窄 50%，后于右冠植入支架 1 枚，术后规律服用西药，症状缓解。1 周前因劳累再次出现胸闷气短，伴心慌，休息后不能缓解，遂来就诊。刻下症：胸闷气短，无明显胸痛，乏力，心慌，口苦，怕热，自汗盗汗，偶腹胀呃逆，纳少，眠差，入睡困难，腰痛，二便可。舌暗红，苔薄黄腻，脉弱。既往高血压、高脂血症，脑梗死病史。辅助检查：心电图：窦性心律，ST–T 轻度改变；甘油三酯：1.53mmol/L，低密度脂蛋白：2.99 mmol/L，总胆固醇 4.67mmol/L。患者长期服用阿司匹林、单硝酸异山梨酯、酒石酸美托洛尔、硝苯地平缓释片等药物。西医诊断：冠心病（PCI 术后）；高血压病；高脂血症。中医诊断：胸痹心痛（气虚血瘀兼痰热证），益气活血兼清热化痰。处方：黄芪 30g，太子参 15g，桂枝 15g，甘草 12g，桃仁 9g，红花 9g，生地 12g，当归 12g，川芎 10g，赤芍 12g，丹参 20g，半夏 9g，陈皮 9g，枳实 9g，黄连 9g，远志 9g，酸枣仁 40g，柏子仁 18g。4 剂，水煎服，每日 1 剂，早晚分服。

2021 年 8 月 27 日二诊：服前方后，患者觉胸闷、气短、乏力、心慌的症状明显缓解，阴雨天诱发胸闷气短，仍口苦，烘热汗出，纳可，入睡困难，夜间睡眠 3~4h，二便调。舌淡红，苔薄黄腻，脉弦紧。处方：黄芪 30g，太子参 15g，桂枝 15g，炙甘草 10g，苍术 15g，茯苓 20g，白芍 12g，当归 12g，细辛 3g，红花 9g，五味子 10g，百合 15g，远志 9g，酸枣仁 40g，柏子仁 18g，生龙骨 30g，生牡蛎 30g。

按：患者老年女性，脾胃虚弱，胃的腐熟及脾的运化功能减弱则腹胀呃逆，气短、乏力、心慌、自汗、脉弱是气虚的体现，气虚无力推动血液运行则成血瘀。瘀久化热，则兼口苦，怕热，舌暗红、苔薄黄腻是体内血瘀兼痰热的表现。处方以黄芪、太子参、桂枝、甘草温补阳气，桃红四物汤加丹参活血通脉，加半夏、陈皮、枳实、黄连以清热化痰，因患者眠差，故加酸枣仁、柏子仁、远志养心安神。二诊患者诸症减轻，唯睡眠差，仍以温阳益气通脉为主，加百合以清心安神，生龙牡、琥珀以镇静安神。随后复诊，患者睡眠明显改善，胸闷、气短、心慌诸症未作。

第二十三章 消 渴 病

一、疾病定义

消渴病是由于先天禀赋不足，复因情志失调、饮食不节等原因所导致的以阴虚燥热为基本病机，以多尿、多饮、多食、乏力、消瘦，或尿有甜味为典型临床表现的一种疾病。

二、历史沿革

《内经》认为五脏虚弱、过食肥甘、情志失调是引起消渴的原因，而内热是其主要病机。《金匮要略》立专篇讨论，并最早提出治疗方药。《诸病源候论·消渴候》论述其并发症说："其病变多发痈疽。"《外台秘要·消中消暑肾消》引《古今录验》说："渴而饮水多，小便数……甜者，皆是消渴病也。"又说"每发即小便至甜"，"焦枯消瘦"，对消渴的临床特点做了明确的论述。刘河间对其并发症做了进一步论述，《宣明论方·消渴总论》说：消渴一证"可变为雀目或内障"，《儒门事亲·三消论》说："夫消渴者，多变聋盲、疮癣、痤疿之类"，"或蒸热虚汗，肺痿劳嗽"。《证治准绳·消瘅》在前人论述的基础上，对三消的临床分类做了规范，"渴而多饮为上消(经谓膈消)，消谷善饥为中消（经谓消中)，渴而便数有膏为下消（经谓肾消)"。明清及其之后，对消渴的治疗原则及方药，有了更为广泛深入的研究。

消渴病与西医学的糖尿病基本一致。西医学的尿崩症，因具有多尿、烦渴的临床特点，与消渴病有某些相似之处，可参考本篇辨证论治。

三、病因病机

1. 禀赋不足

早在春秋战国时代，即已认识到先天禀赋不足，是引起消渴病的重要内在因素。《灵枢·五变》说"五脏皆柔弱者，善病消瘅"，其中尤以阴虚体质最易罹患。

2. 饮食失节

长期过食肥甘，醇酒厚味，辛辣香燥，损伤脾胃，致脾胃运化失职，积热内蕴，化燥伤津，消谷耗液，发为消渴。《素问·奇病论》说："此肥美之所发也，此人必数食甘美而多肥也，肥者令人内热，甘者令人中满，故其气上溢，转为消渴。"

3. 情志失调

长期过度的精神刺激，如郁怒伤肝，肝气郁结，或劳心竭虑，营谋强思等，以致郁久化火，火热内燔，消灼肺胃阴津而发为消渴。正如《临证指南医案·三消》说："心境愁郁，内火自燃，乃消症大病。"

4. 劳欲过度

劳欲过度，肾精亏损，虚火内生，则火因水竭益烈，水因火烈而益干，终致肾虚肺燥胃热俱现，发为消渴。如《外台秘要·消渴消中》说："房劳过度，致令肾气虚耗，下焦生热，热则肾燥，肾燥则渴。"

侯建宁主任医师总结认为，本病总属阴虚为本，燥热为标，二者亦互为因果。其病变脏腑主要在肺、胃、肾，但常常兼加出现，而尤以肾为重要。肾阴亏则虚火生，则上灼心肺致烦渴多饮，中燔脾胃而消谷善饥，下失固摄水谷精微下注小便则尿多味甘。消渴阴伤日久则会阴损及阳，最终阴阳俱损。病消日久入络，则血瘀脉阻。

四、辨证要点

1. 辨病位

消渴病的三多症状往往同时存在，但根据其表现程度的轻重不同，而有上、中、下三消之分，及肺燥、胃热、肾虚之别。通常把以肺燥为主，多饮症状较突出者，称为上消；以胃热为主，多食症状较为突出者，称为中消；以肾虚为主，多尿症状较为突出者，称为下消。

2. 辨标本

本病以阴虚为主，燥热为标，两者互为因果，常因病程长短及病情轻重的不同，阴虚和燥热之表现各有侧重。一般初病多以燥热为主，病程较长者则阴虚与燥热互见，日久则以阴虚为主。进而由于阴损及阳，可见气阴两虚，并可导致阴阳俱虚之证。

3. 辨本证与并发症

多饮、多食、多尿和乏力、消瘦为消渴病本证的基本临床表现，而易发生诸多并发症为本病的另一特点。本证与并发症的关系，一般以本证为主，并发症为次。多数患者，先见本证，随病情的发展而出现并发症。但亦有少数患者与此相反，如少数中老年患者，"三多"及消瘦的本证不明显，常因痈疽、眼疾、心脑病症等为线索，最后确诊为本病。

五、治疗原则

本病的基本病机是阴虚为本，燥热为标，故清热润燥、养阴生津为本病的治疗大法。《医学心悟·三消》说："治上消者，宜润其肺，兼清其胃"；"治中消者，宜清其胃，兼滋其肾"；"治下消者，宜滋其肾，兼补其肺"，可谓深得治疗消渴之要旨。由于本病常发生血脉瘀滞及阴损及阳的病变，以及易并发痈疽、眼疾、劳嗽等症，故还应针对具体病情，及时合理地选用活血化瘀、清热解毒、健脾益气、滋补肾阴、温补肾阳等治法。

六、辨证论治

1. 肺热津伤

症状：烦渴多饮，口干舌燥，尿频量多。舌边尖红，苔薄黄，脉洪数。

治法：清热润肺，生津止渴。

方药：消渴方。

方义：重用天花粉以生津清热，佐黄连清热降火，生地黄、藕汁等养阴增液，尚可酌加葛根、麦冬以加强生津止渴的作用。若烦渴不止，小便频数，而脉数乏力者，为肺热津亏，气阴两伤，可选用玉泉丸或二冬汤。玉泉丸中，以人参、黄芪、茯苓益气，天花粉、葛根、麦冬、乌梅、甘草等清热生津止渴。二冬汤中，重用人参益气生津，天冬、麦冬、天花粉、黄芩、知母清热生津止渴。二方同中有异，前者益气作用较强，而后者清热作用较强，可根据临床需要加以选用。

2. 胃热炽盛

症状：多食易饥，口渴，尿多，形体消瘦，大便干燥。苔黄，脉滑实有力。

治法：清胃泻火，养阴增液。

方药：玉女煎。

方义：以生石膏、知母清肺胃之热，生地黄、麦冬滋肺胃之阴，川牛膝活血化瘀，引热下行。可加黄连、栀子清热泻火。大便秘结不行，可用增液承气汤润燥通腑、"增水行舟"，待大便通后，再转上方治疗。本证亦可选用白虎加人参汤。方中以生石膏、知母清肺胃、除烦热，人参益气扶正，甘草、粳米益胃护津，共奏益气养胃、清热生津之效。

3. 肾阴亏虚

症状：尿频量多，混浊如脂膏，或尿甜，腰膝酸软，乏力，头晕耳鸣，口干唇燥，皮肤干燥、瘙痒。舌红苔少，脉细数。

治法：滋阴补肾，润燥止渴。

方药：六味地黄丸。

方义：以熟地滋肾填精为主药；山萸肉固肾益精，山药滋补脾阴、固摄精微，该二药在治疗时用量可稍大；茯苓健脾渗湿，泽泻、丹皮清泄肝肾火热，共奏滋阴补肾、补而不腻之效。阴虚火旺而烦躁，五心烦热，盗汗，失眠者，可加知母、黄柏滋阴泻火。尿量多而混浊者，加益智仁、桑螵蛸、五味子等益肾缩泉。气阴两虚而伴困倦，气短乏力，舌质淡红者，可加党参、黄芪、黄精补益正气。

七、病案验案

周某某，女，57岁，2020年3月3日首诊。症状：近2个月前口渴、倦怠乏力，精神不振，失眠健忘，小便频数、汗出；伴头晕耳鸣。舌淡红而干燥，少苔，脉细无力。空腹血糖23.3mmol/L。中医诊断：消渴病（气阴两虚症）；西医诊断：2型糖尿病。治法：益气养阴，生津养胃。方药：消渴方加减。黄连10g，石斛15g，天冬10g，麦冬15g，郁金15g，菖蒲10g，远志15g，生地黄15g，山药30g，山茱萸15g，茯苓15g，泽泻10g，牡丹皮10g，黄芪30g，西洋参10g，五味子10g，覆盆子10g，金樱子10g，益智仁10g。

2020年3月10日二诊。症状：口渴、倦怠乏力、耳鸣有所减轻，尿量减少，汗出症状消失。舌淡红、略干燥，苔薄白，脉细、沉取不甚有力。空腹血糖18.6mmol/L。处方：前方基础上去金樱子、五味子。

2020年3月18日三诊。症状：上述症状均减轻，小便正常，耳鸣症状消失，仍轻度口渴、乏力。舌淡红，苔薄白，脉细、沉取关脉略无力。空腹血糖8.8mmol/L。处方：二诊处方去覆盆子、益智仁。

2020年3月25日四诊。症状：无不适；空腹血糖5.8mml/L。此后随访5年，血糖均正常。

第二十四章　腰　　痛

一、疾病定义

腰痛是指腰部感受外邪，或因劳伤，或由肾虚而引起气血运行失调，脉络绌急，腰府失养所致的以腰部一侧或两侧疼痛为主要症状的一类病证。

二、历史沿革

腰痛一病，古代文献早有论述，《素问·脉要精微论》指出："腰者，肾之府，转摇不能，肾将惫矣。"说明了肾虚腰痛的特点。《素问·刺腰痛》认为腰痛主要属于足六经之病，并分别阐述了足三阳、足三阴及奇经八脉经络病变时发生腰痛的特征和相应的针灸治疗。《内经》在其他篇章还分别叙述了腰痛的性质、部位与范围，并提出病因以虚、寒、湿为主。《金匮要略》已开始对腰痛进行辨证论治，创肾虚腰痛用肾气丸、寒湿腰痛用干姜苓术汤治疗，两方一直为后世所重视。《诸病源候论》在病因学上充实了"坠隋伤腰""劳损于肾"等病因，分类上分为卒腰痛与久腰痛。《千金要方》《外台秘要》增加了按摩、宣导疗法和护理等内容。金元时期，对腰痛的认识已经比较充分，如《丹溪心法·腰痛》指出腰痛病因有"湿热、肾虚、瘀血、挫闪、痰积"，并强调肾虚的重要作用。清代，对腰痛病因病机和证治规律已有系统的认识和丰富的临床经验。《七松岩集·腰痛》指出："然痛有虚实之分，所谓虚者，是两肾之精神气血虚也，凡言虚证，皆两肾自病耳。所谓实者，非肾家自实，是两腰经络血脉之中，为风寒湿之所侵，闪肭挫气之所碍，腰内空腔之中，为湿痰瘀血凝滞不通而为痛，当依据脉证辨悉而分治之。"对腰痛常见病因和分型做了概括。《证治汇补·腰痛》指出："唯补肾为先，而后随邪之所见者以施治，标急则治标，本急则治本，初痛宜疏邪滞、理经隧，久痛宜补真元、养血气。"这种分清标本先后缓急的治疗原则，对临床很有意义。

西医学中的风湿性腰痛、腰肌劳损、脊柱病变之腰痛等，参照本篇辨证论治。

三、病因病机

1. 外邪侵袭

多由居处潮湿，或劳作汗出当风，衣裹冷湿，或冒雨着凉，或长夏之季，劳作于湿热交蒸之处，寒湿、湿热、暑热等六淫邪毒乘劳作之虚，侵袭腰府，造成腰部经脉受阻，气血不畅而发生腰痛。若寒邪为病，寒伤阳，主收引，腰府阳气既虚，络脉又壅遏拘急故生腰痛。若湿邪为病，湿性重着、黏滞、下趋，滞碍气机，可使腰府经气郁而不行，血络瘀而不畅，以致肌肉筋脉拘急而发腰痛。感受湿热之邪，热伤阴，湿伤阳，且湿热黏滞，壅遏经脉，气血郁而不行而腰痛。

2. 气滞血瘀

腰部持续用力，劳作太过，或长期体位不正，或腰部用力不当，屏气闪挫，跌仆外伤，劳损腰府筋脉气血，或久病入络，气血运行不畅，均可使腰部气机壅滞，血络瘀阻而生腰痛。

3. 肾亏体虚

先天禀赋不足，加之劳累太过，或久病体虚，或年老体衰，或房事不节，以致肾精亏损，无以濡养腰府筋脉而发生腰痛。历代医家都重视肾亏体虚是腰痛的重要病机。如《灵枢·五癃津液别》说："虚，故腰背痛而胫酸。"《景岳全书·腰痛》也认为："腰痛之虚证十居八九。"

侯建宁主任医师总结认为，腰背经脉空虚是腰痛的发病基础，正虚则易受风寒湿邪侵袭，对患者腰部气血运行造成影响，肝主筋、肾主骨，肾虚导致韧带松弛、脊柱不稳、瘀血内生，加上坐姿不当或劳累等因素导致犯病，因而该病为筋脉痹阻，腰府失养，为本虚标实之证。另外侯建宁主任医师还强调"腰痛之虚证十居八九"，认为该病主要是因肾气不足加上外感风邪所致，劳伤则肾虚，虚则易受风冷，风冷与正气交争，故腰腿痛。因而对于该病的治疗应以补益肝肾为主，随症治之。

四、辨证要点

1. 辨外感内伤

有久居冷湿，劳汗当风，冒受湿热，或腰部过度劳累，跌仆伤损病史，起病急骤，或腰痛不能转侧，表现为气滞血瘀征象者，为外感腰痛；年老体虚，或具烦劳过度，七情内伤，气血亏虚病史，起病缓慢，腰痛绵绵，时作时止，表现为肾虚证候者，属内伤腰痛。

2. 辨标本虚实

肾精不足，气血亏虚为本；邪气内阻，经络壅滞为标。《景岳全书·腰痛》说："既无表邪，又无湿热，或以年衰，或以劳苦，或以酒色斫丧，或以七情忧郁，则悉属真阴虚证。"

五、治疗原则

腰痛分虚实论治，虚者以补肾壮腰为主，兼调养气血；实者祛邪活络为要，针对病因，施之以活血化瘀、散寒除湿、清泻湿热等法。虚实兼夹者，分清主次，标本兼顾治疗。

六、分证论治

1. 寒湿腰痛

症状：腰部冷痛重着，转侧不利，逐渐加重，每遇阴雨天或腰部感寒后加剧，痛处喜温，得热则减。苔白腻而润，脉沉紧或沉迟。

治法：散寒除湿，温经通络。

方药：渗湿汤。

方义：干姜、甘草、丁香散寒温中，以壮脾阳；苍术、白术、橘红健脾燥湿；茯苓健脾渗湿。诸药合用，温运脾阳以散寒，健运脾气以化湿利湿，故寒去湿除，诸症可解。寒甚痛剧，拘急不适，肢冷面白者，加附子、肉桂、白芷以温阳散寒。湿盛阳微，腰身重滞，加独活、五加皮除湿通络。兼有风象，痛走不定者，加防风、羌活疏风散邪。病久不愈，累伤正气者，改用独活寄生汤扶正祛邪。

2. 湿热腰痛

症状：腰髋弛痛，牵掣拘急，痛处伴有热感，每于夏季或腰部着热后痛剧，遇冷痛减，口渴不欲饮，尿色黄赤，或午后身热，微汗出。舌红，苔黄腻，脉濡数或弦数。

治法：清热利湿，舒筋活络。

方药：加味二妙散。

方义：以黄柏、苍术辛开苦燥以清化湿热，绝其病源；防己、萆薢利湿活络，畅达气机；当归、牛膝养血活血，引药下行直达病所；龟板补肾滋肾，既防苦燥伤阴，又寓已病防变。诸药合用，寓攻于补，攻补兼施，使湿热去而不伤正。临证多加土茯苓、木瓜以渗湿舒筋，加强药效。热重烦痛，口渴尿赤者，加栀子、生石膏、银花藤、滑石以清热除烦。湿偏重，伴身重痛、纳呆者，加防己、萆薢、蚕砂、木通等除湿通络。兼有风象而见咽喉肿痛，脉浮数者，加柴胡、黄芩、僵蚕发散风邪。湿热日久兼有伤阴之象者，加二至丸以滋阴补肾。

3. 瘀血腰痛

症状：痛处固定，或胀痛不适，或痛如锥刺，日轻夜重，或持续不解，活动不利，甚则不能转侧，痛处拒按，面晦唇暗。舌质隐青或有瘀斑，脉多弦涩或细数。病程迁延，常有外伤、劳损史。

治法：活血化瘀，理气止痛。

方药：身痛逐瘀汤。

方义：以当归、川芎、桃仁、红花活血化瘀，以疏达经络；配以没药、五灵脂、地龙化瘀消肿止痛；香附理气行血；牛膝强腰补肾，活血化瘀，又能引药下行直达病所。诸药合用，可使瘀去壅解，经络气血畅达而止腰痛。因无周身疼痛，故可去原方中之秦艽、羌活，若兼风湿痹痛者，仍可保留应用，甚至再加入独活、威灵仙等以兼祛风除湿。若疼痛剧烈，日轻夜重，瘀血痼结者，可酌加䗪虫、地鳖虫协同方中地龙类搜剔、通络祛瘀作用。由于闪挫扭伤，或体位不正而引起者，加乳香、没药以活络止痛，加青皮、香附以行气通络之力，若为新伤也可配服七厘散。有肾虚之象而出现腰膝酸软者，加杜仲、川续断、桑寄生以强壮腰肾。

本证也可配合膏药敷贴。如阿魏膏外敷腰部，方由阿魏、羌活、独活、玄参、官桂、赤芍、苏合香油、生地、豭鼠矢、大黄、白芷、天麻、红花、麝香、土木鳖、黄丹、芒硝、乳香、没药组成。或外用成药红花油、速效跌打膏等。

配合推拿与理疗，也会取得较好的疗效。

4. 肾虚腰痛

症状：腰痛以酸软为主，喜按喜揉，腿膝无力，遇劳则甚，卧则减轻，常反复发作。偏阳虚者，则少腹拘急，面色㿠白，手足不温，少气乏力。舌淡，脉沉细。偏阴虚者，则心烦失眠，口燥咽干，面色潮红，手足心热。舌红少苔，脉弦细数。

治法：偏阳虚者，宜温补肾阳；偏阴虚者，宜滋补肾阴。

方药及方义：偏阳虚者以右归丸为主方温养命门之火。方中用熟地、山药、山茱萸、枸杞子培补肾精，是为阴中求阳之用；杜仲强腰益精；菟丝子补益肝肾；当归补血行血。诸药合用，共奏温肾壮腰之功。偏阴虚者以左归丸为主方以滋补肾阴。方中熟地、枸杞、山茱萸、龟板胶填补肾阴；配菟丝子、鹿角胶、牛膝以温肾壮腰，肾得滋养则虚痛可除。若虚火甚者，可酌加大补阴丸送服。如腰痛日久不愈，无明显的阴阳偏虚者，可服用青娥丸补肾以治腰痛。

七、病案验案

陈某，男，53岁。腰腿关节疼痛已20余年，年年复发，就诊前一天夜里起床小便，突然右侧坐骨神经痛发作，不能行走，倒于地上，患者呻吟嚎叫，诉周身酸痛难忍，尤以腰及右腿为甚，面色惨淡，口不渴，畏风寒。舌淡，苔白腻，脉浮紧。检查关节无红、热、肿现象。中医诊断：腰痛病（肝肾不足兼寒邪阻络）。治法：滋补肝肾，祛寒逐邪，通络止痛。方药：独活寄生汤加减。独活10g，羌活10g，桑寄生18g，秦艽6g，防风6g，当归10g，白芍15g，桑椹15g，川芎15g，太子参20g，杜仲10g，牛膝10g，知母10g，炙甘草6g。3剂，水煎服，每日1剂，分2次温服。同时配合针灸。3d后患者痛缓可以起床，5d后饮食起居可自理。后以原方加减，连服20余剂而愈。随访3年，一切如常，未见再发。

第二十五章 胁　　痛

一、疾病定义

胁痛是以胁肋部疼痛为主要表现的一种肝胆病证。胁，指侧胸部，为腋以下至第十二肋骨部位的统称。如《医宗金鉴·卷八十九》明确指出："其两侧自腋而下，至肋骨之尽处，统名曰胁。"《医方考·胁痛门》又谓："胁者，肝胆之区也。"且肝胆经脉布于两胁，故"胁"现代又指两侧下胸肋及肋缘部，肝胆胰所居之处。

胁痛是肝胆疾病中常见之证，临床有许多病证都是依据胁痛来判断其为肝胆病或系与肝胆有关的疾病。

二、历史沿革

本病证早在《内经》就有记载，并明确指出胁痛的发生主要是肝胆的病变。如《素问·热论》曰："三日少阳受之，少阳主胆，其脉循胁络于耳，故胸胁痛而耳聋。"《素问·刺热论》谓："肝热病者，小便先黄……胁满痛。"《灵枢·五邪》说："邪在肝，则两胁中痛。"其后，历代医家对胁痛病因的认识，在《内经》的基础上，逐步有了发展。《景岳全书·胁痛》将胁痛病因分为外感与内伤两大类，并提出以内伤为多见。《临证指南医案·胁痛》对胁痛之属久病入络者，善用辛香通络、甘缓补虚、辛泄祛瘀等法，立方遣药，颇为实用，对后世医家影响较大。《类证治裁·胁痛》在叶氏的基础上将胁痛分为肝郁、肝瘀、痰饮、食积、肝虚诸类，对胁痛的分类与辨证论治作出了一定的贡献。

胁痛病证，可与西医多种疾病相联系，如急性肝炎、慢性肝炎、肝硬化、肝寄生虫病、肝癌、急性胆囊炎、慢性胆囊炎、胆石症、慢性胰腺炎、胁肋外伤以及肋间神经痛等。以上疾病若以胁痛为主要症状时皆可参考本篇辨证论治。

三、病因病机

胁痛主要责之于肝胆。因为肝位居于胁下，其经脉循行两胁，胆附于肝，与肝呈表里关系，其脉亦循于两胁。肝为刚脏，主疏泄，性喜条达；主藏血，体阴而用阳。若情志不舒，饮食不节，久病耗伤，劳倦过度，或外感湿热等病因，累及于肝胆，导致气滞、血瘀、湿热蕴结，肝胆疏泄不利，或肝阴不足，络脉失养，即可引起胁痛。其具体病因病机分述如下：

1. 肝气郁结

若情志不舒，或抑郁，或暴怒气逆，均可导致肝脉不畅，肝气郁结，气机阻滞，不通则痛，发为胁痛。如《金匮翼·胁痛统论》说："肝郁胁痛者，悲哀恼怒，郁伤肝气。"肝气郁结胁痛，日久有化火、伤阴、血瘀之变。故《杂病源流犀烛·肝病源流》又说："气郁，由大怒气逆，或谋虑不决，皆令肝火动甚，以致胠胁肋痛。"

2. 瘀血阻络

气行则血行，气滞则血瘀。肝郁气滞可以及血，久则引起血行不畅而瘀血停留，或跌仆闪挫，恶血不化，均可致瘀血阻滞胁络，不通则痛，而成胁痛。故《临证指南医案·胁痛》曰："久病在络，气血皆窒。"《类证治裁·胁痛》谓："血瘀者，跌仆闪挫，恶血停留，按之痛甚。"

3. 湿热蕴结

外感湿热之邪，侵袭肝胆，或嗜食肥甘醇酒辛辣，损伤脾胃，脾失健运，生湿蕴热，内外之湿热，均可蕴结于肝胆，导致肝胆疏泄不利，气机阻滞，不通则痛，而成胁痛。《素问·刺热论》说："肝热病者……胁满痛。"《证治汇补·胁痛》也曾谓：胁痛"至于湿热郁火，劳役房色而病者，间亦有之"。

4. 肝阴不足

素体肾虚，或久病耗伤，或劳欲过度，均可使精血亏损，导致水不涵木，肝阴不足，络脉失养，不荣则痛，而成胁痛。正如《金匮翼·胁痛统论》所说："肝虚者，肝阴虚也，阴虚则脉绌急，肝之脉贯膈布胁肋，阴虚血燥则经脉失养而痛。"

总之，胁痛主要责之于肝胆，且与脾、胃、肾相关。病机转化较为复杂，既可由实转虚，又可由虚转实，而成虚实并见之证；既可气滞及血，又可血瘀阻气，以致气血同病。胁痛的基本病机为气滞、血瘀、湿热蕴结致肝胆疏泄不利，不通则痛，或肝阴不足，络脉失养，不荣则痛。

四、辨证要点

1. 辨外感、内伤

外感胁痛是由湿热外邪侵袭肝胆，肝胆失于疏泄条达而致，伴有寒、热表证，且起病急骤，同时可出现恶心呕吐、目睛发黄、苔黄腻等肝胆湿热症状；内伤胁痛则由肝郁气滞，瘀血内阻，或肝阴不足所引起，不伴恶寒、发热等表证，且起病缓慢，病程较长。

2. 辨在气在血

一般说来，气滞以胀痛为主，且游走不定，时轻时重，症状的轻重每与情绪变化有关；血瘀以刺痛为主，且痛处固定不移，疼痛持续不已，局部拒按，入夜尤甚，或胁下有积块。

3. 辨虚实

实证由肝郁气滞，瘀血阻络，外感湿热之邪所致，起病急，病程短，疼痛剧烈而拒按，脉实有力；虚证由肝阴不足，络脉失养所引起，常因劳累而诱发，起病缓，病程长，疼痛隐隐，悠悠不休而喜按，脉虚无力。

五、治疗原则

胁痛的治疗着眼于肝胆，分虚实而治。实证宜理气、活血通络、清热祛湿；虚证宜滋阴养血柔肝。临床上还应据"痛则不通""通则不痛"的理论，以及肝胆疏泄不利的基本病机，在各证中适当配伍疏肝理气、利胆通络之品。

六、分证论治

1. 肝气郁结

症状：胁肋胀痛，走窜不定，甚则连及胸肩背，且情志不舒则痛增，胸闷，善太息，得嗳气则舒，饮食减少，脘腹胀满。舌苔薄白，脉弦。

治法：疏肝理气。

方药：柴胡疏肝散。

方中柴胡疏肝解郁，香附、枳壳、陈皮理气除胀，川芎活血行气通络，白芍、甘草缓急止痛，全方共奏疏肝理气止痛之功。若气滞及血、胁痛重者，酌加郁金、川楝子、延胡索、青皮以增强理气活血止痛之功；若兼见心烦急躁、口干口苦、尿黄便干、舌红苔黄、脉弦数等气郁化火之象，酌加栀子、黄芩、龙胆草等清肝之品；若伴胁痛、肠鸣、腹泻者，为肝气横逆、脾失健运之证，酌加白术、茯苓、泽泻、薏苡仁以健脾止泻；若伴有恶心呕吐，是为肝胃不和、胃失和降，酌加半夏、陈皮、藿香、生姜等以和胃降逆止呕。

2. 瘀血阻络

症状：胁肋刺痛，痛处固定而拒按，疼痛持续不已，入夜尤甚，或胁下有积块，或面色晦暗。舌质紫暗，脉沉弦。

治法：活血化瘀，理气通络。

方药：血府逐瘀汤。

方用桃仁、红花、当归、生地黄、川芎、赤芍活血化瘀而养血，柴胡行气疏肝，桔梗开肺气，枳壳行气宽中，牛膝通利血脉，引血下行。若瘀血严重，有明显外伤史者，应以逐瘀为主，方选复元活血汤。方以大黄、桃仁、红花活血祛瘀，散结止痛，当归养血祛瘀，柴胡疏肝理气，天花粉消肿化痰，甘草缓急止痛，调和诸药。还可加三七粉另服，以助祛瘀生新之效。

3. 湿热蕴结

症状：胁肋胀痛，触痛明显而拒按，或引及肩背，伴有脘闷纳呆，恶心呕吐，厌食油腻，口干口苦，腹胀尿少，或有黄疸。舌苔黄腻，脉弦滑。

治法：清热利湿，理气通络。

方药：龙胆泻肝汤。

方中龙胆草、栀子、黄芩清肝泻火，柴胡疏肝理气，木通、泽泻、车前子清热利湿，生地、当归养血清热益肝。可酌加郁金、半夏、青皮、川楝子以疏肝和胃，理气止痛。若便秘，腹胀满者为热重于湿，肠中津液耗伤，可加大黄、芒硝以泄热通便存阴。若白睛发黄，尿黄，发热口渴者，可加茵陈、黄柏、金钱草以清热除湿，利胆退黄。久延不愈者，可加三棱、莪术、丹参、当归尾等活血化瘀。对于湿热蕴结的胁痛，祛邪务必要早，除邪务尽，以防湿热胶固，酿成热毒，导致治疗的困难。

4. 肝阴不足

症状：胁肋隐痛，绵绵不已，遇劳加重，口干咽燥，两目干涩，心中烦热，头晕目眩。舌红少苔，脉弦细数。

治法：养阴柔肝，佐以理气通络。

方药：一贯煎。

本方为柔肝的著名方剂。组方原则宗叶氏“肝为刚脏，非柔润不能调和”之意，在滋阴补血以养肝的基础上少佐疏调气机，通络止痛，宜于肝阴不足，络脉不荣的胁肋作痛。方中生地、枸杞滋养肝肾，沙参、麦冬、当归滋阴养血柔肝，川楝子疏肝理气止痛。若两目干涩，视物昏花，可加草决明、女贞子；头晕目眩甚者，可加钩藤、天麻、菊花；若心中烦热，口苦甚者，可加栀子、丹参。肝阴不足所致胁痛，除久病体虚、失血等原因外，尚有因使用香燥理气之品太过所致者。一般说来，气滞作胀作痛，病者苦于疼痛胀急，但求一时之快，医者不察病起于虚，急于获效，以致香燥理气太过而伤肝阴，应引以为戒。

七、病案验案

患者张某，男，72岁，主因“反复右侧胁肋部胀痛8年余，加重1周”就诊。曾多次就诊于门诊，查腹部B超提示胆囊壁增厚，肝内胆管略增宽，未见结石，腹部增强CT未见明显异常，胃镜提示慢性萎缩性胃炎，胆汁反流，肠镜未见明显异常，曾于银川市第一人民医院中医科、银川市中医医院、银川市第一人民医院消化科等地方多次就诊，疗效差，遂来门诊。刻下症见：面色青黄，神疲乏力，口干口苦，情绪焦虑，心烦眠差，头晕，大便不规则，右侧胁肋部胀痛，或绕脐痛。舌暗红，苔黄腻边甚，脉弦细。中医诊断：胁痛病（肝郁脾虚，肝胆湿热证）。治疗：疏肝健脾，清利肝胆湿热。方药：小柴胡汤加减。柴胡 15g，黄芩 12g，香附 15g，郁金 15g，元胡 15g，川楝子 10g，白芍15g，炙甘草 10g，丹参 15g，降香 10g，茵陈 30g，半夏 10g，陈皮 10g，生姜10g，乌药 15g，车前子 15g，通草 9g，三棱 15g，莪术 15g。7 剂后患者诉右侧胁肋部疼痛明显减轻，口干减轻，仍有口苦，睡眠差，略感头晕，情绪仍焦虑。侯健宁主任医师认为此患者口苦咽干目眩，小柴胡汤证典型症状，兼有脾虚之象，上方基础上去车前子、茵陈，加党参 15g、茯苓 15g、首乌藤 15g、黄连 9g、煅磁石 30g。再进7 剂，诸症均减，连续口服汤药 20 余剂，胁痛症状基本缓解，面色转佳。

第二十六章　黄　　疸

一、疾病定义

黄疸是因时气疫毒、湿热、寒湿等外邪侵袭，或饮食失节，嗜酒无度，误食毒物，或劳倦内伤，以致疫毒滞留，寒湿阻遏，湿热交蒸，气滞血瘀及肝胆脾胃功能失调，胆失疏泄而胆汁泛溢，出现以面、目、身肤发黄，小便黄赤为主要特征的病证。

二、历史沿革

黄疸病证的论述始见于《素问·平人气象论》："溺黄赤安卧者，黄疸……目黄者曰黄疸。"对于黄疸的病因病机，古人多从五行理论入手，盖黄为土色，故病位主要归结在脾胃，外邪主要考虑与湿有关。直至明代，才提出与胆腑有关。《内经》认为，黄疸的病因病机外因主要是暑湿热。《素问·六元正纪大论》："溽暑湿热相搏……民病黄瘅而为浮肿。"《素问·本病论》："……木运先天而至者，中木运抑之也……久而伏郁，即黄埃化疫也……民病……脸肢府黄疸满闭。"至于内伤致黄的原因，《内经》认为，一是由于本经脏腑自病，一是气郁久逆所致。汉代张仲景发展了《内经》病因病机学说，他认为黄疸的病因病机主要是瘀热与寒湿内蕴所致，他在《伤寒论·辨阳明病脉证并治》中说："阳明病……此为瘀热在里，身必发黄"；"伤寒发汗已，身目为黄……以寒湿在里不解故也"。古人也认识到黄疸与感染有关，隋代巢元方在《诸病源候论·黄病诸候·急黄候》中认为："脾胃有热，谷气郁蒸，因为热毒所加，故卒然发黄……"唐代《备急千金翼方·黄疸》也认为黄疸是一种属于传染性的"时行热病，多必内瘀着黄"。另外一些医家对黄疸病因病机学说作出了进一步探讨与补充，他们认为黄疸主要是湿热所致，如宋代《圣济总录·卷六十一·三十六黄》中说："大抵东南之域，其地湿，其气热，湿热相蒸，易成瘴毒，人感其邪，有此黄病。"元代《丹溪手镜·发黄六十一》云："发黄，由湿热相交也，主在脾经。"《医学正传·黄疸》："夫黄疸为病，肌肉必虚肿而色黄，盖湿热郁积于脾胃之中，久而不散，故其土色形予面与肌肤也。”明代张景岳则认为，黄疸中阳黄是湿热所致，而“阳黄证，则全非湿热，而总由气血之败。”他还提出了黄疸与胆腑的关系，指出：“胆黄证……皆因伤胆。盖胆伤则胆气败而胆液泄，故为此证。”清代林佩琴则认为阴黄多由寒湿所致，他在《类证治裁·黄疸论治》中说：“……阴黄多由寒湿，身冷汗出，脉必沉微。”近贤章次公在《章太炎先生论医集·黄疸》中也提出了胆腑受损与黄疸发生的主要病机是由于“胆液为湿所阻，渍之于脾，浸淫肌肉，溢于皮肤”。对于黄疸的治疗，张仲景确立了“诸病黄家，但利其小便”的治则，开创了清热利湿、泄热通腑、淡渗利尿、解表清里、和解枢机、健脾益肾等治疗方法，创制了茵陈蒿汤、栀子柏皮汤、栀子大黄汤、大黄硝石汤、茵陈五苓散、麻黄连翘赤小豆汤、柴胡汤、硝石矾石散、小建中汤、桂枝加黄芪汤、猪膏发煎等方剂。元代罗天益在《卫生宝鉴·发黄》中，根据黄疸的症状分为阴黄与阳黄两大类，指出：“身热不大便，而发黄者，用仲景茵陈蒿汤”，若是“皮肤凉又烦热，欲卧水中，喘呕脉沉细迟无力而发黄者，治用茵陈四逆汤”。张景岳则进一步详细论述了阳黄与阴黄的证治，他在《景岳全书·杂证谟·黄疸》中说：“阳黄证，多以脾湿不流，郁热所致，必须清火邪，利小水，火清则溺白清，溺清则黄白退。轻者，宜茵陈饮、大分清饮、栀子柏皮汤之类主之。若闭结热甚，小便不利，腹满者，宜茵陈蒿汤、栀子大黄汤之类主之。”“阴黄证，多由内伤不足，不可以黄为意，专用清利，但宜调补心脾肾之虚，以培气血，血气复则黄必尽退，如四君子汤、五君子汤、寿脾煎、温胃饮之类，皆心脾之如药也。”明代楼英在《医学纲目·辨诸黄疸》中论述了内伤黄疸的病因病机与治疗，他说：“内伤黄疸，因劳微形体，饮食失节，中州变寒，病生黄，非外感而得，只用建中、理中、大建中足矣。”李梴在《医学入门·黄疸》中也论述了内虚发黄与食积发黄，他说：“内虚发黄……气虚，四君子汤；血虚，四物汤合四苓散，加茵陈、麦门冬；气血俱虚，人参养营汤、八味丸。如饮食劳役失节，中寒生黄者，黄芪建中汤、理中汤。食积者，二陈汤加砂仁。”王肯堂则认为黄疸应治分新久虚实，他在《证治准绳·杂病·黄证》中指出：“治疸须分新久。新病初起，即当消导攻渗，如茵陈五苓散、胃苓饮、茯苓渗湿汤之类无不效者。久病又当变法也，脾胃受伤日久，则血气虚弱，必用补剂，如参术健脾汤、当归秦艽散，使正气盛则邪气退，庶可收功。若心悸、怔忡、耳鸣、脚软，或微寒热，小便赤白浊，又当作虚治，宜参荣汤，或四君子合八味丸，五味子、附子者，皆可用，不可过用寒凉，强通小便。”对于瘀血发黄，古人也有一定的认识，《明医指掌·黄疸五》中论述了瘀血发黄的症状：“瘀血发黄，则发热，小便自利，大便反黑，脉芤涩是也。”现在临床上对此证常用膈下逐瘀汤治疗。《金匮要略》中记载：黄疸病脉证并治，以湿热发黄为重点，还论述了火动发黄、燥结发黄、女劳发黄以及虚黄等。宋代《圣济总录·黄疸门》分为九疸三十六黄；元代罗天益著《卫生宝鉴》总结了前人的经验，进一步明确从热化为阳黄、湿从寒化为阴黄，把阳黄和阴黄的辨证论治系统化，对临床实践指导意义较大，至今仍被采用。对黄疸的传染及其严重性，在沈金鳌著《沈氏尊生书·黄疸》中已有认识，其指出：“又有天行疫疠，以致发黄者，俗称之瘟黄，杀人最急。”本病包括阳黄、阴黄与急黄。黄疸常并见于其他病证，如胁痛、胆胀、鼓胀、肝癌等。

本病与西医所述黄疸意义相同，大体相当于西医学中病毒性肝炎、中毒性肝损伤、肝硬化、胆石症、胆囊炎、先天性胆红素代谢功能缺陷、溶血性黄疸、钩端螺旋体病等具有黄疸体征者，其他如败血症、胰腺炎及妊娠引起的黄疸和肝癌、胆囊癌、胰头癌、乏特氏壶腹周围癌等引起的黄疸。

三、病因病机

1. 病因

(1) 原发病

因湿热或寒湿、时气疫毒等外邪侵袭，是引发外感黄疸的原发病因；劳倦过度、酒食不节、情志抑郁等所致的脏腑虚损，是内伤黄疸的原始病因。

(2) 继发病

因砂石、虫体等阻滞胆道，积聚日久不消或瘀血阻滞胆道，是胆汁外溢产生黄疸的继发病因。

(3) 诱发因素

感受外邪、饮食失节、骤受惊恐、情志不遂、劳倦内伤等均可诱发或加重黄疸。

2. 病机

(1) 发病

黄疸由感受湿热疫毒所致者，病势暴急，病情最凶险，传染性强；而由感受湿热外邪及砂石、虫体阻滞胆道所致者，起病多亦较急；由内伤诸因所致者病势较缓。

(2) 病位

主要病位在肝胆，与脾、胃、心、肾有关。

(3) 病性

外感或急性发作的黄疸，病性以湿热、疫毒等邪实为主。而内伤或慢性发作的黄疸病性以虚实夹杂、本虚标实为多；本虚以脾胃、肝肾、脾肾不足为主，标实以湿热或寒湿、瘀血为特征；或为阳黄，或为阴黄。

(4) 病势

本病一般初始为湿热蕴结脾胃，熏蒸阻滞肝胆。湿热耗伤肝肾之阴，或过用寒凉，湿热寒化，耗伤脾阳，甚或伤及肾之阳气，而同时湿毒滞留，气血运行受阻，则可出现由实转虚或虚实夹杂，以及由中焦病及下焦之势。湿热化毒或感受疫疠之毒邪，热毒炽盛，熏灼肝胆，可进一步耗损心营、肝肾而致上中下三焦俱病之势，出现气血阴阳皆伤之变。而内有所伤，缓慢起病之黄疸，初为脏腑功能不足而兼寒湿或湿热毒邪为患。若正虚不胜邪，则湿毒滞留，气血运行受阻，气滞血瘀，久之则脏腑阴阳更损，虚实兼夹之势出现。

（5）病机转化

外感湿热、饮食不节或酗酒过度，酿生湿热，蕴结于脾胃，熏蒸肝胆之阳黄，可因热盛伤阴而致阴虚湿阻，也可因苦寒药过用伤阳或素体阳虚致湿邪寒化，寒湿困脾，转为阴黄。脾胃肝胆湿热之阳黄，还可因湿热阻滞气机致血行不畅而出现肝胆血瘀；湿热互结化毒，充斥脏腑，可转化为热毒炽盛；热毒不解，深入心营，内陷心包，转化为热毒内陷证；热毒伤正日久可致肝肾阴阳衰竭。感受寒湿或阳黄转阴之寒湿困脾阴黄证，可因阳气受遏，进一步致脾肾阳虚，也可因气血运行受阻，而致瘀滞两胁，肝血瘀阻。

四、辨证要点

1. 首辨性质

一般地，起病迅速，病程短，黄色鲜明，舌红，脉弦数，属热证、实证，为阳黄，其中起病急骤，黄色如金，变化迅速，舌绛者，为急黄；而起病较缓，病程长，黄色晦暗或黧黑，舌淡或暗，脉迟缓，属寒证、虚证，为阴黄。对阳黄需进一步辨湿热孰轻孰重。以发热重，或胸腹热满，按之灼手，口干苦思饮，烦渴不宁，大便干结，小便短赤，舌边尖红紫少津，苔黄腻，脉弦数为主症者，为热重于湿；而以身热不扬，身困倦怠，胸膈痞满，口干黏不思饮，大便黏滞不爽，小便短黄，苔白腻或白滑而厚，脉弦滑或濡稍数为主症者，则属湿重于热。上述两组症状相兼并见，无明显偏重者，为湿热并重。

2. 其次辨病位及证候特征

黄色鲜明，脘腹痞满，纳呆呕恶为主症者，位在脾胃，证属脾胃湿热；黄色鲜明，胁肋胀痛，口苦呕恶为主症者，位在肝胆，属肝胆湿热证；黄色鲜明，胁肋剧痛，痛彻肩背，呕恶严重甚则呕逆胆汁者，位在胆并及于肝，证属胆热瘀结；以黄色如金，高热烦躁，呕吐频作，甚或神昏、抽搐为特征者，位在肝胆，证属热毒炽盛，熏灼肝胆；而身黄如金，入夜身热甚，神昏谵语，皮下斑疹、紫癜或衄血、吐血、便血者，则位在心肝及胆，证属热毒内陷心营；黄色晦暗，肢冷畏寒，腹胀纳少，便溏为主症者，位在脾及肝胆，证属寒湿困脾；若见黄色晦暗，头晕腰酸，脘痞腹胀，肢体困重，五心烦热，舌红苔白腻等症，则位在肝、胆、脾、肾，证属阴虚湿阻；而以黄色暗滞，胁下痞块，舌质淡暗、瘀紫者，则位在肝胆，属血瘀证。

3. 病势轻重

常综合黄疸色泽变化、患者精神状态及全身情况判定。一般认为，黄疸逐渐加深、患者精神萎靡，全身极度疲乏，厌食严重，提示病势加重；黄疸逐渐变浅，患者神清气爽，纳食增加，病情趋向好转，为顺证病轻；黄疸色晦无泽，患者烦躁不宁或神昏嗜睡，纳差呕吐，甚或吐血、衄血，则为逆证，病重。

五、治疗原则

侯建宁主任医师认为黄疸的治疗，首先应据发病情况，分辨外感、内伤与正邪之轻重缓急而采取或急则治标，或缓则治本，或标本兼顾的原则。外感黄疸，属于湿热的，治以清热化湿，同时通利腑气，以使湿热下泄；属于寒湿的应温中健脾、淡渗利湿，以求湿去黄退。急黄热毒炽盛，当以清热解毒、凉营开窍为法。内伤黄疸的治疗，则应以调整肝胆脾胃的功能为主，可分别予以健脾和胃、疏肝利胆、补益脾肾、滋养肝肾、活血化瘀等治法。黄疸的发生，主要因湿邪入于血分瘀阻血脉，胆汁外溢所致，治疗当据黄疸之湿、热、寒之轻重，分别在清利、温化的同时，配伍活血化瘀之品。若湿痰交结，瘀于血脉，则以祛湿、活血化瘀为法。祛邪退黄与调整脏腑功能在临床上常常结合应用，具体用法应根据病邪盛衰、正气强弱、疾病新久及证候转化等情况决定，或单独使用，或分先后主次，或相互组合。

六、分证论治

1. 阳黄

(1) 热重于湿证

主症：身目俱黄，黄色鲜明，发热口渴，或见心中懊恼，腹部胀闷，口干而苦，恶心呕吐，小便短少黄赤，大便秘结。舌苔黄腻，脉象弦数。

治法：清热通腑，利湿退黄。

方药：茵陈蒿汤加减。

方义：方中茵陈味苦微寒，入肝、脾、膀胱经，为清热利湿、疏肝利胆退黄的要药；栀子清泄三焦湿热，利胆退黄；大黄通腑化瘀，泄热解毒，利胆退黄；茵陈配栀子，使湿热从小便而去；茵陈配大黄，使瘀热从大便而解，三药合用，共奏清热利湿、通腑化瘀、利胆退黄和解毒之功。

随症加减：如胁痛较甚，可加柴胡、郁金、川楝子、延胡索等疏肝理气止痛；如热毒内盛，心烦懊恼，可加黄连、龙胆草，以增强清热解毒作用；如恶心呕吐，可加橘皮、竹茹、半夏等和胃止呕。

(2) 湿重于热证

主症：身目俱黄，黄色不及前者鲜明，头重身困，胸脘痞满，食欲减退，恶心呕吐，腹胀或大便溏垢。舌苔厚腻微黄，脉象濡数或濡缓。

治法：利湿化浊运脾，佐以清热。

方药：茵陈五苓散合甘露消毒丹加减。

方义：藿香、白蔻仁、陈皮芳香化浊，行气悦脾；茵陈蒿、车前子、茯苓、薏米、黄芩、连翘利湿清热退黄。

随症加减：如湿阻气机，胸腹痞胀，呕恶纳差等症较著，可加入苍术、厚朴、半夏，以健脾燥湿、行气和胃。

(3) 胆腑郁热证

主症：身目发黄，黄色鲜明，上腹、右胁胀闷疼痛，牵引肩背，身热不退或寒热往来，口苦咽干，呕吐呃逆，尿黄赤，大便秘。舌红苔黄，脉弦滑数。

治法：疏肝泄热，利胆退黄。

方药：大柴胡汤加减。

方义：方中柴胡、黄芩、半夏、生姜和解少阳，和胃降逆；大黄、枳实通腑泄热，利胆退黄；白芍和脾敛阴，柔肝利胆；大枣养胃。

随症加减：若砂石阻滞，可加金钱草、海金沙、玄明粉利胆化石；恶心呕逆明显，加厚朴、竹茹、陈皮和胃降逆。

(4) 疫毒炽盛证（急黄）

主症：发病急骤，黄疸迅速加深，其色如金，皮肤瘙痒，高热口渴，胁痛腹满，神昏谵语，烦躁抽搐，或见衄血、便血，或肌肤瘀斑。舌质红绛，苔黄而燥，脉弦滑或数。

治法：清热解毒，凉血开窍。

方药：千金犀角散加味。

方义：本方主药犀角（以水牛角代之）是清热解毒凉血之要药，配以黄连、栀子、升麻则清热解毒之力更大；茵陈清热利湿，利胆退黄。

随症加减：如神昏谵语，加服安宫牛黄丸以凉开透窍；如动风抽搐者，加用钩藤、石决明，另服紫雪丹，以熄风止痉；如衄血、便血、肌肤瘀斑重者，可加地榆、侧柏叶、紫草、茜根炭等凉血止血。

2. 阴黄

(1) 寒湿阻遏证

主症：身目俱黄，黄色晦暗，或如烟熏，脘腹痞胀，纳谷减少，大便不实，神疲畏寒，口淡不渴。舌淡苔腻，脉濡缓或沉迟。

治法：温中化湿，健脾和胃。

方药：茵陈术附汤加减。本方温化寒湿，用于寒湿阻滞之阴黄。

方义：方中茵陈除湿利胆退黄，附子、干姜温中散寒，佐以白术、甘草健脾和胃。

随症加减：若脘腹胀满，胸闷、呕恶显著，可加苍术、厚朴、半夏、陈皮，以健脾燥湿，行气和胃；若胁腹疼痛作胀，肝脾同病者，当酌加柴胡、香附以疏肝理气；若湿浊不清，气滞血结，胁下癥结疼痛，腹部胀满，肤色苍黄或黧黑，可加服硝石矾石散，以化浊祛瘀软坚。

(2) 脾虚湿滞证

主症：面目及肌肤淡黄，甚则晦暗不泽，肢软乏力，心悸气短，大便溏薄。舌质淡苔薄，脉濡细。

治法：健脾养血，利湿退黄。

方药：黄芪建中汤加减。

方义：黄芪、桂枝、生姜、白术益气温中；当归，白芍、甘草、大枣补养气血；茵陈、茯苓利湿退黄。

随症加减：如气虚乏力明显者，应重用黄芪，并加党参，以增强补气作用；畏寒、肢冷、舌淡者，宜加附子温阳祛寒；心悸不宁、脉细而弱者，加熟地、首乌、酸枣仁等补血养心。

3. 黄疸消退后的调治

(1) 湿热留恋证

主症：脘痞腹胀，胁肋隐痛，饮食减少，口中干苦，小便黄赤。舌苔腻，脉濡数。

治法：清热利湿。

方药：茵陈四苓散加减。

方义：方中茵陈、黄芩、黄柏清热化湿；茯苓、猪苓、泽泻淡渗分利；白术、苏梗、陈皮化湿行气宽中。若热较盛，加黄芩、黄柏；湿邪较重，加萆薢、车前草；胁痛者加川楝子、香附；恶心呕吐者加陈皮、半夏；脘闷者加陈皮、佛手；腹胀痛者加山楂、陈皮；腹泻者加车前子、苍术；大便秘结者加酒大黄；口苦者加黄芩、栀子；畏寒发烧加柴胡、青蒿；瘀滞者加败酱草、丹参。

(2) 肝脾不调证

主症：脘腹痞闷，肢倦乏力，胁肋隐痛不适，饮食欠香，大便不调。舌苔薄白，脉细弦。

治法：调和肝脾，理气助运。

方药：柴胡疏肝散或归芍六君子汤加减。

方义：方中当归、白芍、柴胡、枳壳、香附、郁金养血疏肝；党参、白术、茯苓、山药益气健脾；陈皮、山楂、麦芽理气助运。

(3) 气滞血瘀证

主症：胁下结块，隐痛、刺痛不适，胸胁胀闷，面颈部见有赤丝红纹。舌有紫斑或紫点，脉涩。

治法：疏肝理气，活血化瘀。

方药：逍遥散合鳖甲煎丸。

方义：方中柴胡、枳壳、香附、当归、疏肝理气，赤芍、丹参、桃仁、莪术活血止痛。并服鳖甲煎丸，以软坚消积。

七、病案验案

郁某，女，53岁，工人，2004年10月21日初诊。主诉：巩膜、皮肤黄染2个月。患者今年8月初始低热，右上腹痛，继现巩膜及皮肤黄染，皮肤剧烈瘙痒，且逐渐病情加重。8月20日住某医院内科，经检查确诊为原发性硬化性胆管炎，给予口服泼尼松40mg/d，治疗至今。因黄疸消退不明显来求治。实验室检查：9月13日ERCP示：胰胆管及胆总管均正常。肝内胆管很细，充盈困难。全部胆管系、索均较僵硬。9月27日B超示：原发性硬化性胆管炎可能性大，不排除原发性胆汁性肝硬化。10月6日化验：ESR 78mm/h，ALT 622U/L（正常≤40U/L），AST 462U/L（正常≤50U/L），ALP 203U/L（正常≤53U/L），GGT 63U/L（正常≤40U/L），总胆红素482.2μmol/L（正常≤17μmol/L），直接胆红素312.2μmol/L。现皮肤及巩膜均深度黄染、色鲜明，皮肤瘙痒，精神不振，口干苦，饮食不甘，肝区不适，尿黄不畅，大便正常。低热（体温37.3~37.4℃），舌质淡，苔薄白，脉细弦。辨证：肝胆湿热，气滞血瘀。治法：清利肝胆，活血退黄。处方：柴胡10g，黄芩10g，党参10g，半夏10g，炙甘草6g，茵陈15g，金钱草50g，海金沙10g（包），石菖蒲10g，郁金10g，威灵仙15g，石韦15g，生姜3片，大枣5枚。每日1剂，水煎服。连服14剂。

11月4日复诊：皮肤黄染减轻，尿色变浅，大便转溏，仍低热37.5℃，复查血总胆红素250μmol/L，直接胆红素188μmol/L。舌脉同前。易方逍遥散加牡丹皮10g、黄芩10g、金钱草50g、茵陈15g、生薏苡仁30g、秦艽15g、地骨皮15g。再服14剂。

11月18日三诊：体温正常，黄疸消退明显，尿液变清，大便成形，精神体力饮食均佳。1周前检查肝胆B超同前。化验：ESR 50mm/h，ALT 186U/L，AST 119U/L，ALP 133U/L，GGT 39.2U/L，总胆红素66.19μmol/L，直接胆红素9.41μmol/L。泼尼松用量35mg/d。守10月21日方去威灵仙、石韦，加车前子10g（包）、桑寄生20g、金毛狗脊15g。

以上方为主加减服药40余剂，2004年12月30日复诊时黄疸完全消失，无自觉不适。泼尼松用量25mg/d，复查血ALT 28U/L，AST 20U/L，ALP 101U/L，GGT 14U/L，总胆红素22μmol/L，直接胆红素7.0μmol/L。

按：侯建宁主任医师认为本案系梗阻性黄疸为原发性硬化性胆管炎所致，日久则致胆汁性肝硬化。黄疸病多从湿邪而来。但其往往与热、与寒、与瘀血等密切相关。湿热相合，其黄疸色泽鲜明，多属实证热证，谓之阳黄；寒湿相合，其黄疸色泽晦暗或黧黑，多属虚证寒证，谓之阴黄。本案为阳黄者，属实证热证为主，故侯建宁主任医师以小柴胡汤为主方清泄肝胆郁热，加茵陈、金钱草、海金沙、石菖蒲、郁金、秦艽、威灵仙利胆除湿以退黄。肝脏主疏泄而藏血，疏泄不利则血滞瘀结，气郁血瘀则蕴热生之，其低热久不退者，悉因于此。二诊即易方丹栀逍遥散加减主之，当归、川芎、牡丹皮、秦艽、地骨皮活血凉血而清热，数剂而药到热退。该病例经治虽未痊愈，但肝功能、胆红素几近正常。

第二十七章　水　　肿

一、疾病定义

水肿是指由于肺失通降、脾失转输、肾失开阖、膀胱气化不利，导致体内水液潴留，泛溢肌肤，临床表现以头面、眼睑、四肢、腹背甚至全身浮肿为主要临床表现的病证。水肿既是一个有独立意义的病证，又是多种疾病引起水液代谢的表现。水肿有阴水、阳水之分，阳水易治、阴水难除，久则反复发作，不易速愈，甚至危及生命。

二、历史沿革

本病《内经》称为“水”。《灵枢·水胀》对其症状做了详细的描述，如“水始起也，目窠上微肿，如新卧起之状，其颈脉动，时咳，阴股间寒，足胫肿，腹乃大，其水已成矣。以手按其腹，随手而起，如裹水之状，此其候也。”其发病原因，指出为“外感风邪，病本于肾。如素于皮肤，客于玄府，行于肉里，传为跗肿，本之于肾，名曰风水”。本病《金匮要略》称为“水气”，将水气分为风水、皮水、正水、石水等。《医学入门》从阴水、阳水之说，指出外感邪气者多为阳证，内伤正气者多为阴证。

涉及西医学中的急慢性肾小球肾炎、肾病综合征、继发性肾小球疾病等、其他原因引起的水肿，可参照本篇内容辨证论治。

三、病因病机

水肿一证，其病因有风邪袭表、疮毒内犯、饮食不节及禀赋不足、久病劳倦。水肿的病位在肺、脾、肾，关键在肾。基本病机为肺失通调，脾失转输，肾失开合，三焦气化不利。病理性质有阴水、阳水之分，阳水属实，阴水属虚或虚实夹杂。阴水失治、误治，损伤脾肾，可转化成阴水；阴水复感外邪或饮食不节，使肿势加剧，呈现阴水的证候，而成本虚标实之证。此外，风水相搏之证，若风去湿留可转化为水湿浸渍证。

侯建宁主任医师总结古代及现代医家理论，结合自己多年的临证经验，认为水肿病证必须辨清阳水、阴水。阳水病因多为风邪、疮毒、水湿诸邪致水气的潴留；阴水多为本虚标实，因脾胃虚弱，致气化不利，则致瘀血水停。侯建宁主任医师认为水肿当以脾虚湿困为主要病机，由于素体脾胃虚弱导致的脾健运失司，不能制水，致水湿停聚泛滥，水湿留于局部形成水湿之证，同时水湿蕴停体内，日久不退，导致血液运行不畅出现瘀血内阻之象。故侯建宁主任医师认为利水同时需佐以活血化瘀之品，常用药物为泽泻、车前子、冬瓜皮、车前子、水蛭、益母草、泽兰等，以健脾利水，活血化瘀，致水湿之邪外泄。

四、辨证要点

1. 辨阳水和阴水

阳水起病急骤，水肿较重，常面目先肿，然后发展到全身，皮色光亮而薄，按之凹陷易于恢复；阴水起病缓慢，水肿较轻，常以晨起面肿，入暮肿重，皮色皖白、萎黄，甚则灰黯，按之凹陷不易起。

2. 辨实肿和虚肿

实肿以邪实为主，多见于青少年病人，常伴有风、湿或湿热、湿毒等六淫症状；虚肿以本虚为主，多见于中老年病人，常伴有肺、脾、肾或肝、心等虚损症状。

3. 分清病因和病位

水肿头面为主，恶风头痛者，多属风；水肿下肢为主，纳呆身重者，多属湿；水肿而伴有咽痛溲赤者，多属热；因疮疡、猩红赤斑而致水肿者，多有湿毒。若水肿较甚，咳喘气急，不能平卧者，病变部位多在肺；水肿日久，纳食不佳，四肢无力，苔腻身重者，病变部位多在脾；水肿反复，腰膝酸软，耳鸣神疲者，病变部位多在肾；水肿不甚，头晕眼花，易怒，舌红，病变部位多在肝。

五、治疗原则

本病治法，《素问·汤液醪醴论》指出“平治于权衡，去菀陈莝、开鬼门、洁净府”的原则。上下异治：《金匮要略·水气病脉证并治》谓“诸有水者，腰以下肿，当利小便；腰以上肿，当发汗乃愈”。阴阳分治：阳水当以发汗、利小便或攻逐，阴水治以健脾、温肾，以扶正为主。近年来，根据《血证论》“瘀血化水，亦发水肿，是血病而兼水也”的理论，应用活血化瘀法治疗水肿取得了一定的疗效。

六、分证论治

1. 阳水

(1) 风水相搏

症状：眼睑浮肿，继则四肢及全身皆肿，多有恶寒，发热，肢节酸楚，小便不利等症。偏于风热者，伴咽喉红肿疼痛。舌质红，脉浮滑数。偏于风寒者，兼恶寒，咳喘。舌苔薄白，脉浮滑或浮紧。

治则：疏风清热，宣肺行水。

主方：越婢加术汤加减。

方药：麻黄、杏仁、防风、浮萍、白术、茯苓、泽泻、车前子、石膏、桑白皮、黄芩。

方解：麻黄、杏仁、防风、浮萍疏风宣肺；白术、茯苓、泽泻、车前子淡渗利水；石膏、桑白皮、黄芩清热宣肺。风寒偏盛，去石膏，加苏叶、桂枝、防风祛风散寒；风热偏盛，可加连翘、桔梗、板蓝根，以清热利咽，解毒散结；咳喘较甚，加杏仁、前胡，以降气定喘。

(2) 湿毒浸淫证

症状：眼睑浮肿，延及全身，皮肤光亮，尿少色赤，身发疮痍，甚则溃烂，恶风发热。舌质红，苔薄黄，脉浮数或滑数。

治则：宣肺解毒，利湿消肿。

主方：麻黄连翘赤小豆汤合五味消毒饮加减。

方药：麻黄、杏仁、桑白皮、赤小豆、银花、野菊花、蒲公英、紫花地丁。

方解：麻黄、杏仁、桑白皮、赤小豆宣肺利水；银花、野菊花、蒲公英、紫花地丁清热解毒。脓毒甚者，当重用蒲公英、紫花地丁清热解毒；湿盛糜烂者，加苦参、土茯苓；风盛者，加白鲜皮、地肤子；血热而红肿，加丹皮、赤芍；大便不通，加大黄、芒硝。

(3) 水湿浸渍证

症状：全身水肿下肢明显，按之没指，小便短少，身体困重，胸闷，纳呆，泛恶。苔白腻，脉沉缓。病程较长。

治则：运脾化湿，通阳利水。

主方：五皮饮合胃苓汤加减。

方药：桑白皮、陈皮、大腹皮、茯苓皮、生姜皮、苍术、厚朴、陈皮、草果、桂枝、白术、茯苓、猪苓、泽泻。

方解：桑白皮、陈皮、大腹皮、茯苓皮、生姜皮化湿行水；苍术、厚朴、陈皮、草果燥湿健脾；桂枝、白术、茯苓、猪苓、泽泻温阳化气行水。外感风邪，肿甚而喘者，可加麻黄、杏仁宣肺平喘；面肿，胸满，不得卧，加紫苏子、葶苈子降气行水；若湿困中焦，脘腹胀满者，可加川椒目、大腹皮、干姜温脾化湿。

(4) 湿热壅盛证

症状：遍体浮肿，皮肤绷急光亮，胸闷痞闷，烦热口渴，小便短赤，或大便干结。舌红，苔黄腻，脉沉数或濡数。

治则：分利湿热。

主方：疏凿饮子加减。

方药：羌活、秦艽、防风、大腹皮、茯苓皮、生姜皮、猪苓、茯苓、泽泻、木通、椒目、赤小豆、黄柏、商陆、槟榔、生大黄。

方解：羌活、秦艽、防风、大腹皮、茯苓皮、生姜皮疏风解表，发汗消肿，使在表之水从汗而疏解；猪苓、茯苓、泽泻、木通、椒目、赤小豆、黄柏清热利尿消肿；商陆、槟榔、生大黄通便逐水消肿。腹满不减，大便不通者，可合己椒苈黄丸，以助攻泻之力，使水从大便而泄；若肿势严重，兼见喘促不得平卧者，加葶苈子、桑白皮泻肺利水；若湿热久羁，亦可化燥伤阴，症见口燥咽干，可加白茅根、芦根，不宜过用苦温燥湿、攻逐伤阴之品。

2. 阴水

（1）脾阳虚衰证

症状：身肿日久，腰以下为甚，按之凹陷不易恢复，脘腹胀闷，纳减便溏，面色不华，神疲乏力，四肢倦怠，小便短少。舌质淡，苔白腻或白滑，脉沉缓或沉弱。

治则：健脾温阳利水。

主方：实脾饮加减。

方药：干姜、附子、草果、桂枝、白术、茯苓、炙甘草、生姜、大枣、泽泻、车前子、木瓜、木香、厚朴、大腹皮。

方解：干姜、附子、草果、桂枝温阳散寒利水；白术、炙甘草、生姜、大枣健脾补气；茯苓、泽泻、车前子、木瓜利水消肿；木香、厚朴、大腹皮理气行水。气虚甚，症见气短声弱者，可加人参、黄芪以健脾益气；若小便短少，可加桂枝、泽泻，以助膀胱气化而行水。

（2）肾阳衰微证

症状：水肿反复消长不已，面浮身肿，腰以下甚，按之凹陷不起，尿量减少或反多，腰酸冷痛，四肢厥冷，怯寒神疲，面色㿠白，甚者心悸胸闷，喘促难卧，腹大胀满。舌质淡胖，苔白，脉沉细或沉迟无力。

治则：温肾助阳，化气行水。

主方：济生肾气丸合真武汤加减。

方药：附子、肉桂、巴戟肉、仙灵脾、白术、茯苓、泽泻、车前子、牛膝。

方解：附子、肉桂、巴戟肉、仙灵脾温补肾阳；白术、茯苓、泽泻、车前子通利小便，牛膝引药下行。小便清长量多，去泽泻、车前子，加菟丝子、补骨脂以温固下元。若症见面部浮肿，表情淡漠，动作迟缓，形寒肢冷，以温补肾阳为主，方用右归丸为主。

（3）瘀水互结证

症状：水肿延久不退，肿势轻重不一，四肢或全身浮肿，以下肢为主，皮肤瘀斑，腰部刺痛，或伴血尿。舌紫暗，苔白，脉沉细涩。

治则：活血化瘀，化气行水。

主方：桃红四物汤合五苓散。

方药：当归、赤芍、川芎、丹参、益母草、红花、凌霄花、路路通、桃仁、桂枝、附子、茯苓、泽泻、车前子。

方解：当归、赤芍、川芎、丹参养血活血；益母草、红花、凌霄花、路路通、桃仁活血通络；桂枝、附子通阳化气，茯苓、泽泻、车前子利水消肿。全身肿甚，气喘烦闷，小便不利，此为血瘀水盛，肺气上逆，可加葶苈子、川椒目逐瘀泻肺；对气阳虚者，可配黄芪益气温阳以助化瘀行水之功。

七、病案验案

王某某，男，65岁，已婚，退休，2015年5月26日初诊。主诉：患者间断性颜面及下肢水肿2年。经肾穿刺病理检查确诊为系膜增生性肾小球肾炎。患者自诉1周前劳累后出现眼睑及双下肢中度水肿，按之凹陷，伴疲乏无力，腹胀纳差，畏寒肢冷，泡沫尿，泡沫不易消散。舌质暗，舌体胖大、有齿痕，苔白厚，脉沉。实验室检查示：尿蛋白（++），隐血（–），血浆总蛋白及白蛋白均正常，肾功能未见异常。西医诊断：慢性肾炎。中医诊断：肾性水肿（脾肾两虚、瘀水互结证）。治宜温脾补肾、益气利水，兼活血化瘀。处方：黄芪30g，茯苓10g，炒白术20g，白豆蔻10g（后下），干姜20g，桂枝20g，巴戟天10g，盐益智仁10g，菟丝子20g，大腹皮20g，车前草20g，紫苏子10g。侯建宁主任医师指出本例患者患慢性肾炎2年，其先天禀赋不足，恣食生冷，加之久病劳倦后伤及脾肾，脾虚不能运化水湿，肾虚不能气化水湿，泛溢肌肤，故眼睑及双下肢水肿。治宜温脾补肾、益气利水，兼活血化瘀。方中黄芪益气升阳、利水消肿，为君药。茯苓、炒白术、白豆蔻、干姜温运中焦；桂枝走而不守，具有温阳通脉、利湿之功效；巴戟天、盐益智仁、菟丝子暖肾固精，减少蛋白漏出，共为臣药。大腹皮、车前草利水渗湿行气，二者合用增强君药利水之功；紫苏子宣通肺气；川芎、莪术、红花活血化瘀以通利水道，共为佐药。诸药合用，标本兼治。二诊时水肿未完全消除，故继续服用。三诊时水肿基本消除，尿蛋白（±），此时邪去大半，应减去车前草、紫苏子。

第二十八章　淋　　证

一、疾病定义

淋证是指因饮食劳倦、湿热侵袭而致的以肾虚、膀胱湿热、气化失司为主要病机，以小便频急、滴沥不尽、尿道涩痛、小腹拘急、痛引腰腹为主要临床表现的一类病证。淋证为临床常见病，中医药治疗类属淋证的尿路结石和肾盂肾炎均有较好的疗效。

二、历史沿革

淋之名称，始见于《内经》,《素问·六元正纪大论》称为“淋闷”，并有“甚则淋”“其病淋”等的记载。《金匮要略·五脏风寒积聚病脉证并治》称“淋秘”，该篇并指出淋秘为“热在下焦”。《金匮要略·消渴小便不利淋病脉证并治》描述了淋证的症状：“淋之为病，小便如粟状，小腹弦急，痛引脐中。”隋代《诸病源候论·淋病诸候》对本病的病机做了详细的论述，并将本病的病位及发病机理做了高度明确的概括：“诸淋者，由肾虚而膀胱热故也。”

巢氏这种以肾虚为本，以膀胱热为标的病机理论，已为后世所宗。金元时期《丹溪心法·淋》强调淋证主要由热邪所致：“淋有五，皆属乎热。”明代《景岳全书·淋浊》在认同“淋之初病，则无不由乎热剧”的同时，提出“久服寒凉”,“淋久不止”有“中气下陷和命门不固之证”，并提出治疗时“凡热者宜清，涩者宜利，下陷者宜升提，虚者宜补，阳气不固者温补命门”，对淋证病因病机的认识更为全面，治疗方法也较为完善。历代医家对淋证的分类进行了探索，《中藏经》首先将淋证分为冷、热、气、劳、膏、砂、虚、实八种，为淋证临床分类的雏形。《诸病源候论·淋病诸候》把淋证分为石、劳、气、血、膏、寒、热七种，而以“诸淋”统之。《备急千金要方·淋闭》提出“五淋”之名。《外台秘要·淋并大小便难病》具体指出五淋的内容：“《集验》论五淋者，石淋、气淋、膏淋、劳淋、热淋也。”现代临床仍沿用五淋之名，但有以气淋、血淋、膏淋、石淋、劳淋为五淋者，亦有以热淋、石淋、血淋、膏淋、劳淋为五淋者。按临床实际，热淋、气淋均属常见，故本节拟分为热淋、气淋、血淋、膏淋、石淋、劳淋六淋进行论治。

西医学的泌尿系感染、泌尿系结石、泌尿系肿瘤、乳糜尿等，当临床表现为淋证时，可参考本篇内容辨证论治。

三、病因病机

1. 膀胱湿热

多食辛热肥甘之品；或嗜酒过度，酿成湿热，下注膀胱；或下阴不洁，湿热秽浊毒邪侵入膀胱，酿成湿热；或肝胆湿热下注皆可使湿热蕴结下焦，膀胱气化不利，发为热淋。若灼伤脉络，迫血妄行，血随尿出，则发为血淋。若湿热久蕴，煎熬尿液，日积月累，结成砂石，则发为石淋。若湿热蕴结，膀胱气化不利，不能分清别浊，脂液随小便而出，则发为膏淋。

2. 肝郁气滞

恼怒伤肝，肝失疏泄，或气滞不舒，郁于下焦，致肝气郁结，膀胱气化不利，发为气淋。

3. 脾肾亏虚

久淋不愈，湿热耗伤正气，或劳累过度，或年老、久病、体弱，皆可致脾肾亏虚。脾虚而中气不足，气虚下陷，则发为气淋；若肾虚而下元不固，肾失固摄，不能制约脂液，脂液下注，随尿而出，则发为膏淋；若肾虚而阴虚火旺，火热灼伤脉络，血随尿出，则发为血淋；病久伤正，遇劳即发者，则为劳淋。

“诸淋者，由肾虚而膀胱热故也。”淋证的病位在肾与膀胱，且与肝脾有关。其病机主要是肾虚，膀胱湿热，气化失司。肾与膀胱相表里，肾气的盛衰，直接影响膀胱的气化与开合。淋证日久不愈，热伤阴，湿伤阳，易致肾虚；肾虚日久，湿热秽浊邪毒容易侵入膀胱，引起淋证的反复发作。因此，肾虚与膀胱湿热在淋证的发生、发展及病机转化中具有重要的意义。淋证有虚有实，初病多实，久病多虚，初病体弱及久病患者，亦可虚实并见。实证多在膀胱和肝，虚证多在肾和脾。

四、辨证要点

1. 辨明淋证类别

由于每种淋证都有不同的病机和临床表现以及相应的发展变化规律，所以辨别不同的淋证，就抓住了辨证的要领，有利于指导辨证治疗。以热淋为例，它是湿热蕴结膀胱所致，属于实证，应用清热通淋利尿之法，以祛其邪。而血淋的病机虽与热淋有相似之处，均属于下焦有热，但它是由于热盛灼伤血络，治疗除清热利尿外，还须参以凉血止血之品，且血淋尚有属于阴虚火旺、虚火扰动阴血所致者，故与热淋不同。

2. 审察证候虚实

一般说来，初起或在急性发作阶段属实，以膀胱湿热、砂石结聚、气滞不利为主；久病多虚，病在脾肾，以脾虚、肾虚、气阴两虚为主。同一淋证，病机也非单一，如同一气淋，既有实证，又有虚证，实证由于气滞不利，虚证缘于气虚下陷，一虚一实，迥然有别。又如同一血淋，由于湿热下注，热盛伤络者属实，由于阴虚火旺，扰动阴血者属虚。再如热淋经过治疗，有时湿热尚未去尽，又出现肾阴不足或气阴两伤等虚实并见的证候。石淋日久亦可伤及正气，阴血亏耗，而表现为气血俱虚的证候。

3. 注意标本缓急

标本缓急的判断多以正气为本，邪气为标；病因为本，证候为标；旧病为本，新病为标。以劳淋转为热淋为例，劳淋正虚是本，热淋邪实为标；热淋的湿热蕴结膀胱为本，而热淋的证候为标。根据急则治标、缓则治本的原则，当以治热淋为急务，从而确立清热通淋利尿的治则，选用相应的方药，待湿热渐清，转以扶正为主。同样在石淋并发热淋时，如尿道无阻塞等紧急病情，仍应先治热淋，再治石淋。此外，若石淋不愈，则热淋仍有再发之可能，故治疗热淋以后，必须根治石淋。

五、治疗原则

实则清利，虚则补益，是治疗淋证的基本原则。实证以膀胱湿热为主者，治宜清热利湿；以热灼血络为主者，治宜凉血止血；以砂石结聚为主者，治宜通淋排石；以气滞不利为主者，治宜利气疏导。虚证以脾虚为主者，治宜健脾益气；以肾虚为主者，治宜补虚益肾。所以徐灵胎评《临证指南医案·淋浊》指出："治淋之法，有通有塞，要当分类。有瘀血积塞住溺管者，宜先通，无瘀积而虚滑者，宜峻补。"

淋证的治法，古有忌汗、忌补之说，如《金匮要略·消渴小便不利淋病脉证并治》曰："淋家不可发汗。"《丹溪心法·淋》曰："最不可用补气之药，气得补而愈胀，血得补而愈涩，热得补而愈盛。"按之临床实际，未必尽然。淋证往往有畏寒发热之症，此并非外邪袭表，而是湿热熏蒸，邪正相搏所致，发汗解表，自非所宜。因淋证多属膀胱有热，阴液常感不足，而辛散发表，用之不当，不仅不能退热，反而有劫伤营阴之弊。若淋证确由外感诱发，或淋家新感外邪，症见恶寒、发热、鼻塞流涕、咳嗽、咽痛者，仍可适当配合运用辛凉解表发汗之剂。因淋证为膀胱有热，阴液不足，即使感受寒邪，亦容易化热，故避免辛温之品。至于淋证忌补之说，是指湿热之证而言，诸如脾虚中气下陷，肾虚下元不固，自当运用健脾益气、补肾固涩等法治之。

六、辨证论治

1. 热淋

症状：小便频急短涩，尿道灼热刺痛，尿色黄赤，少腹拘急胀痛，或有寒热，口苦，呕恶，或腰痛拒按，或有大便秘结。苔黄腻，脉滑数。

治法：清热解毒，利湿通淋。

方药：八正散。

本方的功效是清热解毒，利尿通淋。其中木通、萹蓄、瞿麦、滑石利尿通淋，大黄、山栀、甘草梢清热解毒。若大便秘结，腹胀者，可重用生大黄，并加枳实以通腑泄热；若腹满便溏，则去大黄；若伴见寒热，口苦，呕恶者，可合用小柴胡汤以和解少阳；若湿热伤阴者，去大黄，加生地、牛膝、白茅根以养阴清热；若小腹胀满，加乌药行气止痛；川楝子，若热毒弥漫三焦，入营入血，又当急则治标，用黄连解毒汤合五味消毒饮，以清热泻火解毒；若头身疼痛，恶寒发热，鼻塞流涕，有表证者，加柴胡、金银花、连翘等宣透热邪。

2. 石淋

症状：尿中时夹砂石，小便艰涩，或排尿时突然中断，尿道窘迫疼痛，少腹拘急，或腰腹绞痛难忍，痛引少腹，连及外阴，尿中带血。舌红，苔薄黄。若病久砂石不去，可伴见面色少华，精神萎靡，少气乏力。舌淡边有齿印，脉细而弱。或腰腹隐痛，手足心热。舌红少苔，脉细数。

治法：清热利尿，通淋排石。

方药：石韦散。

方中石韦、冬葵子、瞿麦、滑石、车前子清热利尿，通淋排石。可加金钱草、海金沙、鸡内金等以加强排石消坚的作用。若腰腹绞痛者，可加芍药、甘草以缓急止痛；若见尿中带血，可加小蓟、生地、藕节以凉血止血；尿中有血条血块者，加川牛膝、赤芍、血竭以活血祛瘀；若兼有发热，可加蒲公英、黄柏、大黄以清热泻火。石淋日久，虚实并见，当标本兼治，气血亏虚者，宜二神散合八珍汤；阴液耗伤者，宜六味地黄丸合石韦散；肾阳不足者，宜金匮肾气丸合石韦散。

3. 气淋

症状：实证表现为小便涩痛，淋沥不宜，小腹胀满疼痛。苔薄白，脉多沉弦。虚证表现为尿时涩滞，小腹坠胀，尿有余沥，面白不华。舌质淡，脉虚细无力。

治法：实证宜利气疏导，虚证宜补中益气。

方药：实证用沉香散，虚证用补中益气汤。

沉香散中沉香、橘皮利气，当归、白芍柔肝，甘草清热，石韦、冬葵子、滑石、王不留行利尿通淋。胸闷胁胀者，可加青皮、乌药、小茴香以疏肝理气；日久气滞血瘀者，可加红花、赤芍、川牛膝以活血化瘀。补中益气汤补中益气，以治中气不足、气虚下陷之气淋。若小便涩痛，服补益药后，反增小腹胀满，为兼湿热，可加车前草、白茅根、滑石以清热利湿；若兼血虚肾亏者，可用八珍汤倍茯苓加杜仲、枸杞、怀牛膝以益气养血，脾肾双补。

4. 血淋

症状：实证表现为小便热涩刺痛，尿色深红，或夹有血块，疼痛满急加剧，或见心烦。舌苔黄，脉滑数。虚证表现为尿色淡红，尿痛涩滞不明显，腰酸膝软，神疲乏力。舌淡红，脉细数。

治法：实证宜清热通淋，凉血止血；虚证宜滋阴清热，补虚止血。

方药：实证用小蓟饮子，虚证用知柏地黄丸。

小蓟饮子方中小蓟、生地、蒲黄、藕节清热凉血止血，小蓟可重用至30g，生地以生者为宜；木通、淡竹叶通淋利小便，降心火；栀子清三焦之湿热；滑石利尿通淋；当归引血归经；生甘草梢泻火而能达茎中以止痛。若热重出血多者，可加黄芩、白茅根，重用生地；若血多痛甚者，可另服参三七、琥珀粉，以化瘀通淋止血。知柏地黄丸滋阴清热以治血淋虚证，亦可加旱莲草、阿胶、小蓟、地榆等以补虚止血。

5. 膏淋

症状：实证表现为小便浑浊如米泔水，置之沉淀如絮状，上有浮油如脂，或夹有凝块，或混有血液，尿道热涩疼痛。舌红，苔黄腻，脉濡数。虚证表现为病久不已，反复发作，淋出如脂，小便涩痛反见减轻，但形体日渐消瘦，头昏无力，腰酸膝软。舌淡，苔腻，脉细弱无力。

治法：实证宜清热利湿，分清泄浊；虚证宜补虚固涩。

方药：实证用程氏萆薢分清饮，虚证用膏淋汤。

程氏萆薢分清饮中萆薢、菖蒲清利湿浊；黄柏、车前子清热利湿；白术、茯苓健脾除湿；莲子心、丹参清心活血通络，使清浊分、湿热去、络脉通，脂液重归其道。莲子心宜改用莲米，可加土茯苓、荠菜以加强清热利湿，分清泄浊之力；若小腹胀，尿涩不畅者，加乌药、青皮；小便夹血者，加小蓟、蒲黄、藕节、白茅根。膏淋汤中党参、山药补脾，地黄、芡实滋肾，白芍养阴，龙骨、牡蛎固摄脂液。若脾肾两虚，中气下陷，肾失固涩者，可用补中益气汤合七味都气丸益气升陷，滋肾固涩。

6. 劳淋

症状：小便不甚赤涩，但淋漓不已，时作时止，遇劳即发，腰酸膝软，神疲乏力。舌质淡，脉细弱。

治法：健脾益肾。

方药：无比山药丸。

本方有健脾利湿，益肾固涩之功。其中山药、茯苓、泽泻健脾利湿，熟地、山茱萸、巴戟天、菟丝子、杜仲、牛膝、五味子、肉苁蓉、赤石脂益肾固涩。若脾虚气陷，症见小腹坠胀、小便点滴而出者，可与补中益气汤同用，以益气升陷；若肾阴亏虚，症见面色潮红、五心烦热、舌红少苔、脉细数者，可与知柏地黄丸同用，以滋阴降火；若肾阳虚衰，症见面色少华、畏寒怯冷、四肢欠温、舌淡、苔薄白、脉沉细者，可合右归丸以温补肾阳，或用鹿角粉 3g，分 2 次吞服。

七、病案验案

患者马某某，女，72 岁。主诉：尿频、尿急 5d。患者 5d 前无明显诱因出现尿频、尿急，无尿痛，无尿灼热感，无发热，少腹胀腹痛，口干口苦，就诊于当地医院，查尿常规提示白细胞（+++），蛋白（+++），红细胞（+），诊断为“泌尿系感染”，给予“头孢唑林+左氧氟沙星注射液”静滴 3d 症状无明显改善，今为求中医治疗，就诊于银川市第一人民医院中医科。舌红边尖甚，苔薄黄腻，脉弦滑。中医诊断：淋证（热淋）。西医诊断：泌尿道感染。治法：清热利湿通淋。处方：八正散加减。小通草10g，车前子 10g，萹蓄 15g，瞿麦 15g，酒大黄 6g，炒栀子 10g，甘草 10g，生地15g，淡竹叶 10g，柴胡 10g，茯苓 15g，黄柏 10g，银花 25g，连翘 15g，萆薢 15g，乌药 15g。口服 4 剂后，症状减半。二诊患者诉药后尿频、身困症状减轻，少腹仍有疼痛，口干口苦。舌淡苔白，脉弦。复查尿常规：隐血（+），红细胞：9.5 个/μL，余正常。予上方加荔枝核 12g、柴胡 15g。继续服用 2 周，诸症悉除，复查尿常规正常。

按：侯建宁主任医师查房时讲到，治疗淋证应从整体上把握，不可但见小便频数、急迫、疼痛、少腹坠胀，便一味攻伐、过用苦寒，病人的临床症状及机体反应更具有辨证的意义。辨证看待历代中医大家的理论，应取其精华，去其糟粕。对于淋证，当泻则泻，当补则补，不可泥古。坚持中医辨证论治，发扬中医特色，不仅是治疗淋证的有效措施，也是治疗一切疾病的法宝。

第二十九章　癃　闭

一、疾病定义

癃闭是指以小便量少，排尿困难，甚则闭塞不通为主症的一种病证。其中小便不畅，点滴而短少，病势较缓者称为癃；小便闭塞，点滴不通，病势较急者称为闭。由于两者均属排尿困难，小便不通的病证，只是在程度上有差别，故多合称为癃闭。

二、历史沿革

癃闭之名，首见于《内经》，该书称其为“癃闭”或“闭癃”，对其病因、病机、病位都做了较为详细的论述。《素问·五常政大论》说：“其病癃闭，邪伤肾也。”《灵枢·五味》曰：“酸走筋，多食之，令人癃。”明确指出癃闭的病因在于外邪伤肾和饮食不节。并认为本病的病机为膀胱及三焦气化不利，病位在膀胱。张仲景的《伤寒论》与《金匮要略》有关淋病和小便不利的记载中包含癃闭的内容，为癃闭的辨证论治奠定了基础。在小便不利的论述中，提出其病因病机主要有膀胱气化不利、水湿互结、瘀血夹热及脾肾两虚等。对其治疗，因气机不利者，用五苓散；因水热互结者，用猪苓汤；因瘀血夹热者，用蒲灰散或滑石白鱼散；因脾肾两虚而夹湿者，用茯苓戎盐汤。隋唐至宋元时期，对癃闭的认识又有了进一步的提高，特别在治疗方法上得到了极大的丰富。巢元方在《诸病源候论》中认为小便不通和小便难因于肾与膀胱有热，因热的程度不同，而导致小便不通与小便难。孙思邈《千金要方》中载有治小便不通方剂 13 首，特别值得指出的是，在该书中载有用导尿术治疗小便不通的方法，这是世界上最早关于导尿术的记载。王森在《外台秘要》中载有用盐、艾灸等外治法治疗癃闭的论述。朱丹溪在辨证施治的基础上，运用探吐法来治疗小便不利并将探吐一法譬之滴水之器，闭其上窍，则下窍不通，开其上窍则下窍必利。明代张景岳始将癃闭与淋证分开论治，并将癃闭的病因病机归为四个方面，即：热结膀胱，热闭气热居肝肾；败精槁血，阻塞水道；真阳下竭，气虚不化；肝强气逆，气实而闭。其对气化及阴虚不能化阳所致癃闭的治法有独到见解。到清代对本病的认识渐臻完备，对其治为详尽。李用粹在《证治汇补·癃闭》中指出："一身之气关于肺，肺清则气行，肺浊则气壅，故小便不通，由肺气不能宣布者居多，宜清金降气为主，并参他症治之。若肺燥不能生水，当滋肾涤热。夫滋肾涤热，名为正治；清金润燥，名为隔二之治；燥脾健胃，名为隔三之治。又有水液只渗大肠，小肠因而燥竭者，分利而已；有气滞不通，水道因而闭塞者，顺气为急。实热者，非咸寒则阴无以化；虚寒者，非温补则阳无以生；痰闭者，吐提可法；瘀血者，疏导兼行；脾虚气陷者，升提中气；下焦阳虚者，温补命门。"理法精当，殊堪效法。

根据本病的临床表现，类似于西医学中各种原因引起的尿潴留及无尿症，如神经性尿闭、膀胱括约肌痉挛、尿道结石、尿路肿瘤、尿道损伤、尿道狭窄、前列腺增生症、脊髓炎等病所出现的尿潴留以及肾功能不全引起的少尿、无尿症。对上述疾病，可参照本篇内容辨证论治，同时还应注意结合辨病求因治疗。

三、病因病机

侯建宁主任医师谈及癃闭证名最早见于《内经》，提出癃闭病因有虚实之分，但临床上以实邪致病最为常见，正虚为本，邪实为标。

1. 膀胱湿热，致膀胱气化不利

肾与膀胱相表里，膀胱气化不能，肾亦受损，膀胱开合失司，小便不通。《医宗金鉴》曰："膀胱热结，轻者为癃，重者为闭。"清代谢映庐《谢映庐医案·癃闭门》指出："……有湿热郁闭而气不化者……清热导湿而化之"。

2. 饮食不节，致脾胃功能运化失常

内湿自生，久而化热，酿湿生热，阻于中焦，下注膀胱，气化不利，乃至癃闭，此即《灵枢·口问》所谓："中气不足，溲便为之变。"

3. 情志内伤

因受惊恐、忧思、郁怒、紧张引起肝气郁结，疏泄失司，从而影响三焦水液的运送及气化功能，导致水道通调受阻，形成癃闭。正如《灵枢·经脉》所云："肝足厥阴之脉是主肝所生病者……遗溺，闭癃。"

4. 瘀浊内停

瘀血败精阻塞于内，或痰瘀积块，或砂石内生，尿路阻塞，小便难以排出，即成癃闭。如《景岳全书·癃闭》言："或以败精，或以槁血，阻塞水道而不通也。"

5. 体虚久病

年老体弱或久病体虚，可致肾阳不足，命门火衰，所谓"无阳则阴无以生"，致膀胱气化无权，而溺不得生；或因久病、热病，耗损津液，导致肾阴不足，所谓"无阴则阳无以化"，乃致水府枯竭而无尿。

癃闭病位虽在膀胱，但与肺、脾、肾、肝密切相关。其病理有湿热、热毒、气滞、痰瘀。由于癃闭的病因不同，故其病理性质有虚实之分。膀胱湿热，肺热气壅，

肝郁气滞，尿路阻塞，以致膀胱气化不利者为实证。脾气不升，肾阳衰惫，导致膀胱气化无权者为虚证。但各种原因引起的癃闭，常互相关联，或彼此兼夹。如肝郁气滞，可以化火伤阴；若湿热久恋，又易灼伤肾阴；肺热壅盛，损津耗液严重，则水液无以下注膀胱；脾肾虚损日久，可致气虚无力运化而兼夹气滞血瘀，均可表现为虚实夹杂之证。癃闭的预后及转归，取决于病情的轻重和是否及时有效的治疗。若病情轻浅，病邪不盛，正气尚无大伤，且救治及时者，则可见尿量逐渐增多，此为好转的标志，可能获得痊愈。若病情深重，正气衰惫，邪气壅盛者，则可由"癃"至"闭"，变证迭生。尿闭不通，水气内停，上凌心肺，并发喘证、心悸。水液潴留体内，溢于肌肤则伴发水肿。湿浊上逆犯胃，则成呕吐。脾肾衰败，气化不利，湿浊内壅，则可导致关格，其预后多差。诚如《景岳全书·癃闭》所言："小水不通是为癃闭，此最危最急症也，水道不通，则上侵脾胃而为胀，外侵肌肉而为肿，泛及中焦则为呕，再及上焦则为喘。数日不通，则奔迫难堪，必多危殆。"因此辨治当随证变化，多法并施。

四、辨证要点

1. 细审主因

若尿热赤短涩，舌质红，苔黄，脉数者属热；若口渴欲饮，咽干，气促者，为热壅于肺；若口渴不欲饮，小腹胀满者，为热积膀胱；若时欲小便而不得出，神疲乏力者，属虚；若年老排尿无力，腰膝酸冷，为肾虚命门火衰；若小便不利兼有少腹坠胀，肛门下坠者，为脾虚中气不足；若尿线变细或排尿中断，腰腹疼痛，舌质紫黯者，属浊瘀阻滞。

2. 详辨虚实

癃闭有虚实的不同，因湿热蕴结，浊瘀阻滞，肝郁气滞，肺热气壅所致者，多属实证；因脾气不升，肾阳亏虚，命门火衰，气化不及州都者，多属虚证。即使同一中焦病变，也有虚实之异。中焦湿热不解，下注膀胱，气化不利者属实证；而中气不足，脾气不升，浊阴不降导致小便不利者属虚证。辨别虚实的主要依据：若起病较急，病程较短，体质较好，尿流窘迫，赤热或短涩，苔黄腻或薄黄，脉弦涩或数，属于实证；若起病较缓，病程较长，体质较差，尿流无力，精神疲乏，舌质淡，脉沉细弱，属于虚证。

五、治疗原则

癃闭的治疗应根据"腑以通为用"的原则，着眼于通。但通之法，又因证候的虚实而各异。实证治宜清湿热、散瘀结、利气机而通水道；虚证治宜补脾肾、助气化，使气化得行，小便自通。同时，还要根据病因，审因论治。根据病变在肺、在脾、在肾的不同，进行辨证施治，不可滥用通利小便之品。此外，根据"上窍开则下窍自通”的理论，尚可应用开提肺气的治法，开上以通下，即所谓“提壶揭盖”之法治疗。若小腹胀急，小便点滴不下，内服药物缓不济急，应配合导尿或针灸以急通小便。

六、分证论治

1. 膀胱湿热证

症状：小便点滴不通，或量极少而短赤灼热，小腹胀满，口苦口黏，或口渴不欲饮，或大便不畅。舌质红，苔黄腻，脉数。

治法：清利湿热，通利小便。

方药：八正散加减。本方有清热利湿、通利小便的功能，适用于湿热蕴结膀胱之排尿不畅，小便黄赤灼热等症。

黄柏、山栀、大黄、滑石清热利湿；瞿麦、萹蓄、茯苓、泽泻、车前子通利小便。舌苔厚腻者，可加苍术、黄柏以加强清化湿热；若兼心烦、口舌生疮糜烂者，可合导赤散以清心火，利湿热；若湿热久恋下焦，导致肾阴灼伤而出现口干咽燥，潮热盗汗，手足心热，舌光红，可改用滋肾通关丸加生地黄、车前子、牛膝等，以滋肾阴、清湿热而助气化；若因湿热蕴结三焦，气化不利，小便量极少或无尿，面色晦滞，胸闷烦躁，恶心呕吐，口中有尿臭，甚则神昏谵语，宜用黄连温胆汤加车前子、通草、制大黄等，以降浊和胃、清热利湿。

2. 肺热壅盛证

症状：小便不畅或点滴不通，咽干，烦渴欲饮，呼吸急促，或有咳嗽。舌红，苔薄黄，脉数。

治法：清泄肺热，通利水道。

方药：清肺饮加减。本方清肺泄热利水，适用于热壅肺气、气不布津之癃闭。

黄芩、桑白皮、鱼腥草清泄肺热；麦冬、芦根、天花粉、地骨皮清肺生津养阴，车前子、茯苓、泽泻、猪苓通利小便。有鼻塞、头痛、脉浮等表证者，加薄荷、桔梗宣肺解表；肺阴不足者加沙参、黄精、石斛；大便不通者，加大黄、杏仁以通腑泄热；心烦、舌尖红者，加黄连、竹叶清心火；兼尿赤灼热、小腹胀满者，合八正散上下并治。

3. 肝郁气滞证

症状：小便不通或通而不爽，情志抑郁，或多愁善怒，胁腹胀满。舌红，苔薄黄，脉弦。

方药：沉香散加减。本方疏达肝气，活血行水，适用于气机郁滞所致的癃闭。

沉香、橘皮、柴胡、青皮、乌药疏肝理气；当归、王不留行、郁金行下焦气血；石韦、车前子、冬葵子、茯苓通利小便。

若肝郁气滞症状严重者，可合六磨汤以增强其疏肝理气的作用；若气郁化火，而见舌红、苔薄黄，可加丹皮、山栀以清肝泻火。

4. 浊瘀阻塞证

症状：小便点滴而下或尿如细线，甚则阻塞不通，小腹胀满疼痛。舌紫暗，或有瘀点，脉涩。

治法：行瘀散结，通利水道。

方药：代抵当丸加减。本方活血化瘀散结，适于瘀血阻塞尿道所致的癃闭。

当归尾、桃仁、莪术活血化瘀；大黄、芒硝、郁金通瘀散结；肉桂、桂枝助膀胱气化。

瘀血现象较重，可加红花、川牛膝以增强其活血化瘀作用；若病久气血两虚，面色不华，宜益气养血行瘀，可加黄芪、丹参、当归之类；若尿路有结石，可加金钱草、海金沙、冬葵子、瞿麦、石韦以通淋排石利尿；若一时性小便不通，胀闭难忍，可加麝香 0.09~0.15g 装胶囊内吞服。

5. 脾气不升证

症状：小腹坠胀，时欲小便而不得出，或量少而不畅，神疲乏力，食欲不振，气短而语声低微。舌淡，苔薄，脉细。

治法：升清降浊，化气行水。

方药：补中益气汤合春泽汤加减。前方益气升清，用于中气下陷所致诸症；后方益气通阳利水，用于气阳虚损，不能化水，口渴而小便不利之证。二方合用益气升清，通阳利水，适用于中气下陷之癃闭。

人参、党参、黄芪、白术益气健脾；桂枝、肉桂通阳以助膀胱气化； 升麻、柴胡升提中气；茯苓、猪苓、泽泻、车前子利水渗湿。

若气虚及阴，脾阴不足，清气不升，气阴两虚，证见舌红苔少，可改用参苓白术散；若脾虚及肾，可合济生肾气丸以温补脾肾，化气利水。

6. 肾阳衰惫证

症状：小便不通或点滴不爽，排出无力，面色㿠白，神气怯弱，畏寒肢冷，腰膝冷而酸软无力。舌淡胖，苔薄白，脉沉细或弱。

治法：温补肾阳，化气利水。

方药：济生肾气丸加减。本方温肾通阳，化气行水，适用于肾阳不足，气化无权。

附子、肉桂、桂枝温肾通阳；地黄、山药、山茱萸补肾滋阴；车前子、茯苓、泽泻利尿。

七、病案验案

患者王某，女，50岁，2018年7月25日初诊。主诉：尿频、尿不尽感反复发作5年余，加重3d。患者诉5年前游泳后出现尿频、尿痛、尿灼烧样感，就诊于私人诊所静滴消炎药物（具体不详）治疗3d后上述症状缓解，后尿频、点滴而出、尿不尽感时有发生，偶有尿痛，经口服中药治疗后尿频略有缓解，点滴而出、尿不尽感未缓解。患者诉3d前无诱因出现尿频、点滴而出、尿不尽感加重，伴有灼烧样疼痛、小腹胀憋，自行口服银花泌炎灵片和消炎药物（具体药物不详）治疗后尿灼烧样痛缓解，尿点滴而出、尿不尽感、小腹胀憋未见缓解，今求中医综合治疗，门诊以“尿频待查、糖尿病”收住入院，本次病程中患者精神可，伴双眼干涩、耳闷、乏力，纳食睡眠可，大便干燥。舌脉：舌体胖大，边有齿痕，苔薄黄，脉弦细。中医诊断：癃闭病（肝旺脾虚、肾气亏虚证）。治法：养肝健脾，温补肾阳，化气利水。柴胡15g，当归15g，炒白芍15g，菊花10g，白术10g，茯苓12g，桂枝12g，台乌10g，补骨脂15g，川牛膝15g，枳壳10g，车前子10g，黄芩9g，木瓜15g，决明子10g，太子参12g，黄精15g，花粉10g。4剂后患者临床症状较之前明显缓解，切脉示右边脉大于左脉，两边尺脉虚，说明患者肾气亏虚，膀胱气化不利，中药以金匮肾气丸合苓桂术甘汤以温补肾阳，利水化气。口服方药如下：茯苓12g，桂枝12g，炒白术10g，炙甘草10g，熟地黄15g，炒山药12g，酒萸肉12g，牡丹皮10g，炒泽泻10g，川牛膝15g，盐车前子10g，太子参12g，黄芩9g，乌药10g，当归15g，炒白芍10g，菊花10g，北柴胡15g，炒补骨脂15g。经治疗2周后患者症状好转，为巩固疗效，出院后继续门诊中药治疗，症状缓解后停药。3月后回访未再发作。

第三十章 带 下 病

一、疾病定义

带下病是指带下的量、色、质、气味发生异常，并伴有局部或全身症状为特征的疾病，古代称其为“白沃”“赤沃”“白沥”“下白物”。

二、历史沿革

“带下”病名，首见于《素问·骨空论》，曰：“任脉为病，女子带下聚。”而“带下病”之名，首见于《诸病源候论》。带下有广义、狭义之分，广义带下泛指妇产科疾病而言，由于这些疾病都发生在带脉之下，故称为“带下”。如《金匮要略心典》说：“带下者，带脉之下，古人列经脉为病，凡三十六种，皆谓之带下病，非今人所谓赤白带下也。”狭义带下为我们临床中常言的带下，主要包括生理性带下和病理性带下。生理性带下是指正常女子自青春期开始，一种润泽于阴道内的无色透明、黏而不稠、无特殊气味的液体，一般在经期前后、月经中期及妊娠期量相对增多，是机体肾气充沛、脾气健运、任脉通调、带脉健固的正常表现。如《沈氏女科辑要》引王孟英说：“带下，女子生而即有，津津常润，本非病也。”当女子带下的量、色、质、气味发生异常，并伴有局部或者全身的症状时，即为病理性带下，简称为带下病。如《女科证治约旨》：“若外感六淫，内伤七情，酝酿成病，致带脉纵弛，不能约束诸脉经，于是阴中有物，淋漓下降，绵绵不断，即所谓带下也。”《沈氏女科辑要笺正·带下》曰：“如其太多，或五色稠杂及腥，斯为病候。”在《诸病源候论》中还有五色带下的记载，有青、赤、黄、白、黑五色名候。

带下病的主要病因以湿邪为主，主要病机是任带两脉损伤，失约或失养。治疗上重在调理任带二脉。由于带下病以湿邪为患，故其病缠绵，反复发作，不易速愈，且常并发月经不调、闭经、不孕等疾病，是女性患者中仅次于月经病的常见病。

三、病因病机

本病主要机理是任带两脉受损而致带下异常。因任脉总司一身之阴液，带下为阴精所化水由任脉所主；带脉约束诸经。故当任带二脉受损，则可致带下病，正如《素问·骨空论》:“任脉为病，男子内结七疝，女子带下瘕聚。”《杂病源流犀烛·带脉病源流》:“中分不运，必病腹满。阴阳两虚，中分弱而不能镇定，必病腰溶溶如坐水中。心脾上郁，肝肾下虚，邪热留连而为滞淫，必病赤白带。”因此带下病病机关键是任带二脉受损所致。

《傅青主女科》记载“夫带下俱是湿症”，认为湿邪是导致本病的主要原因。而湿邪又有内湿和外湿之分，内湿主要与脾肾肝三脏有关，脾虚则运化水湿失职，聚而生湿，湿邪重浊而下，易袭阴位，流注任带二脉，二脉受损，不能约束则生带下；肾阳虚则不能温煦脾土，脾阳虚则生水湿而致带下；肾气虚则封藏失司致带下；肝气郁结不舒，反侮脾土，郁而化火，冲任损伤，带脉失约，发为带下。外湿多因久居湿地、冒雨涉水或不洁性交等导致外湿之邪侵袭下焦而致带下。临床常见病因有脾虚湿困、肾阳虚、阴虚夹湿、湿热下注、热毒蕴结等。

侯建宁主任医师总结认为，本病病位在任带二脉，发病与肝、脾、肾三脏关系密切，主要病机关键为肝脾肾功能失调、任带二脉受损所致。

四、辨证要点

辨证要点首位为分清寒热虚实；重视脏腑辨证及虚实辨证。带下病的辨证主要根据带下的量、色、质、味及其伴随症状、舌脉等。

辨其寒热虚实，重在标本兼治，寒者热补，热者寒之，虚则补之，实则泻之。如根据带下的色、有无异味来辨别寒热，根据带下的量与质地来辨别虚实。如带下量多色白或淡黄，质清稀，无臭味，绵绵不断者，多属脾虚湿困；带下量多，色质清稀如水，无臭味，有冷感者属肾阳虚；带下量多或不甚多，色黄或赤白相兼，质稠或有臭气为阴虚夹湿；带下量多色黄或黄绿，质脓性黏稠，有臭气，或如泡沫状，或豆渣状，为湿热下注；带下量多，色黄绿如脓，或浑浊如米泔，或赤白相兼，或五色杂下，质稠，恶臭难闻，属湿毒热结重证。带下量少伴有阴道干涩或性交痛等症状者，多为肝肾亏损。临证时尚需结合全身症状及病史等全面分析，综合辨证。

五、治疗原则

侯建宁主任医师总结古代及现代医家理论，结合自己多年的临证经验，提出带下病的治疗应重在调理任带二脉，疏肝健脾温肾。治疗原则为补虚泻实、标本兼顾。虚证脾虚、肾虚为主，实证以湿热、寒湿、湿毒为主，脾虚当健脾祛湿，肾虚当温阳补肾、固涩止带；湿热当清热利湿，寒湿当温经散寒除湿，肝肾亏虚当补益肝肾。

侯建宁主任医师认为：风为百病之长，易夹杂其他邪气侵袭人体；在临床中擅长运用祛风之药治疗带下病。祛风药可升阳止带、祛湿止带。临床中善用白术、荆芥、柴胡、苍术三药治疗各种类型的带下病。白术、苍术健脾祛湿，荆芥解表散风，柴胡疏肝解郁、升阳止带。

六、分证论治

带下病重在调理肝脾肾三脏及任带二脉的功能，治疗原则本虚以健脾除湿、温阳止带为主，标实以清热除湿、清热解毒、散寒除湿等法，治疗上应注重“夫带下俱是湿症、诸湿肿满皆属于脾”的思想，充分体现“祛湿、健脾、温肾”之法。

1. 内治法

(1) 脾虚湿困型

症状：带下量多，色白或淡黄，质地稀薄，无臭味，带下量绵绵不断，伴见神疲乏力、肢体倦怠，四肢不温，纳少便溏，面色皖白。舌质淡，苔白腻，脉缓弱。

治法：健脾益气，升阳除湿。

方药：完带汤（《傅青主女科》）。

方解：方中人参、白术健脾益气为君药；陈皮、苍术健脾燥湿行气和胃为臣药；白芍、柴胡疏肝解郁，升阳除湿；佐以黑荆芥入血分，祛风胜湿；车前子利水渗湿；山药健脾益气，固涩止带。全方补中寓散，标本兼顾。

随症加减：对于脾虚湿郁化热、带下色黄黏稠、有臭味者，宜健脾除湿、清热止带，方选易黄汤（《傅青主女科》）：山药、芡实、车前子、白果、黄柏；神疲乏力显著者，加黄芪、红参益气补虚。

(2) 肾阳虚型

症状：带下量多，色白清冷，稀薄如水，淋漓不断，头晕耳鸣，腰痛如折，形寒肢冷，小腹冷痛，小便频数，夜间尤甚，大便溏薄，面色晦黯。舌淡润，苔薄白，脉沉细而迟。

治法：温肾助阳，涩精止带。

方药：内补丸（《女科切要》）。

方解：鹿茸、肉苁蓉为血肉有情之品，善补肾阳，益精血；菟丝子、沙苑子补阳益阴，固任止带；黄芪补气；肉桂、制附子补火助阳、温养命门；白蒺藜疏肝解郁；紫菀温肺益肾；桑螵蛸收敛固精。全方共奏温肾壮阳，益精固涩之功。

随症加减：对于精关不固，精液下滑，带下如崩，谓之白崩，宜补脾肾，固其经，佐以涩精止带之品，方选固精丸（《济阴纲目》）：牡蛎、桑螵蛸、龙骨、白石脂、巴戟天、五味子、菟丝子、韭菜子。

(3) 阴虚夹湿型

症状：带下量不甚多，色黄或赤白相兼，质稠或有臭气，阴部灼热或瘙痒，腰膝酸软，头晕耳鸣，颧赤唇红，五心烦热，失眠多梦。舌红，苔少或黄腻，脉细数。

治法：滋阴益肾，清热利湿。

方药：知柏地黄丸加味。

方解：熟地滋阴补肾，益精生血；山茱萸温补肝肾，收涩精气；山药健脾补肺，涩精止泻；泽泻清泻肾火，防熟地之滋腻；丹皮清肝泻火；茯苓淡渗脾湿，以助山药之健运；知母、黄柏清热泻火滋阴；加芡实补脾去湿，益肾固精；金樱子固涩止带。全方共奏滋阴益肾，清热除湿之效。

随症加减：若兼心烦失眠者加柏子仁、远志、黄连清心安神；兼咽干口燥甚者加沙参、玄参、麦冬、乌梅养阴利咽；兼头晕目眩者加女贞子、旱莲草滋补肝肾；带下较多者加乌贼骨固涩止带。

(4) 湿热下注型

症状：带下量多，色黄，脓性或黏稠有臭气，或伴阴部瘙痒，胸闷心烦，口苦咽干，纳差，小腹或少腹作痛，小便短赤，大便干结或黏腻难下。舌红，苔黄腻，脉濡数。

治法：清热利湿止带。

方药：止带方（《世补斋不谢方》）或龙胆泻肝汤（《医宗金鉴》）加减。

方解：止带方中猪苓、茯苓、泽泻利水渗湿止带；赤芍、丹皮清热，凉血活血；车前子、茵陈清热利湿，使湿热之邪从小便渗泄而去；黄柏、栀子泻热解毒，燥湿止带；牛膝利水通淋，引诸药下行，使热清湿除则带自止。

龙胆泻肝汤中龙胆草泻肝胆实火，清下焦湿热，是为君药；黄芩、栀子清热泻火为臣药；当归、柴胡、生地具有疏肝活血，凉血养阴之功；木通、车前子、泽泻利水渗湿；甘草调和诸药，泻火解毒，共为佐使药。诸药配合，共奏泻肝胆实火、清下焦湿热之功。

随症加减：若带下有臭味者加土茯苓、苦参；兼阴部瘙痒则可用苦参、蛇床子、黄柏、白鲜皮；带下量多，色白，如豆渣状或凝乳状，阴部瘙痒，脘闷纳差，加萆薢、薏苡仁、黄柏、赤茯苓、丹皮、泽泻、滑石、通草。

(5) 湿毒蕴结型

症状：带下量多，黄绿如脓，或赤白相兼，或五色杂下，状如米泔，臭秽难闻，小腹疼痛，腰骶酸痛，口苦咽干，小便短赤。舌红，苔黄腻，脉滑数。

治法：清热解毒除湿。

方药：五味消毒饮（《医宗金鉴》）加减。

方解：金银花、野菊花清热解毒散结，金银花入肺胃，可解中上焦之热毒，野菊花入肝经，专清肝胆之火，二药相配，善清气分热结；蒲公英、紫花地丁均具清热解毒之功，蒲公英兼能利水通淋，泻下焦之湿热，与紫花地丁相配，善清血分之热结；紫背天葵能入三焦，善除三焦之火；薏苡仁、土茯苓渗湿止带。

随症加减：小腹疼痛，加元胡、川楝子、忍冬藤疏肝理气止痛；口苦咽干者，加柴胡、龙胆草清泻少阳、肝经湿热。

（6）肝肾亏损型

症状：带下量少或无，阴道干涩灼痛，或伴阴痒，性交疼痛，腰膝酸软，烘热汗出，胸闷易烦，小便黄，大便结。舌红少苔，脉细数或沉细。

治法：滋补肝肾，养血益精。

方药：归肾丸（《景岳全书》）。

方解：方中重用熟地滋阴养血，益精填髓为主药；山萸肉滋补肝肾，涩精止遗，山药滋肾补脾，助君药滋阴之力，杜仲补肾阳，强筋骨，菟丝子补肾益精，共为臣药；枸杞养阴补血，益精明目，当归补血调经，活血止痛，茯苓渗湿健脾，合为佐使药。全方以滋阴为主。

随症加减：阴道干涩疼痛者，加生地、麦冬养阴；带下瘙痒异常者，加白鲜皮、土茯苓止痒。

2. 外治法

带下病之外治法以祛风除邪、清热解毒、杀虫止痒为主。方法包括中药外洗、中药熏洗等。

（1）中药外洗

蛇床子、百部、土槿皮、川椒、枯矾、苦参、白鲜皮各20g，浓煎后熏洗患处。适用于阴道瘙痒带多者。

（2）中药熏洗

蛇床子散（蛇床子、川椒、明矾、苦参、百部各20g）患处熏洗5min左右后再坐浴。适用于带下过多瘙痒厉害者，阴部溃烂者慎用。

七、病案验案

夏某某，女，31岁，农民，2020年5月20日初诊。主诉：白带量多伴阴部瘙痒1年。患者带下日久，量多色黄、质稠如涕，带下瘙痒不适，伴见小腹部隐痛，腰酸重坠胀。平素喜食辛辣刺激食物，易生气，经来量多，色鲜红。舌质红，苔黄腻，脉弦滑。病因病机：患者平素喜食辛辣刺激食物，此类食物易酿生痰湿，日久蕴结化热，加之平素爱生气，肝郁克脾，脾虚则易生湿，肝气欲上，停于中焦而走带脉；肝郁日久化火，湿郁日久化热，下注带脉。中医诊断：带下病（下焦湿热、肝经郁火）。治法：清热利湿，疏肝解郁。处方：龙胆泻肝汤合逍遥散加减。龙胆草10g，柴胡12g，栀子10g，黄芩10g，车前子15g，木通10g，泽泻20g，生地20g，当归15g，炙甘草10g。7剂，水煎服，每日1剂，分2次温服。

二诊（5月28日）：诉上药服完后，带下量明显减少，瘙痒改善不甚明显，在原方基础上，加白鲜皮、苦参、土茯苓，服用5剂。

三诊（6月5日）：诉带下量及腰酸重感明显改善，阴部瘙痒明显减轻。

按：方中龙胆草泻肝胆实火，清下焦湿热，黄芩、栀子清热泻火，柴胡疏肝解郁，使肝气得以调达，当归、柴胡、生地具有疏肝活血，凉血养阴之功；白术、茯苓健脾去湿，使运化有权，气血有源，木通、车前子、泽泻利水渗湿；甘草调和诸药，用法中加入薄荷少许，疏散郁遏之气，透达肝经郁热。

侯建宁主任在龙胆泻肝汤的基础上，加逍遥散，把调畅气机的核心元素加入治疗方案中，诸药合用，疏肝健脾、清热利湿、杀虫止痒。充分体现了侯建宁主任医师在辨治带下病以肝脾为要，同时佐以风药胜湿止带的临床治疗特色。女子以肝为先天，中青年者多为肝郁，老年者多为肝血不足，故治疗中疏肝解郁、健脾祛湿贯穿治疗始终。

第三十一章　癥　　瘕

一、疾病定义

妇女下腹有结块，或胀，或满，或痛者，称为“癥瘕”。癥与瘕，按其病变性质有所不同。癥者，坚硬成块，固定不移，推揉不散，痛有定处，病属血分；瘕，痞满无形，时聚时散，推揉转动，痛无定处，病属气分。但就其临床所见，每有先因气聚，日久则血瘀成癥，因此不能把它们截然分开，故前人每以癥瘕并称。

本病相当于现代医学的子宫肌瘤、卵巢囊肿、子宫卵巢肿瘤。

二、历史沿革

《灵枢·水胀》：“肠覃何如……寒气客于肠外，与卫气相，气不得荣，因有所系，癖而恶气乃起，息肉乃生。其始生也，大如鸡卵，稍以益大，至其成，如怀子之状，久者离岁，按，推之则移，月事以时下，此其候也。石瘕何如……石瘕生于胞中，寒气客于子门，子门闭不得通，恶血当泻不泻，以留止，日以益大，状如怀子，月事不以时下，皆生于女子，可导而下。”

《景岳全书·妇人规·癥瘕类》：“瘀血留滞作，惟妇人有之，其证则或由经期，或由产后，凡内伤生冷，或外受风寒，或恚怒伤肝，气逆而血流，或忧思伤脾，气虚而滞，或积劳弱，气弱而不行。总由血动之时，余血未净，而一有所逆，则留滞日积，而渐以成癥矣。”

方隅《医林绳墨·癥瘕》中则以癥属气分，而瘕属血分，其云：“癥瘕之症，在妇人有之，由乎气聚而血不行也。盖男女之间，男子多泻，女子多闭，阴火既起，闭而不行，陷小腹，是则为癥，癥当行气可也。又或当经之时，经行未尽，血室有，是则为瘕，瘕当破血可也。”

《景岳全书·妇人规·癥瘕类》云：“癥瘕之病，即积聚之别名，《内经》只有积聚疝瘕，并无癥字之名，此后世之所增设者。盖癥者征也，瘕者假也，癥者成形而坚硬不移者是也，假者无形而可聚可散者是也。成形者，或由血结，谓之血癥，或由食结，谓之食癥。”

《医宗金鉴·妇科心法要诀·瘕积痞痃癖疝诸证门》：“凡治诸癥积，宜先审身形之壮弱，病势之缓急而治之。如人虚，则气血衰弱，不任攻伐，病势虽盛，当先扶正气，而后治其病；若形证俱实，宜先攻其病也。”

三、病因病机

本病的发生，为本虚标实所致，多为正气虚弱，脏腑气血失调有关。多因脏腑不和，气机阻滞，瘀血内停，气聚为癥，血结为瘕，以气滞、血瘀、痰湿及毒热为多见。

1. 气滞

七情所伤，肝气郁结，气血运行受阻，滞于冲任胞宫，结块积于小腹，成为气滞癥瘕。

2. 血瘀

经期产后，胞脉空虚，余血未尽之际，房事不节，或外邪侵袭，凝滞气血，或暴怒伤肝，气逆血留，或忧思伤脾，气虚而血滞，使瘀血留滞，瘀血内停，渐积成瘕。

3. 痰湿

素体脾虚，或饮食不节，损伤脾胃，健运失职，湿浊内停，聚而为痰，痰湿下注冲任，阻滞胞络，痰血搏结，渐积成瘕。

4. 毒热

经期产后，胞脉空虚，余血未尽之际，外阴不洁，或房事不禁，感染湿热邪毒，入里化热，与血搏结，瘀阻冲任，结于胞脉，而成癥瘕。

四、辨证要点

首辨其属善属恶。癥瘕增长缓慢，无明显症状者，为善证；若癥瘕迅速增大，并伴有腹痛、出血、白带异常、羸瘦等，多为恶证。

其次是按包块的性质、大小、部位、病程的长短、兼症和月经情况辨其在气在血，属痰湿还是热毒。

五、治疗原则

治疗大法以活血化瘀、轻坚散结为主，佐以行气化痰，兼调寒热。但又必须根据患者体质强弱，病之新久，酌用攻补，或先攻后补，或先补后攻，或攻补兼施等法，随证施治，并需遵循“衰其大半而止”的原则，不可一味地猛攻峻伐，以免损伤元气。诊断明确的内生殖系统肿瘤，可施行中西医结合治疗。

六、分证论治

1. 气滞型

症状：小腹有包块，积块不坚，推之可移，时聚时散，或上或下，时感疼痛，痛无定处，小腹胀满，胸闷不舒，精神抑郁，月经不调。舌红，苔薄，脉沉弦。

病机分析：瘕乃气聚而成，故小腹有包块，积块不坚，推之可移，时聚时散，或上或下，气滞则痛，气散则止，故时痛时止，痛无定处；肝失条达，气机不畅，故小腹胀满，胸闷不舒，精神抑郁；气滞冲任失司，则月经不调。舌红，苔薄，脉沉弦，为气滞之征。

治法：疏肝解郁，行气散结。

方药：香棱丸（《济生方》）。

方解：方中木香、丁香、小茴香温经理气；青皮疏肝解郁，消积行滞；川楝子、枳壳除下焦之郁结，行气止痛；三棱、莪术行气破血，消瘕散结；朱砂护心宁神。

2. 血瘀型

症状：小腹有包块，积块坚硬，固定不移，疼痛拒按，肌肤少泽，口干不欲饮，月经延后或淋漓不断，面色晦黯。舌紫黯，苔厚而干，脉沉涩有力。

病机分析：瘀血积结，气血不畅，故小腹有包块，积块坚硬，固定不移，疼痛拒按；瘀阻脉络，肌肤失养，则肌肤少泽，且面色晦暗；瘀血内阻，津液不能上承，则口干不欲饮；瘀阻冲任，甚则血不归经，故经期错后，或淋漓不止。舌紫黯，苔厚而干，脉沉涩有力，为血瘀之征。

治法：活血破瘀，散结消瘕。

方药：桂枝茯苓丸（《金匮要略》）。

方解：方中用桂枝温通血脉，芍药行血中之滞以开郁结，茯苓淡渗以利行血，与桂枝同用能入阴通阳，丹皮、桃仁破瘀散结消瘕。

随症加减：若积块坚牢者，酌加鳖甲以软坚散结，化瘀消瘕；疼痛剧烈者，酌加延胡索、莪术、姜黄以行气活血止痛；小腹冷痛者，酌加小茴香、炮姜以温经散寒；月经过多，崩漏不止者，酌加三七粉、炒蒲黄、血余炭等化瘀止血。若血瘀甚者，兼肌肤甲错，两目黯黑，用大黄䗪虫丸（《金匮要略》）。本方重在取其虫类搜剔脉络，祛瘀消瘕。

3. 痰湿型

症状：小腹有包块，按之不坚，或时作痛，带下量多，色白质黏稠，胸脘痞闷，时欲呕恶，经行延期，甚或闭而不行。舌淡胖，苔白腻，脉弦滑。

病机分析：痰湿下注冲任，阻滞胞络，积而成证，则小腹有包块，按之不坚，时或作痛；痰饮内结，则胸脘痞闷；痰阻中焦，则恶心泛呕；痰湿阻于冲任经脉，则月经愆期，甚或经闭不行；湿痰下注，则带下量多，色白黏稠。舌淡胖，苔白腻，脉弦滑，为湿痰内阻之征。

治法：除湿化痰，散结消癥。

方药：散聚汤（《妇科秘诀大全》）。

方解：方中杏仁、陈皮、槟榔行上、中、下三焦之气滞而化痰结；半夏、茯苓除湿化痰，降逆止呕；桂心、当归温经活血而消瘕；甘草调和诸药。全方共奏除湿化痰，消结散瘕之效。

随症加减：若脾胃虚弱，纳差神疲者，酌加党参、白术健脾益气。若兼血滞者，用三棱煎（《妇人大全良方》）。

4. 毒热型

症状：小腹有包块拒按，下腹及腰骶疼痛，带下量多，色黄或五色杂下，可伴经期提前或延长，经血量多，经前腹痛加重，烦躁易怒，发热口渴，便秘溲黄。舌红，苔黄腻，脉弦滑数。

病机分析：湿热积聚，蓄久成毒，阻滞冲任，气滞血瘀，结而成癥瘕，故小腹有包块拒按，下腹及腰骶疼痛；湿热蕴结，损伤任带二脉，任脉不固，带脉失约，湿浊下注，故带下量多，色黄臭秽；热扰冲任，迫血妄行，又瘀血内阻，血不归经，故经期提前或延长，经血量多；瘀血内停，气机不畅，经前血海盛满，故经前腹痛加重，烦躁易怒；毒热壅盛，营卫不和，故发热口渴；热邪伤津，故便秘溲黄。舌红，苔黄腻，脉弦滑数，为湿热毒邪内蕴之征。

治法：解毒除湿，破瘀消癥。

方药：银花蕺菜饮（《中医妇科治疗学》）加赤芍、丹皮、丹参、三棱、莪术、皂角刺。

方解：方中金银花、土茯苓、蕺菜、炒荆芥清热解毒，利湿排脓；赤芍、丹皮、丹参清热凉血，活血化瘀；三棱、莪术、皂角刺行气破瘀，消瘕散结。

随症加减：若小腹包块疼痛，兼带下量多，色黄稠如脓，或五色带杂下，臭秽难闻，疑为恶性肿瘤者，酌加半枝莲、穿心莲、白花蛇舌草、七叶一枝花以清热解毒消瘕。

七、病案验案

李某某，女，36岁，职员，汉族，2020年6月12日初诊。主诉：发现右附件包块1年，伴腹痛、月经量减少2月。平素月经规律，量色适宜。近2月月经量较前减少一半，色淡红，无血块，经期6d，色暗红，伴腰酸腰痛，无痛经，自觉腹有包块，固定不移，疼痛拒按，面色晦暗。现症见：口干，无口苦，纳食可，夜眠可，二便正常。舌淡红，苔薄白，脉弦细。辅助检查：2020年6月11日银川市第一人民医院查妇科彩超示：子宫大小5.5cm×3.6cm×3.33cm，内膜单层厚0.25cm，右附件区探及5.0cm×3.6cm的低回声团。中医诊断：癥瘕（血瘀阻滞胞宫）。西医诊断：右附件囊肿。治法：活血破瘀，散结消瘕。方药：桂枝茯苓丸加减。桂枝 10g，桃仁 10g，茯苓 15g，丹皮 10g，柴胡 12g，半夏 10g，黄芩 10g，生姜 10g，枳实 10g，酒大黄 6g，炙甘草 6g，夏枯草 15g，当归 15g。7 剂，水煎服，每日 1 剂，分 2 次温服。口服 7 剂中药后，腹痛明显减轻。嘱患者继续原方服用 1 周，患者口干明显，腹痛已基本无。在原方基础上加花粉、沙参养阴生津。2020 年 7 月 4 日就诊，患者月经已至，月经量明显增多，无痛经，继续原方治疗 1 周后复查。

按：该患者平素月经规律，量正常，因月经量减少于近 2 月，首先排除妊娠，门诊经阴道彩超示右附件区探及 5.0cm×3.6cm 的低回声团，中医诊断为癥瘕，证属血瘀型，予中药熨烫治疗+中药汤剂口服等以活血化瘀、消癥散结。方以桂枝茯苓丸加减，方中用桂枝温通血脉，芍药行血中之滞以开郁结，茯苓淡渗以利行血，与桂枝同用能入阴通阳，丹皮、桃仁破瘀散结消瘕，半夏、夏枯草软坚散结，酒大黄、枳实通便泻热，活血通络。

第三十二章　崩　　漏

一、疾病定义

月经非时而下量多如注，或淋漓不净者称为“崩漏”。其突然大量出血，称为“崩中”。日久淋漓不断则称为“漏下”。两者虽出血状况不同，但其在疾病发生过程可以互相转化，即崩证日久，气血耗伤，渐成漏下；久漏不止，病势日进，可转成证，所以临床上常崩漏并称。崩漏病名首见于《素问·阴阳别论》：“阴虚阳搏谓之崩。”此后张仲景在《金匮要略·妇人杂病脉证并治》第二十二中提出“漏下”“崩中”“下血”皆指崩漏，崩漏从月经初潮至绝经前后都可发生，而且发作时经常出现经血暴下如注，致使气血俱虚，若治疗失时，易致气血厥脱，则病情危重。

西医学功能失调性子宫出血可参照本病治疗。

二、历史沿革

《金匮要略》：“妇人年五十所，病下利，数十日不止，暮即发热，少腹里急，胀满，手掌烦热，唇口干燥……当以温经汤主之。”

《诸病源候论·妇人杂病诸候·崩中漏下候》：“崩而内有瘀血，故时崩时止，淋漓不断，名曰崩中。”《丹溪心法·崩漏》：“血崩，东垣有治法，但不言热，其主在寒，学者宜寻思之。急则治其标，用白芷汤调百草霜末，甚则用棕榈灰，后用四物汤加干姜调理。因劳者，用参芪等升补药。因寒者，用干姜。因热者，用黄芩。崩过多者，先用五灵脂末一服，当分寒热，盖五灵脂能行能止。紫色成块者热，以四物汤加黄芩之类。妇人血崩，用香附白芷丸服。气虚血虚者，皆以四物汤加参、芪。非若漏下乃热而虚，四物加黄连。若劳伤过极，脏腑俱伤，冲任之气虚，不能约制其经血，故忽然而下，谓之崩中暴下。治宜当大补气血之药，举养脾胃，微加镇降心火之药，治其心，补阴泻阳，经自止矣。”《景岳全书·妇人规·崩淋经漏不止》：“崩漏不止，经乱之甚者也。乱或前或后，漏则不时妄行，由漏而淋，由淋而崩，总因血病，而但以其微甚耳。”《傅青主女科·血崩》：“妇人有一时血崩，两目黑暗，昏晕在地，不省人事者，人莫不谓火盛动血也。然此火非实火，乃虚火耳。世人一见血崩，往往用止涩之品，虽亦能取效于一时，但不用补阴之药则火易于冲击，恐随止随发，以致经年累月，补阴之中行止崩之法。不能全愈者有之。是止崩之药，不可独用。”

三、病因病机

崩漏的病因病机，主要是血热、肾虚、脾虚、血瘀等造成冲任损伤，不能制约经血，导致月经非时妄行。《诸病源候论·漏下候》认为崩中之病是因“冲任之气虚损，不能制其经脉，故血非时而下”所致。

1. 肾阳虚

禀赋不足，肾气稚弱，天癸初至，冲任未盛，肾阳不足；或因绝经前气渐衰，天癸将竭之际，失固藏或因房劳不节损伤肾阳之气，以致肾阳虚弱，封藏失司，冲任不固，难以约制经血，乃成崩漏。

2. 肾阴虚

素体阴分不足，或因久病及肾，暗耗肾阴，或因七七之年，天癸渐竭，肾阴亏损，则阴虚失守，相火动血，致成崩漏；正如《兰室秘藏》云：“妇人血崩，是肾水阴虚不能镇守胞络相火，故血走而崩也。”

3. 血热

素体阳盛，肝火易动；或素性抑郁，郁久化火；或感受热邪，或过服辛辣助阳之品，酿成实火；热扰冲任，迫经妄行，致成崩漏。《傅青主女科·血崩》云：“冲脉太热而血即沸，血崩之为病，正冲脉之太热也。”

4. 脾虚

忧思过度，饮食劳倦，损伤脾气，不摄血，统摄无权，冲任失固，不约制经血，故成崩漏。《妇科玉尺》云：“思虑伤脾，不能摄血致令妄行。”或崩漏耗损气血，气虚则冲任、子宫藏纳失司，更加剧崩漏。

5. 血瘀

情志不畅，肝气失于疏泄，气滞血瘀；或期、产后余血未净，又感于寒热，血为寒凝、热熬成瘀，以致瘀阻冲任子宫，血不归经，发为崩漏；或久漏致瘀，瘀血不去，新血难安，发为崩漏。

总之，崩漏虽有肾阳虚、肾阴虚、血热、虚热、脾虚、血瘀等不同的病机，但由于损血耗气，日久均可转化为气血俱虚，或气阴两虚，或阴阳俱虚。无论病起何脏，“四脏相移，必归脾肾”，“五脏之伤，穷必及肾”，最终导致肾脏受病。也有崩漏久不愈而复感邪气，或久漏致瘀，虚实夹杂，反复难愈。可见崩漏的发病机理复杂，常是因果相干，气血同病，多脏受累，故属妇科疑难证、重证。《女科证治约旨》曰：“崩中者，势急症危，漏下者，势缓症重，其实皆属危重之候。”

四、辨证要点

崩漏的主证为血证，故辨证当根据出血的、色、质变化，参合全身症状、舌脉以及发病的久暂，辨其虚、实、寒、热。

若经血非时暴下量多，色淡质稀，多为暴下不止或淋漓不净，血色深红或紫红，质稠多属血热，若淋漓不止，色鲜红质稠，多属虚热，若时来时止，时闭时崩，色黯有块，多属血瘀。崩漏虚证多而实证少，热者多而寒者少，但“即使是火，亦是虚火，非实火可比”。崩漏有以崩为主的，有以漏为主的，或崩与漏交替出现的，或停经日久而忽然血下。久崩多虚，久漏多瘀。“崩为漏之甚，漏为崩之渐”，即崩可转漏，漏可成崩。临证时须根据其转化情况，审其轻重虚实。

发病年龄阶段的不同，也是崩漏辨证的重要参考。一般来说，青春期患者多属先天肾气不足，冲任未充；育龄期患者多属血热，冲任受损；绝经期患者多因肝肾亏损或脾气虚弱，冲任不固。

五、治疗原则

由于崩漏发病缓急不同，出血的新久各异，治疗崩漏须本着“急则治其标，缓则治其本”的原则，灵活掌握塞流、澄源、复旧三法。

塞流即是止血，是治疗崩漏的紧急措施。暴崩之际，急当止血防脱。气为血帅，血为气母，互相依存，失血过多，必致气虚，气虚不摄，必致新的出血，暴崩下血，气无所附，可导致血竭气脱的危重证候，故塞流是崩漏治疗的第一步。若出血势急量不减者，宜急症处理。

澄源：即正本清源，亦是辨证求因，审因论治，这是治疗崩漏的重要阶段。一般用各种止血药后，待出血量减少或停止时，根据不同的病因病机辨证论治，运用清热、补肾、滋肾、益气、健脾、祛瘀等法。

复旧即固本善后，血止后当以调理月经周期为治本之法。

治崩漏三法又不可截然分割，塞流需澄源，澄源当固本。治崩宜升提固涩，不宜辛温行血；治漏宜养血理气，不可偏于固涩。青春期者，重在补益肾气，固摄冲任；育龄期患者重在疏肝养肝，调理冲任；绝经前后期患者重在滋肾扶脾，调摄冲任。

六、分证论治

1. 肾阳虚

症状：经来无期，出血量多或淋漓不尽，色淡质清，畏寒肢冷，面色晦暗，腰腿酸软，小便清长。舌质淡，苔薄白，脉沉细。

证候分析：肾气不足，肾阳虚弱，封藏不固，冲任失约，故经来无期量多或淋漓。虚则真火不足，经血失煦，故色淡质稀。余证均为阳虚失煦之象。

治法：温肾固冲，止血调经。

主方：右归丸加减。

方药：肉桂、附子、山药、枸杞、熟地、杜仲、山茱萸、鹿角胶、菟丝子、当归。

方解：方以制附子温补命门之火，以强壮肾气；杜仲、菟丝子温补肾阳；鹿角胶温肾气养精血，固冲任；熟地、山萸肉、枸杞补养精血；山药补脾固气；加黄芪、人参补气摄血，覆盆子、赤石脂固肾涩血。肉桂、当归性温活血，故宜去之。患者若为年少肾气不足，可于上方加紫河车、仙灵脾，以加强补肾益冲之功；若兼见浮肿、纳差、四肢欠温者，加茯苓、砂仁、炮姜以温中健脾；若兼见经色黯红有块，阳虚夹瘀，可酌加乳香、没药、五灵脂，共奏温经祛瘀止血之效。

2. 肾阴虚

症状：经乱无期，出血淋漓不尽或量多，色鲜红，质稍稠，头晕耳鸣，腰膝酸软，手足心热，或有心烦。舌质偏红，苔少，舌体瘦小，脉细数。

证候分析：肾水不足，冲任失守，故经乱无期，量多或淋漓不尽。阴虚血热，则色红，质稍稠。肾阴不足，不能上荣于脑，故头晕耳鸣。精亏则腰腿酸软，肾水不足，虚热内生，故手足心热。水不济火，虚火扰心，故心烦。舌、脉为肾阴亏虚之象。

治法：滋阴益肾，固冲止血。

主方：左归丸加减。

方药：熟地、山药、枸杞、山茱萸、菟丝子、鹿角胶、龟板胶、牛膝、墨莲草、女贞子。

方解：方以熟地滋阴养血；龟胶益阴敛血；枸杞、山茱萸、菟丝子、山药、女贞子、旱莲草滋肾，益冲任，鹿角胶温养精血，若肝阴失养，兼见咽干、眩晕者，加夏枯草、生牡蛎；若心阴不足，兼见心烦、失眠者，加五味子、浮小麦；若阴虚生热者，症见颧红潮热，五心烦热，口燥咽干，小便少，大便干结，舌质红，苔薄黄，脉细数，治宜滋阴清热、凉血止血，方用保阴煎。

3. 血热

症状：经血非时而下，量多如崩或淋漓不净，色深红或紫红，质黏稠，口渴烦热有发热，小便黄或大便干结。舌质红，苔黄或黄腻，脉洪数或滑数。

证候分析：热盛于冲任，血海沸腾，迫血妄行，故血崩下或淋漓不净，血红质稠。热扰心神则烦热，热伤胃津，故口渴，热邪内蕴可有发热。舌质红、苔黄等俱是血热之征。

治法：清热凉血，止血调经。

主方：清热固经汤加减。

方药：黄芩、焦栀子、生地、地骨皮、地榆、阿胶（烊化）、陈棕炭、龟板、牡蛎、甘草。

方解：方以黄芩、焦山栀、地榆、藕节清热止血；生地滋阴凉血止血；阿胶养血止血；龟板、牡蛎育阴敛血；陈棕炭收涩止血。全方寓滋阴敛血于清热凉血之中，使热除血止，若兼见少腹及两胁胀痛，心烦易怒，脉弦者，为肝经火炽，宜清肝泄热。上方加龙胆草泻肝火，夏枯草清肝热，益母草化瘀血；苔黄腻，兼见少腹疼痛者，为湿热阻滞冲任所致，宜加败酱草、黄柏清热燥湿止血；实热耗气，兼见少气懒言神疲者，加太子参以益气。

4. 脾虚

症状：经血非时而至，崩中继而淋漓，血色淡而质薄，气短神疲，面色白，或面浮肢肿，手足不温，或饮食不佳。舌质淡红，苔薄白，脉缓弱或沉弱。

证候分析：脾虚气陷，统摄无权，故忽然暴下，或日久不止，遂成崩漏。气虚火不足，故血色淡而质薄。中气虚故气短，神疲。脾阳不振，故四肢不温，纳差，面色白。脾虚不运，可有浮肿。舌、脉为气虚脾阳不足之象。

治法：补气健脾，摄血固冲。

主方：固本止崩汤加减。

方药：人参、黄芪、白术、熟地、当归、炮姜。

方解：方以人参、白术、黄芪补气培元，固本摄血；熟地养血滋阴，炮姜温中止血。加升麻以升提气机，乌贼骨涩血固冲。兼血虚者，加制首乌、桂圆肉、桑寄生。久漏不止，或少腹胀痛者，加黑荆芥、益母草、木香。

5. 血瘀

症状：经血非时而下，时来时止，或淋漓不净，或停闭日久，又突然崩中下血，继而淋漓不断，色紫黯有块，小腹坠胀。舌质紫黯或有瘀斑，苔薄白，脉涩。

证候分析：冲任瘀滞，新血不安，由是经乱无期，离经之血不循常道，故经血时来时止。血瘀故血色紫黯有块，瘀阻则气血不畅，故小腹坠胀。舌质紫黯，脉涩，为瘀之征。

治法：活血化瘀，止血调经。

主方：逐瘀止血汤合失笑散加减。

方药：生地、大黄、赤芍、丹皮、当归尾、枳壳、桃仁、龟板、炒蒲黄、五灵脂。

方以蒲黄、五灵脂、桃仁活血化瘀止血；生地、大黄、丹皮清热凉血止血；龟板敛血。共奏活血化瘀，止血调经之效。兼气滞者，症见胁腹胀甚，上方加炒川楝子、荆芥炭；久漏不净加三七、血竭；瘀而化热者，兼见口干苦、血色红而量多、苔薄者，加仙鹤草、地榆、夏枯草。

其他疗法：针灸止血。

（1）断红穴：定位：手背第一、二掌骨之间，指端下 1 寸先针后灸，每日2~3次。

（2）神阙、隐白、大敦穴、悬灸，每次 20min，每日 2~3 次。

（3）耳穴：子宫、卵巢、神门、皮质下、肝、脾等，每次 2~3 穴，王不留行籽按压，每天按压 4~5 次，每次每个穴位按压 10~15 次，隔日换。可明确诊断。

（4）针刺疗法：关元、隐白、三阴交、地机。实热加血海、水泉；阴虚加内关，大溪；气虚加脾俞、足三里。

七、病案验案

谢某某，女，27 岁，未婚。月经淋漓不止已 8 月余，妇科检查未见异常，伴心烦不得卧、惊惕不安、自汗沾衣。索其前方，多是参、芪温补与涩血固经之药，患者言服药效果不佳。切其脉萦萦如丝，数而薄疾，视其舌光红无苔、舌尖红艳如杨梅。细绎其证，脉细为阴虚，数为火旺，此乃水火不济、心肾不交、阴阳悖逆之过。治应泻南补北、清火育阴、安谧冲任为法。黄连 10g，阿胶 12g，黄芩 5g，白芍12g，鸡子黄 2 枚。此方服至 5 剂，夜间心不烦乱，能安然入睡，惊惕不发。再进 5 剂，则漏血已止。

按：本案主诉月经淋漓不止。前医囿于“气能摄血”之规，率用参、芪之品，反助火热之势。《素问·阴阳应象大论》指出：“阴不胜其阳，则脉流薄疾，并乃狂。”病本水亏火旺，反服温燥之药，何异抱薪救火，焉能取效？《素问·奇病论》说：“胞络者，系于肾。”《素问·评热病论》说：“胞脉者，属心而络于胞中。”心肾不交之证，肾水亏于下，不能上济心火，心火反下移于胞中，逼迫经血淋漓不止。阴亏火炽，故治当壮水制火，泻南补北，交通心肾为法。投《伤寒论》的黄连阿胶汤，正与病之相宜，果数剂而愈。

第三十三章　妊 娠 腹 痛

一、疾病定义

妊娠腹痛是指妇女在妊娠期，出现小腹疼痛，反复发作，称妊娠腹痛，本病名首见《金匮要略·妇人妊娠脉证并治》。发病多因胞脉阻滞，气血运行不畅所致，故又称胞阻。

二、历史沿革

祖国医学对妊娠腹痛的记载有近两千年的历史，首载于东汉的《金匮要略》，书中提到“妇人怀妊，腹中㽲痛”，“妇人怀妊六七月，脉弦，发热，其胎愈胀，腹痛恶寒”，在治疗上分别采用调和肝脾、温阳散寒的方法。其中的记载，可谓妊娠腹痛之“源”。汉代以后，“妊娠腹痛”之名，首见于隋朝《诸病源候论》，巢元方重视外邪致病，提出风邪入里与血气相搏击是妊娠腹痛的主要原因。此后唐宋到明清时期的医家提到关于妊娠腹痛的病名多达数十种，如胎动不安、胎痛、痛胎、中恶、肠绞痧等，病机上也更加丰富，提到血瘀、气滞、肾虚、肝火、湿热等均可导致妊娠腹痛的发生。而妊娠腹痛的治疗，逐渐完善于唐宋明清时期，涉及上百种方剂和中药。汉代以后丰富的文献记载是妊娠腹痛之“流”。最早出现在《金匮要略·妊娠病篇》第四条：“……有妊娠下血者。假令妊娠腹中痛，为胞阻。”《金匮要略》云：“妊娠下血，腹中痛，为胞阻，胶艾汤主之。”《脉诀刊误》提到：“涩者阴也……主腹痛；女子有孕，胎痛；无孕，败血为痛。”最早记载妊娠腹痛的是《金匮要略》“妇人怀娠六七月，脉弦发热，其胎愈胀，腹痛恶寒者，少腹如扇。所以然者，子脏开故也，当以附子汤温其脏”和“妇人怀妊，腹中疼痛，当归芍药散主”。《普济方·妇人诸疾门·血气小腹疼痛》：“妊娠小腹痛者，由胞络宿冷而妊娠血不行，冷气血相搏而痛甚者，堕胎。”《医宗金鉴·妇科心法要诀·胎前诸证门》：“孕妇腹痛，名为胞阻。须审其痛，或上在心腹之间者，多属食滞作痛；或下在腰腹之间者，多属胎气不安作痛；若在少腹之间者，则必因胞血受寒，或停水尿难作痛也。”

本病可见于现代医学先兆流产、早产。

妊娠腹痛的主要病因以虚、瘀为主，主要病机是各种原因引起胞脉失养或胞脉阻滞，导致不荣（不通）而痛。治疗上重在调理气血。

三、病因病机

本病因胞脉阻滞或失养，气血运行不畅，不通则痛。不通之故，有因于虚、因于寒、因于滞之不同。《金匮心典·妇人妊娠病脉证治第二》云：“胞阻者，胞脉阻滞，血少而气不行故也。”

1. 血虚

素体血虚或失血过多，或脾虚化源不足，孕后血聚养胎，阴血愈虚，血少而气行不畅，迟滞着痛。

2. 虚寒

素体阳虚，阴寒内盛，寒凝气血运行不畅，胞脉受阻，或因阳虚胞脉失于温煦，不荣则痛。

3. 气滞

肝藏血而喜条达，孕后血聚养胎，肝血愈虚，若孕妇素性抑郁或孕后情志所伤，或胎体渐长阻碍气机，气郁则血行不畅，胞脉受阻，不通则痛。

侯建宁主任医师总结认为，本病病位在胞宫，病因无外乎虚实，以虚多见，如患者素体血虚、阳虚，抑或失血过度、脾胃虚弱致气血生化乏源等；部分也因瘀所致，如肝气郁结、气血阻滞运行不畅等，导致胞脉阻滞，从而引发妊娠腹痛。

四、辨证要点

侯建宁主任医师总结古代及现代医家理论，提出妊娠腹痛治疗应从虚、从滞、从郁论治，认为妊娠腹痛的治疗原则主要是理气调血。虚证以补虚为主，阻滞以疏肝解郁、理气止痛为主。侯建宁主任医师认为本病病位主要在胞宫，主要病机重点是胎元不固，因此在调理气血、安胎止痛的基础上，注意补肾安胎。

五、治疗原则

本病治疗以养血理气，止痛安胎为主。用药宜重视孕期疾病的特殊性，调理气血药宜平和。理气不过于香燥，和血不宜动血。散寒不宜过于辛热以免耗伤阴血，内动胎元。

六、分证论治

1. 内治法

(1) 血虚

症状：孕后小腹绵绵作痛，按之痛减，面色萎黄，头昏目眩，心悸忡。舌质淡红，苔薄白，脉象细滑。

证候分析：素体血虚，孕后血聚养胎，气血愈虚，胞脉失养，故小腹绵绵作痛，喜按。血虚不能上荣，则头晕目眩。肌肤失养，则面色萎黄。血虚不能养心，则心悸。舌淡、苔白均为血虚之象。

治法：补血养血，止痛安胎。

主方：当归芍药散加减。

方药：当归、白芍、川芎、茯苓、白术、制首乌、桑寄生。

方解：方中当归、川芎养血和血，白芍养血敛阴，缓急止痛，白术、茯苓健脾和中，以益气血生化之源。源盛流畅，则腹痛自止。加制首乌、桑寄生养血滋肾固胎。若血虚可加枸杞、山萸肉、熟地补精血。若兼心悸少寐，可加酸枣仁、桂圆肉养血宁心安神。

(2) 虚寒

症状：妊娠期间，小腹冷痛，形寒肢冷，面色白，纳少便溏。舌质淡红，或淡暗，苔薄白，脉沉弱或细弱。

证候分析：肾阳偏虚，寒自内生，胞脉失于温煦，故小腹冷痛，得热则减。阴寒内盛，阳气不能外达，故面色白，形寒肢冷。肾阳虚不能温煦脾阳，脾失健运，则纳少便溏。舌淡、苔白、脉沉细均为虚寒之象。

治法：暖宫止痛，养血安胎。

主方：胶艾汤加减。

方药：阿胶、艾叶、当归、川芎、白芍、干地黄、甘草。

方解：方中艾叶暖宫止痛为君药；当归、川芎养血行滞，地黄、阿胶养血补阴为臣；白芍、甘草缓急止痛为佐使。全方共奏养血温经，缓急止痛之功效。若兼肾阳虚见腰痛加巴戟天、补骨脂、杜仲温肾助阳。若兼火不温土，见食少便溏者，加白术、砂仁健脾除湿。

(3) 气滞

症状：孕后胸腹胀满疼痛，两胁为甚，气叹息，心烦易怒。舌质红，苔薄黄，脉弦滑。

证候分析：性素抑郁，孕后血聚养肝，肝血不足，肝气易郁，肝郁气滞，血行不畅，经脉受阻，则胸腹胀满疼痛。肝郁化火，则烦躁易怒，嗳气叹息。苔黄为郁而化热之象，脉弦病在肝，滑为有孕之象。

治法：疏肝解郁，理气止痛。

主方：逍遥散加减。

方药：柴胡、当归、白芍、白术、茯苓、甘草、煨姜、薄荷、苏梗。

方中柴胡、苏梗疏肝解郁，宽中理气为君；当归、白芍养血柔肝，缓急止痛为臣；茯苓、白术健脾之运化，生姜、薄荷辛散以助解郁，上药共为佐使；甘草调和诸药。全方合用，共奏疏肝解郁、理气止痛之效。

若兼郁而化热，症见口干苦、尿黄便结、舌红苔黄，宜于上方加炒栀子、炒黄芩清热除烦，和营止痛。

2. 外治法

妊娠腹痛之外治法以补肝肾为主。方法主要为艾灸治疗。

选择艾条置于艾灸盒中，置于肚脐以下，将燃烧的艾炷放置在艾灸盒内，连续灸3炷。

侯建宁主任医师认为，妊娠腹痛，是母体脏腑气血皆发生较大变动，阴血下聚养胎，以致母体阴血偏虚，若素有气血不足，则可加重脏腑气血运转失常；随着胎儿的生长，可阻碍脏腑气机的升降，若未经及时治疗，则可深及脏腑或冲任从而影响母体健康及胎儿生长。治疗原则多以治病与安胎并举，安胎之法以补肾健脾为主，若母体有病，则当先去病，“世未有母气逆而胎得安者，亦未有母气安而胎反堕者”，母病去则胎孕可安，在具体治疗各种妊娠病时，需要遵循这条总的治疗原则。“先兆流产”及中医“胎动不安”范畴，现代医学认为其病因病机多为气虚、血虚、肾虚、血热、外伤等，致使冲任不固，不能摄血养胎所致，其中临床上又以虚证多见，《妇人大全良方》曰：“气血虚损，不能养胎，所以数坠也”；“夫妊娠漏胎者……气血失度，使胎不安，故令下血也”。《胎产心法》曰：“三月以前，宜养脾胃。”因此补气血与补肾安胎兼顾，标本兼顾，故疗效显著。

七、病案验案

患者王某某，女，26岁，主因“孕14周，腹痛伴阴道流血4d”于2020年10月15日就诊。患者平素月经不规律，量正常，色暗红，偶有血块，末次月经2020年7月9日。患者停经30余天自测尿妊娠试验阳性。银川市妇幼保健院行孕酮、血β-HCG、雌二醇等值偏低，给予口服地屈孕酮片保胎治疗（具体剂量不详）。于10月12日劳累后突发阴道流血，量中等，色暗红，头晕目眩、面色萎黄，就诊于银川市妇幼保健院，行妇科彩超提示：宫内孕（GA：13周+2d），给予口服地屈孕酮片10mg，每日2次，口服药物后阴道流血减少明显，但患者感下腹部憋胀隐痛仍旧，故今日就诊于宁夏医科大学总医院，行妇科彩超提示：宫内妊娠，单活胎，胎儿大小相当于14周+0d。为求中医治疗，就诊银川市第一人民医院中医科。刻下症见：患者神志清楚，精神尚可，无发热恶寒，无咳嗽咳痰，食纳、睡眠差，头晕乏力，腹痛绵绵。侯建宁主任医师接诊后辨证如下：给予黄体酮注射液 40mg 肌肉注射补充孕激素，每日 1 次，7d 1 疗程；配合口服中药治疗。诊断：妊娠腹痛（气血亏虚证）。中医治疗原则：益气养血，补肾安胎。方药：寿胎丸加减。黄芪 50g，党参 15g，炒白术 15g，柴胡 6g，升麻 5g，仙鹤草30g，海螵蛸 15g，炒芡实 15g，地榆 15g，焦栀子 10g，炒枣仁 30g，钩藤 15g，煅牡蛎 30g，煅龙骨 30g，五味子 15g，竹茹 10g。水煎服，每日 1 剂。经过 3 剂汤药口服后，患者腹痛明显减轻，阴道流血已停，头晕头昏略改善，患者诉腰酸腰困，在上方基础上加杜仲炭、墨旱莲等补肾安胎。给予 4 剂口服。再次复诊时指出，腰酸腰痛及头晕乏力等明显好转，嘱患者家中注意休息，避免劳累情绪波动。

第三十四章　痤　　疮

一、疾病定义

痤疮是一种毛囊及皮脂腺的慢性炎症表现，好发于颜面及胸背部。早期表现为粉刺、炎性丘疹，继则脓疮、结节、囊肿，可留下疤痕，影响美观。中医常称其为粉刺、酒刺。见于青年男女。好发部位常在颜面、肩周、胸背等处。其形状初期多是散在发生，如针头大圆锥形丘疹，顶端皮脂氧化呈黑色为黑头粉刺，挤压时出现乳白色半透明脂栓。若粉刺加重，其周围形成炎症性丘疹。如果继发感染，可形成豌豆大或更大脓疮，破后流出脓液，愈后可形成疤痕。若炎症继续扩大，深入，可形成大小不等淡红或紫红色的结节，呈半球形，可长期存在，或逐渐吸收，破溃后可形成瘢痕。本病的发生是由多种因素形成的，如心理、精神因素，内分泌因素，微生物的作用，化学物质的影响，遗传因素以及其他原因。

二、历史沿革

痤疮在中医文献中称之为“粉刺”“肺风粉刺”等，《医宗金鉴·外科心法要诀》对肺风粉刺记载曰：“此症由肺风血热而成，每发于面鼻，起碎疙瘩，形如黍屑，色赤肿痛，破出白粉之。”《素问·生气通天论》中提出痤疮的病因病机“劳汗当风，寒薄为皱，郁乃痤。”巢元方《巢氏病源补养宣导法》中：“饮酒热未解，以冷水洗面，令人面发疮，轻者疱。”明代医家陈实功在《外科正宗》中指出痤疮的病因：“肺风、粉刺皆由血热郁滞所致。”

西医学中的粉刺、青春痘、毛囊炎等病，临床表现以面部丘疹、囊肿、结节为主要症状者，可参照本篇辨证论治。

三、病因病机

(1) 外邪导致的肺胃郁热，日久郁热不化，则致湿热内生，湿热日久，耗伤气阴，导致气阴两伤。

(2) 素体脾虚之人，不能化湿，湿郁日久变化为热，湿热熏蒸，凝结为痰，或肾阳亏虚，不能温化水饮痰湿，以致阳虚痰凝。

(3) 痤疮反复迁延不愈，痰瘀未祛，邪无出路，侵袭人体肌肤脉络，而致络脉瘀阻。

侯建宁主任医师总结认为，本病病位在肺胃，应结合《医宗金鉴·外科心法要诀》对肺风粉刺记载“此症由肺风血热而成，每发于面鼻，起碎疙瘩，形如黍屑，色赤肿痛，破出白粉之”的理论基础，认为本病由肺风血热致气血瘀滞，蕴阻肌肤而发病，与肺、胃、肾三脏关系密切，并在临床治疗中提出“痤疮应从热、湿、痰、瘀”论治的理论。

四、辨证要点

侯建宁主任医师总结古代及现代医家理论，提出痤疮治疗应从“热、湿、痰、瘀”论治。

五、治疗原则

侯建宁主任医师认为痤疮的治疗原则主要是以疏风清热、凉血活血贯穿始终的，并在临床中擅长运用清肺消痤方加减治疗。

清肺消痤方：桑白皮、炙杷叶、黄连、黄柏、人参、甘草、杏仁、浙贝、生地、蒲公英、地丁、生薏米、茯苓、白花蛇舌草、七叶一枝花、连翘。

方解：桑白皮，解肺平喘，行水消肿，补虚益气。枇杷叶，清肺润燥，止咳化痰，可以和阴阳。黄连，清热燥湿，泻火解毒，入心肾，除上中下焦湿热。黄柏，清热燥湿，泻火解毒，清虚热，主治五脏、肠胃中结气热，治惊气在皮间，肌肤热赤起。人参，健脾益气，甘寒益阴。甘草，清热解毒，补脾益气，润肺止咳，缓急止痛，缓和药性。

六、分证论治

1. 肺经蕴热证

症状：粉刺初起，并见丘疹可有脓头，红肿疼痛，或兼微痒，伴口干，小便赤，大便干。舌红，苔薄黄，脉带数意。

治法：清肺泄热。

方药：枇杷清肺饮合清肺消痤方汤加减。

方解：枇杷清肺饮见于清代吴谦等编的《医宗金鉴·外科心法要诀》，原方由人参、枇杷叶、甘草、黄连、桑白皮、黄柏六味药物组成，今昔对比去人参、黄柏，加入黄芩、金银花、连翘、栀子、赤芍、北沙参、升麻、皂刺。方中首选枇杷叶宣肺清热为主药，“保柔金而肃治节，香而不燥”，肺气降，一身之气皆降；肺与大肠相表里，肺气降，腑气通，积热因而得泄；肺乃娇脏，肺热叶枯，故配北沙参益肺气，清肺热，养胃生津；配黄芩、桑白皮清肺水；黄连清泄心胃之火；栀子清泄三焦；金银花、连翘清热解毒，且连翘泻火解毒，能消瘀散结，为疮家圣药；升麻升阳发表，透疹解毒，载药上行入肺胃二经，使脾升胃降，还其气化之常；佐以皂角刺托毒消肿，辛温反佐；赤芍凉血祛瘀，防止热与血结；芦根引热下行，使邪有出路；生甘草清热解毒，平调升降，调和诸药为使。诸药配伍，药中病机，因而显效。

2. 胃肠湿热证

症状：颜面粉刺此起彼伏，连绵不断，皮疹红肿疼痛，有脓液，伴口臭，便秘，尿黄。舌红，苔黄腻，脉滑数或弦数。

治法：清热利湿。

方药：茵陈蒿汤合清肺消痤方加减。

方解：方中茵陈为君药，其善能清热利湿，臣以栀子清热降火，通利三焦，引湿热自小便而出，佐以大黄泻热逐瘀，通利大便，导瘀热由大便而下，三药合用，以利湿与泄热相伍，使二便通利，前后分消，湿热得行，瘀热得下，则痤疮自退，侯建宁主任医师配以清肺消痤汤，清热除湿并用，痤疮自退。

3. 脾虚湿盛证

症状：久治不愈，症状时起时伏，渐成黄豆、蚕豆大小结节，肿胀疼痛，或按之如囊，日久融合凹凸不平，伴纳呆，大便不实。舌质胖且边有齿印，舌苔薄白或白腻，滑脉。

治法：健脾燥湿。

方药：健脾除湿汤合清肺消痤方汤加减。

方解：方中党参、白术、当归健脾益气；合清肺消痤汤清肺利湿。

4. 血瘀痰结证

症状：主要表现为丘疹、丘脓疱疹、结节囊肿。

治法：活血化瘀。

方药：桃红四物汤合清肺消痤方汤加减。

方解：方中桃仁、红花、川芎活血化瘀，熟地补血养阴，改为生地可加强活血作用，当归补血养肝，活血止痛，白芍敛阴养肝，缓急止痛。方中活血养血，以活血为主，行中有补，则行而不泄；补中有行，则补而不滞。诸药共奏活血化瘀、消肿止痛之功。如伴气虚可加人参、黄芪以补气。合清肺消痤汤共奏清肺泄热，活血化瘀之效。

5. 肝失疏泄证

症状：此型皮损集中在颜面部，以暗红色的丘疹、结节为主，时有疼痛。舌淡，苔薄白，脉滑或细。伴有月经不调，常夹杂血块。

治法：疏肝理气。

方药：逍遥散合清肺消痤方加减。

方解：方中丹皮泻血中伏火，山栀泻三焦郁火，导热下行，兼利水道，二药皆入营血，故治血虚有热之月经不调。诸药配伍，共奏养血清热、疏肝健脾、和血调经之功。《外科正宗》加味逍遥散，本方加陈皮、贝母、红花、天花粉组成。功能清肝泻火，消肿散结。主治鬓疽七日以上，根盘深硬，色紫焮痛者。《证治准绳》加味逍遥散，由当归、干葛、白芍、生地、川芎、黄芩、人参、柴胡、麦冬、乌梅、甘草构成。功能解肌清热，滋阴养血。主治产后发热，唇裂生疮，口干作渴。合清肺消痤汤清肺热、解肝郁、健脾气，痤疮自退。

七、病案验案

患者徐某某，女，32 岁，主因“面部痤疮反复发作 3 年余，加重 1 周”就诊。患者自诉患有“痤疮”病史 3 年余，平素喜食辛辣，面部痤疮反复发作，给患者心理造成的极大的负担，严重影响日常生活，经多方治疗效果均不满意，于 2019 年 3 月来银川市第一人民医院中医科就诊。刻下症见：皮肤油腻，兼有脓疱、结节，伴有口臭，纳呆腹胀，便秘溺赤。舌质红，苔黄腻，脉滑数。病情缠绵，皮疹此起彼伏。中医辨证：肺火兼脾胃湿热证。中医诊断：肺风粉刺（脾胃湿热兼有肺经风热证）。西医诊断：寻常性痤疮。方药：茵陈蒿汤合清肺消痤方加减。茵陈 30g，滑石 20g，枳实 15g，炙杷叶 15g，桑白皮 15g，杏仁 10g，黄连 9g，黄芩 10g，生地 20g，元参 15g，蒲公英 20g，地丁 15g，生薏米 20g，茯苓 15g，白花蛇舌草 15g，蚤休 10g，连翘 10g，浙贝 10g。5 剂，水煎服，每日 1 剂，分 2次温服。患者服药 7 剂后，复诊上述诸症均明显缓解。再次予以上方，继服 7 剂，脓疱、结节、口臭均消失。原方加减口服 1 月，痤疮治愈。

第三十五章　湿　　疮

一、疾病定义

湿疮是一种过敏性炎症性皮肤病，相当于西医的湿疹。其特点是：皮损对称分布，多形损害，剧烈瘙痒，有湿润倾向，反复发作，易成慢性等。根据病程可分为急性、亚急性、慢性三类。急性湿疮以丘疱疹为主，有渗出倾向；慢性湿疮以苔藓样变为主，易反复发作。本病男女老幼皆可发病，但以先天禀赋不耐者为多，无明显季节性，但冬季常复发。根据皮损形态不同，名称各异，如浸淫全身、滋水较多者，称为浸淫疮；以丘疹为主者，称为血风疮或粟疮。根据发病部位的不同，其名称也不同，如发于耳部者，称为旋耳疮；发于手足部者，称为病疮；发于阴囊部者，称为肾囊风；发于脐部者，称为脐疮；发于肘、膝弯曲部者，称为四弯风；发于乳头者，称为乳头风。

二、历史沿革

湿疮在中医文献中早有记载，汉代《金匮要略》中称之浸淫疮。隋代《诸病源候论》中有详细记述。《医宗金鉴·血风疮》指出："此证由肝、脾二经湿热，外受风邪，袭于皮肤，郁于肺经，遍身生疮。形如粟米，瘙痒无度，抓破时，津脂水浸淫成片，令人烦躁、口渴、瘙痒，日轻夜甚。"指出本病的发生与心、肺、肝、脾四经的病变有密切的关系。以后诸家皆有发挥，因部位不同而有多种命名，如生在手足部的叫鹅掌风、生在耳部的叫旋耳疮、生在脐部的叫脐疮、生在阴囊部的叫肾囊风、生在下肢的叫血风疮、生在乳部的叫乳头风等，本病相当于西医学中的湿疹。

三、病因病机

中医认为：由于禀赋不耐，饮食失节，或过食辛辣刺激荤腥动风之物，脾胃受损，失其健运，湿热内生，又兼外受风邪，内外两邪相搏，风湿热邪浸淫肌肤所致。急性者以湿热为主；亚急性者多与脾虚湿恋有关；慢性者则多病久耗伤阴血，血虚风燥，乃致肌肤甲错。指出本病的发生与心、肺、肝、脾四经的病变有密切的关系。

现代医学认为湿疹与以下因素有关。

(1) 遗传因素：某些类型的湿疹与遗传有密切的关系。

(2) 环境因素：包括群体环境与个体环境，群体环境致病因素是指室外大范围的空气、水、土壤、放射源，大面积的致敏花粉、植被等。个体小环境致病因素包括人造织物，与衣着有关的印染剂、漂白剂、人造食品、人造建筑构件、化学涂料、化学燃料燃烧所产生的气体等变应原。

(3) 感染因素：某些湿疹与微生物的感染有关，这些微生物包括金黄色葡萄球菌、马拉色菌和气源性真菌如交链孢霉、分枝孢霉、点青霉、烟曲霉、黑曲霉及黑根霉等。

(4) 饮食因素：人类的食物品种极多，一般可分为植物类、动物类、矿物类，在近代的食物中还经常应用一些化学合成的食物如糖精、醋酸、枸橼酸、香精、合成染料等。这些食物可引起食物的变态反应，从而导致湿疹的产生，在我国容易引起变态反应的食物主要有富含蛋白质的食物如牛奶、鸡蛋等；海产类食物，如葱、蒜、洋葱、羊肉等；具有特殊刺激性的食品，如辣椒、酒、芥末、胡椒、姜等。

(5) 药物因素：药物因素是引起某些湿疹尤其是湿疹型药疹最主要的原因。一般来说，任何药物均有引起湿疹性药疹的可能性，湿疹型药疹一般均发生于多次药物接触后，而绝少发生于首次接触者；首次发病均有潜伏期，湿疹型药疹一般具有典型的症状或体征。

(6) 其他因素：湿疹的产生尚可由苦闷、疲劳、忧虑、紧张、情绪激动、失眠等神经精神因素及日光、紫外线、寒冷、潮湿、干燥、摩擦等气候、物理因素所引起。此外慢性肠胃疾病、慢性乙醇中毒、肠寄生虫以及新陈代谢障碍、内分泌失调等因素皆是湿疹发生的原因。

湿疮由于病因和性质有所不同，好发于某些特定部位，临床表现可有一定的特异性。常见特定部位的湿疮有以下几种：

①耳部湿疮：又称旋耳疮。多发生在耳后皱襞处，也可见于耳轮上部及外耳道，皮损表现为红斑、流滋、结痂及皲裂，有时带脂溢性，常两侧对称。

②头部湿疮：多由染发剂、生发剂、洗发剂等刺激所引起。呈弥漫性，甚至累及整个头皮，可有脓性流滋，覆以或多或少的黄痂，痂多时可将头发黏结成团，或化脓染毒，发生臭味，甚至可使头发脱落。

③面部湿疮：常见于额部、眉部、耳前等处。皮损为淡色或微红的斑，其上有或多或少的鳞屑，常对称分布，自觉瘙痒。由于面部经常洗擦或应用化妆品刺激，病情易反复发作。

④乳房湿疮：主要见于女性。损害局限于乳头，表现为潮湿、糜烂、流滋，上覆以鳞屑，或结黄色痂皮，反复发作可出现皲裂，疼痛，自觉瘙痒，一般不化脓。

⑤脐部湿疮：皮损为位于脐窝的鲜红或暗红色斑片，或有糜烂、流滋、结痂，皮损边界清楚，不累及外周正常皮肤，常有臭味，自觉瘙痒，病程较长。

⑥手部湿疮：由于手是暴露部位，接触致病因素机会较多，故手部湿疮极为常见。好发于手背及指端掌面，可蔓延至手背和手腕部，皮损形态多样，边界不清，表现为潮红、糜烂、流滋、结痂。至慢性时，皮肤肥厚粗糙。因手指经常活动而皲裂，病程较长，顽固难愈。

⑦阴囊湿疮：为湿疮中常见的一种。局限于阴囊皮肤，有时可延至肛周，甚至阴茎部。有潮湿型和干燥型两种，前者表现为整个阴囊肿胀、潮红、轻度糜烂、流滋、结痂，日久皮肤肥厚，皮色发亮，色素加深；后者潮红、肿胀不如前者，皮肤浸润变厚，呈灰色，上覆鳞屑，且有裂隙，因经常搔抓而有不规则小片色素消失，瘙痒剧烈，夜间更甚，常影响睡眠和工作。

⑧小腿湿疮：好发于小腿下1/3内侧，常伴有青筋暴露，皮损呈局限性暗红色，弥漫密集丘疹、丘疱疹，糜烂、流滋，日久皮肤变厚，色素沉着。常伴发小腿溃疡。部分患者皮损中心色素减退，可形成继发性白癜风。

⑨钱币状湿疮：是湿疮的一种特殊类型，因其皮损似钱币状而得名。常发于冬季，与皮肤干燥同时发生。皮损好发于手足背、四肢伸侧、肩、臀、乳房等处。皮损为红色小丘疹或丘疱疹，密集而呈钱币状，滋水较多。慢性者皮肤肥厚，表面有结痂及鳞屑，皮损的周围散发丘疹、水疱，常呈“卫星状”。自觉瘙痒剧烈，反复发作，不易治愈。

四、辨证要点

侯建宁主任医师总结认为，本病病位与心、肺、肝、脾四经的病变有密切的关系。应结合《医宗金鉴·血风疮》：“此证由肝、脾二经湿热，外受风邪，袭于皮肤，郁于肺经，遍身生疮。形如粟米，瘙痒无度，抓破时，津脂水浸淫成片，令人烦躁、口渴、瘙痒，日轻夜甚”的理论基础，认为本病由于禀赋不耐，饮食失节，或过食辛辣刺激荤腥动风之物，脾胃受损，失其健运，湿热内生，又兼外受风邪，内外两邪相搏，风湿热邪浸淫肌肤所致。急性者以湿热为主；亚急性者多与脾虚湿恋有关；慢性者则多病久耗伤阴血，血虚风燥，乃致肌肤甲错。发于小腿者则常由经脉弛缓、青筋暴露，气血运行不畅，湿热蕴阻，肤失濡养所致。

五、治疗原则

侯建宁主任医师总结本病以清热利湿止痒为主要治法。急性者以清热利湿为主；慢性者以养血润肤为主。外治宜用温和的药物，以免加重病情。

六、分证论治

侯建宁主任医师总结古代及现代医家理论，提出湿疹治疗应从“热、湿、虚、瘀”论治，认为湿疹的治疗原则主要是以清热除湿贯穿始终的，并在临床中擅长运用龙胆泻肝汤加减治疗。

1. 湿热蕴肤证（相当于急性湿疹）

症状：发病快，病程短，皮损潮红，有丘疱疹，灼热瘙痒无休，抓破渗液流脂水；伴心烦口渴，身热不扬，大便干，小便短赤。舌红，苔薄白或黄，脉滑或数。

治法：清热利湿止痒。

方药：龙胆泻肝汤合萆薢渗湿汤加减。

方解：龙胆泻肝汤可以清泻肝火、清利湿热。龙胆草为君药，可以清肝胆实火，清下焦湿热；黄芩、栀子为臣，助龙胆草清泄肝火；泽泻、木通、车前清下焦湿热；佐药为生地、当归补阴血，柴胡疏肝。水疱多，破后流滋多者，加土茯苓、鱼腥草；瘙痒重者，加紫荆皮、地肤子、白鲜皮。

2. 湿热浸淫证

症状：发病时间短，皮损面积大，色红灼热，丘疱疹密集，瘙痒剧烈，抓破脂水淋漓，浸淫成片；伴胸闷纳呆，身热不扬，腹胀便溏，小便黄。舌红，苔黄腻，脉滑数。

治法：清热利湿，解毒止痒。

方药：龙胆泻肝汤合五味消毒饮加减。

方解：五味消毒饮是治疗疮疡疔毒的名方，组成包括金银花、野菊花、蒲公英、紫花地丁、天葵子，有清热解毒、消散疔疮之功效。方中金银花、野菊花入肝经，专清肝胆之火，二药相配，善清气分热结；蒲公英、紫花地丁均具有清热解毒之功，蒲公英兼能利水通淋，泻下焦之湿热，与紫花地丁相配，善清血分之热结；紫背天葵能入三焦，善清三焦之火。整方气血同清、三焦同治，兼能开三焦热结、利湿消肿。

3. 脾虚湿蕴证（相当于亚急性湿疹）

症状：发病较缓，皮损潮红，有丘疹，瘙痒，抓后糜烂渗出，可见鳞屑；伴纳少，腹胀便溏，易疲乏。舌淡胖，苔白腻，脉弦缓。

治法：健脾利湿止痒。

方药：除湿胃苓汤或参苓白术散加紫荆皮、地肤子、白鲜皮。

方解：除湿胃苓汤：《外科正宗》：“脾肺二经湿热壅遏，致生火丹，溃烂疼痛。”参苓白术散：本方证是由脾虚湿盛所致。脾胃虚弱，纳运乏力，故饮食不化；水谷不化，清浊不分，故见肠鸣泄泻；湿滞中焦，气机被阻，而见胸脘痞闷；脾失健运，则气血生化不足；肢体肌肤失于濡养，故四肢无力、形体消瘦、面色萎黄；舌淡苔白腻，脉虚缓皆为脾虚湿盛之象。治宜补益脾胃，兼以渗湿止泻。方中人参、白术、茯苓益气健脾渗湿为君。配伍山药、莲子肉助君药以健脾益气，兼能止泻；并用白扁豆、薏苡仁助白术、茯苓以健脾渗湿，均为臣药。更用砂仁醒脾和胃，行气化滞，是为佐药。桔梗宣肺利气，通调水道，又能载药上行，培土生金；炒甘草健脾和中，调和诸药，共为佐使。综观全方，补中气，渗湿浊，行气滞，使脾气健运，湿邪得去，则诸症自除。

4. 血虚风燥证（相当于慢性湿疹）

症状：病程久，反复发作，皮损色暗或色素沉着，或皮损粗糙肥厚，剧痒难忍，遇热或肥皂水后瘙痒加重；伴有口干不欲饮，纳差，腹胀。舌淡，苔白，脉弦细。

治法：养血润肤，祛风止痒。

方药：当归饮子或四物消风饮加丹参、鸡血藤、乌梢蛇。

方解：当归饮子是皮肤科常用的方剂，来源于《医宗金鉴》。组成：当归，荆芥，防风，黄芪，刺蒺藜，生地黄，白芍，川芎，何首乌，炙甘草。方中当归、川芎、白芍、生地黄为四物汤组成，滋阴养血以治营血不足，同时取其“治风先治血，血行风自灭”之义；何首乌滋补肝肾，益精血；防风、荆芥穗疏风止痒；白蒺藜属于性味平和的一味中药材，疏风止痒；黄芪益气实卫固表，味道有点甜味；甘草益气和中，调和诸药。诸药合用，共奏养血润燥、祛风止痒之功。全方配伍严谨，益气固表而不留邪，疏散风邪而不伤正，有补有散，标本兼顾。本方养血之功胜于祛风，常用于阴血亏虚兼有风邪的各种慢性皮肤病。本方临床应用广泛，尚见于治疗糖尿病周围神经病变等其他原因引起的瘙痒症、阴囊湿疹、慢性荨麻疹、过敏性鼻炎、过敏性紫癜肾炎、寻常型银屑病等疾病。瘙痒不能入眠者，加珍珠母(先煎)、徐长卿、夜交藤、酸枣仁。

七、病案验案

马某，男，54岁，2020年5月10日初诊。主因“双下肢皮肤皮疹渗出伴瘙痒半年余”。半年前无明显诱因出现双下肢皮肤皮疹渗出伴瘙痒，于多家医院诊为湿疹，经治疗后收效甚微。诊见：双下肢皮肤出现粟粒状红色丘疹，部分融合成片，糜烂面有浆性渗出，并伴有剧烈瘙痒，双下肢皮肤颜色深，水肿明显，行走困难，胸闷不舒，晨起咳痰，口中黏腻，大便不爽。舌质红，苔白厚，脉滑数。西医诊断：湿疹。中医诊断：湿疮（肺气不降，湿热下注）。治则：疏风降气，清利湿热。处方：桑白皮30g，浮萍15g，杏仁10g，葶苈子10g，防风10g，荆芥穗15g，首乌藤20g，芦根15g，灯心草6g，淡竹叶6g，白茅根10g，猪苓12g，茯苓15g，苍术10g，苦参10g，黄柏10g，牛膝15g，生薏苡仁30g，黄连10g，白鲜皮10g。14剂，水煎服。服药后皮疹明显减少，渗出消失，续服14剂，湿疹痊愈。

按：“肺为水之上源”，从脾转输而来的津液要靠肺气的宣发肃降，才能使脏腑经络之气保持通畅，因此肺功能正常对于保证津液的正常输布起到至关重要的作用。肺之宣发功能正常，水液才能向上、向外输布到体表，经体表肌肤充分利用后，化为汗液排出体外；肺之肃降功能正常，水液才能向下、向内输布到内脏，经内脏利用后，在肾的气化作用下，化为尿液自膀胱而出。李中梓言：“肺主气，气调则脏腑诸官听其节制，无所不治。”而且肺主皮毛，正如《素问·痿论》曰：“皮毛者，肺之合也。”皮毛受病和肺有关，患者平素脾虚湿盛，湿浊蕴肺，日久化热，湿热之邪充斥三焦，上则致肺气不降，下则流注四肢肌肤。今肺气失于肃降，不仅出现胸闷咳痰症状，更使水液代谢失常，流注肌肤发为湿疹。故治疗上宜清热肃肺，祛湿止痒。方中葶苈子、杏仁、桑白皮、浮萍清热降肺气，恢复肺之肃降功能；防风、荆芥穗宣发肺气，使肺气升降正常；芦根、灯心草、淡竹叶、白茅根、猪苓、茯苓淡渗利湿；苍术、黄柏、牛膝、生薏苡仁为四妙散，增强清热利湿之力；首乌藤、苦参、黄连、白鲜皮燥湿止痒通络，肺气降、水道通、湿邪去，则疹自消。本例辨证重点是胸闷咳嗽，由此推断出肺失肃降应是本病病机，事实证明；从肺论治是湿疹治疗的捷径。从肺论治皮肤病，不止一端，有寒热虚实之分。但不论其辨证分型如何，皆可加入桔梗、紫菀、羌活、防风、紫苏等肺经药，以引药达表，祛邪外出，提高皮肤病的临床疗效。

第三十六章　荨　麻　疹

一、疾病定义

荨麻疹是一种皮肤出现红色或苍白风团，时隐时现的瘙痒性、过敏性皮肤病。其特点是皮肤上出现瘙痒性风团，发无定处，骤起骤退，消退后不留任何痕迹为临床特征。一年四季均可发病，老幼都可罹患，属于变态反应性皮肤病，中医称之为“瘾疹”。

二、历史沿革

《诸病源候论·风瘙身体瘾疹候》中曰：“邪气客于皮肤，复逢风寒相折，则起风瘙瘾疹。”《医宗金鉴·外科心法要诀》云：“此证俗名鬼饭疙瘩，由汗出受风，或露卧乘凉，风邪多中表虚之人。初起皮肤作痒，次发扁疙瘩，形如豆瓣，堆累成片，日痒甚者，宜服秦艽汤，夜痒重者，宜当归饮子服之。”

三、病因病机

本病总因禀赋不耐，人体对某些物质过敏所致。可因卫外不固，风寒、风热之邪客于肌表；或因肠胃湿热郁于肌肤；或因气血不足，虚风内生；或因情志内伤，冲任不调，肝肾不足，而致风邪搏结于肌肤而发病。

四、辨证要点

侯建宁主任医师认为：“风”邪是本病发病的主要条件，多因七情内伤，机体阴阳失调，营卫失和，卫外不固复感风邪而诱发；或因禀赋不足，又食鱼虾等腥荤动风之物，脾胃蕴热，再成风邪而发；或因情志不畅，肝郁不舒，气机壅滞不畅，郁而化火，灼伤阴血，感受风邪而诱发。本案病程日久，风湿搏于气血，日久入络，故以藤类药物调和气血阴阳，以虫类药物搜剔经络，从而收效。

五、治疗原则

侯建宁主任医师认为首先寻找病因并予以切除。对于发病的病因，大多数情况常用对症治疗，以祛风、清热、养血为主。

六、分证论治

1. 风热犯表证

症状：风团鲜红，灼热剧痒，遇热则皮损加重；伴发热恶寒，咽喉肿痛。舌质红，苔薄白或薄黄，脉浮数。

辨证分析：风热之邪客于肌肤，外不得透达，内不得疏泄，故风团鲜红、灼热，遇热则皮损加重；风盛则剧痒；营卫不和则发热恶寒；风热壅肺即咽喉肿痛；舌红、苔薄黄或薄白、脉浮数为风热犯表之象。

治法：疏风清热。

方药：消风散加减。

常用药：当归、生地、防风、蝉蜕、知母、苦参、胡麻仁、荆芥、苍术、牛蒡子、石膏、甘草、木通。

方解：本方证多由外感风湿或风热之邪，侵入血脉，郁于肌肤腠理所致。风邪外袭，郁于肌腠，内不得疏泄，外不得透达，故皮肤瘙痒，疹出色红，或遍身云片斑点；湿热浸淫，则抓破后渗出津水。治宜疏风止痒为主，辅以清热除湿。古人云："痒自风来，止痒必先疏风。"故方中用荆芥、防风、牛蒡子、蝉蜕开泄腠理，疏风透表止痒，且荆芥又善祛血中之风，共为君药。苍术祛风燥湿；苦参清热燥湿；木通渗利湿热，是为湿邪而设，以除湿止痒；石膏、知母清热泻火除烦，是为热邪而用，共为臣药。又因"治风先治血，血行风自灭"，故用当归、生地黄、胡麻仁养血活血，滋阴润燥，以防风药之燥性，共为佐药。甘草清热解毒，调和诸药，为使药。诸药合用，外疏内清下渗，分消风热湿邪；活血治风，邪正兼顾。本方为治风疹、湿疹的常用方，以皮肤瘙痒，疹出色红，或遍身云片斑点为辨证要点。现代应用本方常用于治疗荨麻疹、过敏性皮炎、稻田性皮炎、药物性皮炎、神经性皮炎、扁平疣、疥疮等属风热或风湿为患者。服药期间忌食辛辣、鱼腥、烟酒、浓茶等，以免影响疗效。

2. 风寒束表证

症状：风团色白，遇风寒加重，得暖则减，口不渴。舌质淡，苔白，脉浮紧。

辨证分析：白色主寒，风性瘙痒，风寒外袭，营卫不和，故风团色白，皮肤瘙痒；寒性阴冷，故皮损得热则减，遇寒加重；阴津未伤，故口不渴。舌质淡、苔白、脉浮紧为风寒束表之象。

治法：疏风散寒。

方药：桂枝汤或麻黄桂枝各半汤加减。

常用药：桂枝、芍药、甘草、大枣、生姜、麻黄。

方解：本方证为风寒伤人肌表，腠理不固，卫气外泄，营阴不得内守，肺胃失和所致。治疗以解肌发表、调和营卫为主。本方证属表虚，腠理不固，且卫强营弱，所以既用桂枝为君药，解肌发表，散外感风寒。又用芍药为臣药，益阴敛营。桂、芍相合，一治卫强，一治营弱，合则调和营卫，是相须为用。生姜辛温，既助桂枝解肌，又能暖胃止呕。大枣甘平，既能益气补中，又能滋脾生津。姜、枣相合，还可以升腾脾胃生发之气而调和营卫，所以并为佐药。炙甘草之用有二：一为佐药，益气和中，合桂枝以解肌，合芍药以益阴；一为使药，调和诸药。所以本方虽只有五味药，但配伍严谨，散中有补，正如柯琴在《伤寒论附翼》中赞桂枝汤“为仲景群方之魁，乃滋阴和阳、调和营卫、解肌发汗之总方也”。

麻黄桂枝各半汤系桂枝汤与麻黄汤相合，为小制其剂，以解表发汗而不伤正、调和营卫而不留邪为长。麻、桂、姜之辛甘发散，量小而微力以逐邪；芍药、甘草、大枣酸收甘缓，益营气以扶正。诸药刚柔相济，成为发汗之轻剂。

3. 血虚风燥证

症状：风团反复发作，迁延日久，午后或夜间加剧；伴心烦易怒，口干，手足心热。舌红少津，脉沉细。

辨证分析：血虚日久则肌肤失养，化燥生风，风气搏于肌肤，故风团、瘙痒反复迁延日久；津血同源，血虚亦致阴血不足，虚火内生，故伴心烦易怒，口干，手足心热；虚热内扰阴分则午后或夜间症状加剧；舌红少津、脉沉细为血虚津伤、虚热内生之象。

治法：养血祛风润燥。

方药：当归饮子加减。

常用药：当归、生地、白芍、川芎、何首乌、荆芥、防风、白蒺藜、黄芪、生甘草。

方解：当归饮子方中之当归、川芎、白芍、生地黄为四物汤组成，滋阴养血以治营血不足，同时取其“治风先治血，血行风自灭”之义；何首乌滋补肝肾，益精血；防风、荆芥穗疏风止痒；白蒺藜平肝疏风止痒；黄芪益气实卫固表；甘草益气和中，调和诸药。诸药合用，共奏养血润燥、祛风止痒之功。个案报道的还可用于白癜风、斑秃、生殖器疱疹、结节性痒疹、环形红斑、阴道炎、多发性肌炎等。现代药理研究证实防风、荆芥等祛风止痒之品具有抗过敏止痒作用，而当归、川芎、丹参、生地黄、何首乌等活血化瘀药物可改善病变部位的血液循环。当归饮子中多种成分具有免疫活性，可提高机体的细胞免疫、体液免疫、单核吞噬细胞系统的功能。

七、病案验案

林某，女，56岁，2011年3月12日初诊。主诉："皮肤风团反复发作3月"。患者自诉3月前无明显诱因开始出现周身皮肤大小不等的淡红色或苍白色风团状皮疹，瘙痒，并伴有刺痛或烧灼感，皮疹消退迅速，反复发作。为进一步诊治求于中医。诊见：周身皮肤刺痒，以夜间为重，发作时可见大小不等的淡红色风团状皮疹，由于瘙痒夜寐不安。舌暗红，苔薄白，脉细涩。西医诊断：荨麻疹。中医诊断：瘾疹。中医辨证：阴血亏虚，血燥生风。治则：养血熄风。首乌藤20g，鸡血藤20g，地骨皮15g，蛇蜕10g，白芍10g，生侧柏叶12g，清风藤15g，天仙藤15g，青蒿20g，郁金15g，生石膏15g，益母草20g，海风藤15g，桑白皮15g，薄荷6g，香附15g，皂刺10g，钩藤15g，牡丹皮15g，蝉衣10g，赤芍15g，生甘草10g。水煎服，10剂。

二诊：服上方10剂，患者自觉皮疹较前减少，瘙痒减轻，夜间可入睡，但遇到外界刺激或进食海鲜后仍可迅速出现皮疹，将上方调整为首乌藤，清风藤，海风藤，钩藤，鸡血藤，天仙藤，桑白皮，牡丹皮，地骨皮，青蒿，蝉衣，蛇蜕，郁金，香附，赤芍，白芍，生山楂，皂刺，生甘草，生侧柏叶，益母草。水煎服，20剂。患者继服3周后自觉症状大为改观，皮疹基本未再出现，继服上方加减以巩固疗效。荨麻疹是一种临床常见的过敏性皮肤病，表现为局限性风疹样损害，骤然发生，迅速消退，愈后不留痕迹，有剧烈瘙痒感或烧灼感。

下篇

代表性论著及验方选编

第一章　论文选辑

自拟清胰承气汤联合西药治疗急性胰腺炎34例

侯建宁　马晓东　王晓丽　李俊爱　周　保

急性胰腺炎（AP）是胰腺组织自身消化酶引起的化学性炎症疾病。通常病情急骤，常因治疗不及时而危及生命。近年来，我院对收治的AP患者采用中医结合治疗，现报告如下。

1　临床资料

2005—2010年排除出血坏死型和重症水肿型AP。我院共收治AP患者54例，患者均有急性上腹疼痛、胀满，伴有恶心、呕吐、发热。化验血、尿淀粉酶升高，B超提示胰腺均存在不同程度的轮廓不清，周围渗出征象，部分患者出现胰腺周围坏死、胰管扩张；发病原因：胆源性25例，暴饮暴食23例，无明显诱因6例。诊断符合AP的临床诊断及分级标准（1996年第2次方案）[1]。54例患者按不同治疗方法分为2组。治疗组34例，男25例，女9例；年龄23~74岁；发病时间4h至3d，平均(2.1±0.9)d。对照组20例，男16例，女4例；年龄24~72岁；发病时间2h至3d，平均（2.1±0.7)d。两组患者性别、年龄、发病原因及病情差异无统计学意义($P>0.05$)，具有可比性。

2　治疗方法

对照组单纯使用下述西医治疗：①禁食，持续减压；②补液，纠正酸碱平衡；③抑制胰腺分泌，应用质子泵抑制剂及生长抑素；④预防性应用抗生素。治疗组在西医治疗基础上加中医治疗。中医治疗：临床辨证为脾胃实热、肝气郁滞，中医治疗以通里攻下、清热利胆之法。中药采用自拟清胰承气汤加减：大黄、芒硝(冲)、枳实、厚朴各15g，柴胡、木香、川楝子各10g，白芍、延胡索各15g，黄芩、胡黄连各10g。胆囊结石者，加金钱草、鸡内金、郁金各15g；黄疸者，加茵陈30g、栀子 10g；胸腹水者，加红藤、薏仁各 30g、茯苓 20g；恶心呕吐者，加生姜、半夏各 10g。以上各药除芒硝外煎汤取汁 200mL，分 2 次服用，连服 3~7d，芒硝冲服（通便后停服）。

3 疗效观察

3.1 疗效标准

参照中华人民共和国原卫生部《中药新药临床研究指导原则》的标准[2]。治愈：3d 内症状、体征缓解，7d 之内消失，血、尿淀粉酶恢复正常。显效：7d 之内症状、体征显著好转，血、尿淀粉酶恢复正常。有效：7d 之内症状、体征减轻，血、尿淀粉酶有下降趋势。无效：7d 之内症状未减轻或恶化，血、尿淀粉酶未降低。

3.2 两组患者治疗前后血淀粉酶比较

表 1 示，治疗组第 3d 血淀粉酶降至正常，对照组则在第 7d 降至正常，与对照组比较，治疗组血淀粉酶下降明显（$P<0.01$）。

表 1 两组患者治疗前后血淀粉酶比较（U/L，$\bar{x}\pm s$）

组别	例数	治疗前	第1d	第3d	第5d	第7d
治疗组	34	1208±186	384±47*	137±26*	65±7*	42±9*
对照组	20	1178±198	1021±181	524±72	376±41	172±19

注：与同期对照组比较，*$P<0.01$。

3.3 两组临床疗效比较

两组均无死亡病例发生。治疗组治愈 24 例，显效 10 例，有效率 100%；对照组治愈 8 例，显效 8 例，无效 4 例，有效率 80%。治疗组有效率明显高于对照组（$P<0.01$）。治疗组腹痛、腹胀症状缓解间较对照组明显缩短，第 1 次通便时间明显缩短（$P<0.01$），见表 2。治疗组第 3d 腹胀、腹痛缓解 26 例，对照组仅缓解 3 例；治疗组第 7d 腹痛、腹胀症状全部缓解，对照组 17 例缓解。治疗组第 1 次排便时间第 3d 达到 28 例，第 5d 全部通便；对照组第 3d 排便 3 例，第 7d 为 12 例。

表 2 两组腹痛、腹胀缓解及第一次排便时间比较（d，$\bar{x}\pm s$）

组别	例数	腹痛、腹胀缓解时间	第 1 次排便时间
治疗组	34	4.96±1.83*	4.60±1.85*
对照组	20	5.93±1.34	5.82±1.43

注：与对照组比较，*$P<0.01$。

4 讨论

AP 是胰腺组织自身消化酶所引起的化学性炎症，中医归属“腹痛”“结胸”范畴，归实证、热证。西医治疗以禁食、禁水和胃肠减压为主。通过临床观察，早期服用中药可以使腹痛、腹胀时间明显缩短，且无不良反应发生。AP 胃肠道高压、腹痛、腹胀症状明显，中医认为，本病为胃家实，系胆胃腑气闭实，不通则痛。我们采用清胰汤加大承气汤治疗 AP，以“通腑”为主，导其滞，使其湿热、气滞病邪下泄，气机得行，胆汁、胰液得以顺利排出，十二指肠压力减轻，症状得以缓解。经临床实践证明，中西医结合疗效比单纯西医治疗效果好，经过通腑泄下，大便通畅后，患者腹痛、腹胀均明显减轻，血、尿淀粉酶也加速下降，患者禁食时间也可以缩短。病情稳定后，患者腹泻明显，可去芒硝，继续服用中药巩固，能明显减少复发。对呕吐频繁者，可插胃管，先减压，然后将中药经胃管注入，待大便通畅后停止减压。

参考文献

[1]中华医学会外科分会胰腺外科学组.重症 AP 诊治草案[J].中华肝胆外科杂志,2002,8(2):622.

[2]中华人民共和国卫生部.中药新药临床研究指导原则(第一辑)[S].1993:143.

（原载《中医杂志》2012 年第 3 期）

化瘀散结汤保守治疗异位妊娠 90 例效果观察

侯建宁　马立凤

异位妊娠是指孕卵在子宫体腔以外着床发育，亦称“宫外孕”，以输卵管妊娠最常见，占 90%~95%。输卵管妊娠破裂后，可造成急性腹腔内出血，若不能及时处理，可危及生命[1]。

1　资料与方法

1.1　一般资料

180 例选自 2008 年 6 月—2012 年 5 月本院妇科病房住院患者，按就诊顺序分为治疗组和对照组，每组各 90 例。治疗组患者年龄 19~38 岁，平均（25±4）岁；停经 30~70d，平均(33±12)d；阴道少量流血、下腹疼痛，血绒毛膜促性腺激素(β-HCG)1000~2000IU/mL，最高 11 000IU/mL。对照组患者年龄 18~39 岁，平均(28±2)岁；停经 30~60d，平均(35±14)d；β-HCG 1000~2000IU/mL，最高 11 300IU/mL。180 例盆腔包块均 < 40mm。对照组有盆腔积液 41例，平均积液深径 20mm；治疗组有盆腔积液 35 例，平均积液深径 23mm，2 组患者资料比较差异无统计学意义(P>0.05)，具有可比性。

1.2　诊断标准

参照《妇产科学》标准，符合保守治疗条件的异位妊娠者[2]。纳入标准：生命体征正常，输卵管病灶直径 3~4cm，未破裂，无活动性出血，腹腔中血液<100mL，血 β-HCG<3000IU/L[3]，中医辨证均属少腹血瘀证。无心肝肾系统性疾病，经患者同意，并签署保守治疗同意书。排除标准：异位妊娠偶心血管波动，有明显活动性腹腔内出血，腹痛剧烈，失血性休克。血 Hb<10mg/mL，血 PLT<100×10^9/L。

1.3　治疗方法

1.3.1　治疗组：甲氨蝶呤按 50mg/m^2，单次肌肉注射，第 2d 开始口服自拟化瘀散结汤。方药组成：当归 15g，川芎 15g，赤芍 15g，茯苓 20g，天花粉 30g，丹参 15g，桃仁 10g，红花 15g，三棱 10g，莪术 10g。包块消散不明显加海藻 10g、昆布 10g、山豆根 15g，有盆腔积液加生薏米 30g、红藤 30g、蒲公英 30g、连翘 30g。每日 1 剂，分 2 次口服，治疗 3 周。

1.3.2　对照组：甲氨蝶呤按 50mg/m^2，单次肌肉注射，第 2d 开始口服宫外孕Ⅱ号方（原山西中医学院）。方药组成：丹参 15g，赤芍 15g，桃仁 9g，三棱 6g，莪术 6g。每日 1 剂，分 2 次口服，治疗 3 周。

1.4　疗效判断标准[2]

①治愈，临床症状消失，B 超监测盆腔包块消失，血 β-HCG 降至正常（<10mIU/mL）；②有效，临床症状减轻，B 超监测盆腔包块缩小，血 β-HCG 正常或接近正常（<10mIU/mL）；③无效，临床症状无变化，B 超监测盆腔包块无变化或增大，血 β-HCG 下降不满意或上升，而改用其他药或有破裂出血等手术指征而改为手术治疗者。在保守治疗期间，每周测血 β-HCG 1 次，治疗前后行经腹或阴道 B 超检查，测量包块大小。治疗 3 周后比较疗效。

1.5　统计学方法

采用 SPSS11.5 统计软件，计量资料以 $\bar{x}\pm s$ 表示，比较用 t 检验，计数资料比较用 χ^2 检验，以 $P<0.05$ 为差异有统计学意义。

2　结果

2.1　2 组患者治疗效果比较

见表 1。

表 1　2 组患者治疗 3 周后疗效比较[n(%)]

组别	n	治愈	有效	总有效
治疗组	89	9(10.00)	73(81.11)	82(91.11)
对照组	89	4(4.44)	67(74.44)	71(78.89)
χ^2 值		2.07	1.15	5.27
P 值		>0.05	>0.05	<0.05

2.2 2组患者治疗前后血β-HCG变化

见表2。

表2 2组患者治疗前后血β-HCG水平比较(IU/mL, $\bar{x}\pm s$)

组别	n	治疗前	治疗后	t值	P值
治疗组	89	761.87±381.25	113.45±63.53	3.218	<0.05
对照组	89	771.23±395.63	152.24±14.25	2.923	<0.05
t值		1.68	5.24		
P值		>0.05	<0.05		

2.3 2组患者治疗后血β-HCG恢复正常时间比较

见表3。

表3 2组治患者疗后血β-HCG恢复正常时间比较(d, $\bar{x}\pm s$)

组别	n	β-HCG恢复正常时间
治疗组	89	15.11±4.18
对照组	89	18.86±4.77
t值		2.34
P值		<0.05

3 讨论

在中医历代专著中虽未见到宫外孕及异位妊娠病名的记载，但在“妊娠腹痛”“胎动不安”“胎漏”“癥瘕”等病证中有类似症状的描述[4]。随着血β-HCG检测敏感性的提高以及阴道B超的应用，使得异位妊娠的早期诊断率明显提高，异位妊娠保守治疗已经成为目前重要的治疗手段。保守治疗可免除手术痛苦及创伤，避免了术后并发症，同时最大限度地保持了输卵管的结构和功能，达到保留生育功能的目的，尤其适用于有生育要求的妇女[5,6]。而中药保守治疗与西药保守治疗比较具有毒副作用小的优势。肌注甲氨蝶呤进行杀胚治疗，其治疗机制是抑制滋养细胞增生，破坏绒毛，使胚胎组织坏死、脱落、吸收[7,8]；中医治疗宫外孕主要以活血化瘀、杀胚消癥为原则。由于孕卵未能移行胞宫，在输卵管内发育，多见腹痛、阴道出血，辨证多属少腹血瘀之实证。自拟方中桃仁、红花、丹参、赤芍活血祛瘀，当归补血和血，川芎活血行气，天花粉、山豆根活血杀胚且降血β-HCG，三棱、莪术破血散结，生牡蛎、茯苓散结消积。本病的诊断必须以现代医学B超、化验等客观指标为依据，同时西药杀胚作用强大，中药治疗降血β-HCG，促进盆腔血液循环和病理代谢产物吸收，防止粘连。通过多年的临床观察经验，保守治疗异位妊娠的过程中活血化瘀、消积要贯彻始终，即便患者有少量阴道出血，也不使用止血药，尤其是碳类止血药，以免影响化积疗效。

参考文献

[1]王大婉,从克家.妇产科疾病治疗学[M].17版.天津:天津科学技术出版社,2003:431.

[2]丰有吉,沈铿.妇产科学[M].北京:人民卫生出版社,2005:67.

[3]王培丽.输卵管妊娠治疗方法的探讨[J].实用临床医学,2003,4(3):98.

[4]黄健萍,吴蕙.实用中医妇科诊疗[M].北京:化学工业出版社,2009:214-221.

[5]陈昌武.桂枝茯苓丸加味治疗异位妊娠31例[J].实用中医药杂志,2001,17(9):14.

[6]石一复.异位妊娠的病因学研究进展[J].中国实用妇科与产科杂志,2000,16(4):196-197.

[7]黄红玲,施正洪.天花粉蛋白治疗与米非司酮、甲氨蝶呤治疗未破裂异位妊娠疗效比较[J].湖北中医杂志,2004,26(11):39.

[8]曹永利.甲氨蝶呤、米非司酮用于宫外孕保守治疗对照研究[J].山西医药杂志,2004,33(5):418-419.

（原载于《宁夏医学杂志》2013年第11期）

自拟益气养阴敛汗汤治疗糖尿病多汗症50例

侯建宁　王晓丽　马晓东

随着糖尿病的发病率逐年升高，糖尿病多汗症在临床非常多见，发病率在60%左右[1]。糖尿病患者辨证多属气阴两亏，我们采用自拟益气养阴敛汗汤治疗2型糖尿病多汗症50例，疗效较好，现报告如下。

1　资料与方法

1.1　一般资料

收集2005年10月—2011年10月我院门诊及住院2型糖尿病患者80例，糖尿病史5~15年；男性32例，女性48例，年龄（68.3±6.2）岁。西医诊断符合2010年WHO糖尿病诊断分型标准；中医诊断分型标准参照《消渴病（DM）中医分期辨证与疗效评定标准》[2]。采用就诊顺序将患者分为治疗组50例，对照组30例，2组临床资料有可比性（P>0.05）。

1.2　治疗方法

对2组患者均进行糖尿病知识宣教，合理进食，适量运动，常规糖尿病西药治疗，空腹血糖控制<7mmol/L，餐后2h血糖<10mmol/L。对照组在一般治疗的基础上，配合口服谷维素片（山西云鹏制药有限公司），一次30mg，3次/d，共治疗4周。治

疗组在一般治疗的基础上，口服自拟益气养阴敛汗汤，方剂组成：黄芪 30g，党参 15g，白术 15g，防风 12g，茯神 15g，沙参 15g，麦冬 15g，山药 15g，生地 15g，麻黄根 15g，煅龙牡各 30g，五味子 15g，山萸肉 15g，白芍 15g。1 剂/d，水煎服，早晚分服，连续 4 周。

1.3　疗效标准

参照《消渴病（DM）中医分期辨证与疗效评定标准》确定[3]。

1.4　统计学方法

采用 SPSS12.0 统计软件，计量资料用 t 检验，计数资料用 χ^2 检验，以 $P<0.05$ 为差异有统计学意义。

2　结果

2.1　2 组患者疗效比较

治疗组总有效率 94.0%优于对照组 76.79%（$\chi^2=5.02$，$P<0.05$）。

2.2　2 组治疗前后糖化血红蛋白值比较

见表 1。

表 1　2 组患者治疗前后糖化血红蛋白值比较（$\bar{x}\pm s$）

组别	n	治疗前	治疗后	t 值	P 值
治疗组	50	7.3±0.2	5.8±0.5*	2.125	0.04
对照组	30	7.6±0.3	7.1± 0.2	1.725	0.10

注：* 与对照组比较，$t=-14.53$，$P<0.01$。

3　讨论

2 型糖尿病是目前临床常见病及多发病，属中医“消渴”病范畴。病机多以“内热伤阴耗气”为主[3]，临床多表现为口干多饮，多尿，体重减轻，倦怠乏力，汗出明显或动则汗出，或夜寐盗汗。舌淡红，苔薄，脉沉细弱。患者在血糖控制良好的情况下，约 60%的患者多伴见多汗症[1]，严重影响患者的工作和生活。

多汗症临床可分为“自汗”和“盗汗”两种。笔者认为，自汗多以气虚为主，盗汗多以阴虚为主，病机肺脾胃气阴两虚，通过辨证给予益气固表、养阴敛汗疗法，疗效颇佳。

自拟益气养阴敛汗汤中黄芪、白术、防风取玉屏风之意，以益气固表，养阴敛汗，沙参、麦冬养肺胃之阴以清热，热去汗息；茯神健脾安神，可渗湿使水从下走；山药肺脾肾三脏俱补，以益气敛汗；生地可滋阴清热；麻黄根、煅龙牡敛汗，五味子敛汗以治标；山萸肉、白芍酸甘养阴。诸药合用共奏益气固表、养阴敛汗之功，而达治疗的目的。

参考文献

[1]饶振芳.中医药辨治糖尿病自汗症35例临床观察[J].河北医学,2010,16(1):91.

[2]钱荣立摘译.关于糖尿病的新诊断标准与分型[J].中国糖尿病杂志,2000,8(1):5.

[3]丁英钧.糖尿病"内热伤阴耗气"基本病机探讨[J].中医杂志,2008,49(5):389-341.

(原载《宁夏医学杂志》2012年第12期)

养阴化瘀汤治疗糖尿病性视网膜病变50例

侯建宁　罗尊宇

糖尿病性视网膜病变是糖尿病患者常见的并发症，是世界上目前重要致盲眼病之一，发病率约占糖尿病患者的44%。因此，阐明糖尿病性视网膜病变的发病机制，对防治该病具有重要的意义。1995—2003年，我们用养阴化瘀汤治疗糖尿病性视网膜病变50例，现报告如下。

1　资料与方法

1.1　一般资料

全部病例符合1985年世界卫生组织制订的糖尿病诊断标准及1984年由眼底病学术会议指定的视网膜病变（DRP）分期标准。50例患者中（100只眼），男34例，女16例；年龄43~71岁，平均53.5岁；病程3.20年；属非增殖型28例，增殖型12例；除1例双目失明外，9例有周围神经病变、高血压病变。临床表现：视力下降，视野改变，眼前有暗影飘动或视物变形。实验室检验：尿糖阳性，空腹血糖增高。眼底检查见视网膜微动脉瘤，点片状出血，硬性及软性渗出，新生毛细血管增殖条形成等不同程度的改变。

1.2　治疗方法

养阴化瘀汤：生山药60~90g，天花粉 30~60g，地骨皮15~30g，枸杞子10~20g，生地黄15~30g，玄参15~30g，牡丹皮10~20g，葛根10~20g，黄连6~10g，黄芪30~60g，赤芍药15~20g，丹参15~30g，乌梅10~20g，用法：水煎服，每日1剂，1个月为1个疗程，治疗期间可停用其他降糖药物。加减法：出血期间加三七粉、大黄或云南白药0.3g，每日3次；吸收期加郁金、茜草、益母草、山茱萸；恢复期加川芎、贝母、生牡蛎；形成机化物加昆布、海藻、夏枯草、鸡内金；网膜水肿加茯苓、车前子、泽泻；渗出物较多加苍术、白术、薏苡仁。

1.3　疗效标准

显效：视力由0.01提高到0.1以上或由0.1提高到0.5以上，眼底出血、水肿、渗出、微血管瘤中有 3 项以上减轻；有效：视力由 0.01 提高到 0.04 以上或由 0.1 提高到 0.2~0.4，眼底出血、水肿、渗出、微血管瘤有 1 项以上减轻；无效：视力和眼底改变低于有效标准。

2 结果

本组 50 例中，临床治愈 6 例，显效 18 例，有效 21 例，无效 5 例，总有效率为 90%。治疗前后空腹血糖、餐后 2h 血糖及尿糖变化比较，见表 1。

表 1　治疗前后空腹血糖、餐后 2h 血糖及尿糖比较 mmol/L，($\bar{x}\pm s$)

	n	空腹血糖	餐后 2h 血糖	尿糖
治疗前	50	8.50±0.35	13.50±0.50	++
治疗后	50	6.82±0.62*	10.10±0.32*	–

注：与本组治疗前比较，*P<0.05。

3 讨论

糖尿病性视网膜病变是糖尿病常见的并发病之一，其病机仍不离阴虚为本，由于阴虚津少，不能载血畅行，或阴虚火旺，煎熬血液而致血瘀，或阴虚津亏伤及气，气虚无力推动血液运行，均使瘀血阻于眼底血络，终至糖尿病性视网膜病变发生。纠正阴虚，控制血糖，可以有效地防止视网膜病变的发生和发展。养阴化瘀汤方中黄芪、山药、生地黄、玄参、枸杞子益气养阴；天花粉、葛根、黄连、乌梅清热生津，润燥止渴；牡丹皮、地骨皮、赤芍药、丹参清热凉血，活血化瘀。全方具有养阴清热，生津润燥，活血化瘀之功。通过血液流变学的研究证实，糖尿病多伴有血液流变和甲皱循环异常，养阴化瘀汤能较快地控制糖尿病患者的尿糖、血糖，对改善微循环，降低血液黏度，软化纤维组织，恢复视网膜功能有较好的疗效。

（原载于《河北中医》2004 年第 8 期）

益气活血通利法治疗泌尿系结石 40 例

侯建宁　徐丽娟

1999—2003 年，我们应用自拟芪参三金汤治疗泌尿系结石 40 例，现报告如下。

1 资料与方法

1.1 病例选择

本组病例来源于门诊及住院患者。以腰腹绞痛、尿痛、尿血或曾排过结石，经腹部 X 线平片、静脉肾盂造影、B 超或 CT 确诊者。

1.2 一般资料

本组40例中，男32例，女8例；年龄最小18岁，最大72岁；病程最短10d，最长12年。有典型肾绞痛25例，尿血30例，排尿困难10例，其中结石直径≥1cm 6例，0.5~0.9cm 16例，<0.5cm 18例。

1.3 治疗方法

采用益气活血通化排石法，予自拟芪参三金汤：生黄芪、党参、王不留行、冬葵子各15~30g，牛膝、赤芍药各12g，海金沙、鸡内金各15g，瞿麦、车前子各15g，石韦20~30g，金钱草30~50g，胡桃肉60g。每日1剂，水煎，分2次口服。加减：肾结石者加川续断、淫羊藿强肾利尿化石；输尿管结石加萹蓄、木通；肾区及少腹疼痛者加白芍药、延胡索；剧痛者可用解痉止痛西药；膀胱结石者重在化气行水，利尿通淋排石；血尿者加藕节炭、白茅根、三七粉（冲服）。同时嘱患者多饮水，保持日尿量（成人）在2500mL以上；忌食高钙、高磷、高嘌呤等饮食及大量维生素C；每日做跳跃运动10~15min。每周复查尿常规，每月做X线或B超检查1次，如患者在服药期间出现腰腹绞痛或感觉有结石排出，可随时X线摄片或B超复查。

1.4 疗效标准

治愈：症状、体征消失，B超或X线检查示结石影消失；显效：症状、体征消失，B超或X线检查示结石阴影减少或下移；无效：症状和体征均未消失。

2 结果

2.1 总疗效

本组40例中，治愈16例，显效15例，有效15例，无效2例，总有效率95%。

2.2 不同部位结石疗效

见表1。

表1 不同部位结石疗效比较 例

结石部位	痊愈	显效	有效	无效	总有效
肾结石	5(50.0)	4(40.0)	0	1(10.0)	10(25.0)
输尿管结石	8(42.2)	6(31.5)	5(26.3)	0	19(47.5)
肾伴输尿管结石	0	2(50.0)	1(25.0)	1(25.0)	4(10.0)
膀胱结石	3(42.9)	3(42.9)	1(14.2)	0	7(17.5)

2.3 不同大小结石排出效果比较

见表2。

表2 不同大小结石大小排出效果对比 例

结石大小(cm)	n	排出例数	排出率(%)
≥1	6	2	33.3
0.5~0.9	16	6	37.5
<0.5	18	8	44.0

从表 1、2 可知，肾结石、输尿管结石效果好；肾伴输尿管结石效果较差；结石<0.5cm 效果最佳，≥1cm 效果差。

3　讨论

泌尿系结石属中医学石淋、砂淋、血淋范围。其病因历代医家多认为湿热蕴结下焦，以致气化不利，尿液受其煎熬，日积月累，尿中杂质结为砂石。其治法古有忌汗、忌补之说，尤为忌补。《丹溪心法·淋》说："最不可用补气之药，气得补而愈胀，血得补而愈涩，热得补而愈盛。"按临床实际未必都是如此，至于淋证忌补之说，是指实热之证而言，诸如脾虚中气下陷，肾虚下元不固，自当运用健脾益气、补肾固涩等治法，不必有所禁忌。所以徐灵胎评《临证指南医案·淋浊》指出："治淋之法，有通有塞，要当分类。有瘀血积塞住溺管者，宜先通，无瘀积而虚滑者，宜峻补。"实则清利，虚则补益，是治疗淋证的基本原则。我们认为其病因大多为肾虚湿热下注，煎熬尿液，气虚血瘀而成结石，而临床所见，清热利湿药物大多苦寒伤胃，久用损伤脾肾之气，使水、气、血通调不利，致结石无力排出，使其排出率低。我们在临床实践中根据结石的疼痛性质，以瘀血为主，因瘀而致气水阻滞，水瘀为有形之物，必赖于气通之化。故采用益气活血、通化排石法，自拟芪参三金汤主之。方中黄芪有益气利水、升提起动作用，欲降先升，一升一降，重在通利，易于排石；党参能补中益气，润肺生津，增强肾之蒸化鼓动；胡桃肉味甘性热，通命门，利三焦，补肾益气；王不留行、冬葵子活血行瘀而散结，润滑攻窜而导下，导石排石；牛膝、赤芍药活血散瘀，使血气流通以除凝滞，引药达下焦病所，逐结石下移排出；金钱草、海金沙、鸡内金消积磨坚，溶石化石；石韦、瞿麦、车前子清热利尿，通淋排石。诸药合用，以期达到疏通水道、驱石外出之良效。

参考文献

[1]李卫青.温补肾阳、活血通淋治疗尿路结石疗效研究[J].中医药研究，2006，16(3):821-822.

[2]郑昌滋，华中亚，胡先畅，等.石淋止痛剂治疗肾绞痛临床与实验研究[J].湖北中医杂志，1999，21(3):109-111.

[3]陈德庆.以五金化石汤为主治疗泌尿系结石 30 例[J].中医研究，2000，15(6):29.

[4]罗尊宇，肖德村.化瘀消石汤治疗泌尿系结石 50 例观察[J].实用中医药杂志，1996，12(1):19.

（原载《河北中医》2004 年第 11 期）

第二章　经验方选编

侯建宁主任医师应用桑白皮汤治疗咳嗽病临床经验

曹丽翠

侯建宁主任医师临床擅长治疗呼吸系统及消化系统疾病，继承了宁夏回族自治区名老中医罗尊宇老先生对咳嗽病的基本认识，并结合自身多年的临床经验，总结出从肺热、脾虚、痰湿三方面论治咳嗽病，形成了“清、宣、润”治疗咳嗽的治疗原则。侯建宁主任医师主张在临床中辨病、辨证、辨症相结合，三位一体，灵活应用。推崇辨症为起点，辨病为靶点，辨证为提纲。在临床中，多从某一症状开始，因此辨症是医师诊治疾病最先关注的问题，也是整个诊疗活动的起点。通过从病人主诉中提取最主要的症状，判断为何病，通过对病、症分析，提炼出证，然后辨证论治。可以是同病异治，也可是异病同治。

侯建宁主任医师在临床中有许多经典医案，如应用桑白皮汤治疗咳嗽、痤疮，三合汤治疗胃痛、胸痹，仙泽止眩汤治疗各类眩晕，清胰汤治疗胰腺炎、阑尾炎等腹痛病，临床疗效显著。笔者跟随侯建宁主任医师多年，现将其对咳嗽病的认识及治疗做一总结。

1. 强调辨证需从肺、脾、肾论治

咳嗽为主要肺系疾病之一，在临床中，既可以为独立的疾病之一，也是诸多肺系疾病的主要症状之一，其多为各种内外因刺激，导致肺气失于宣发、肃降，肺气上逆，以咳嗽咳痰为主症的一类病症。病因有内外之分，外指风、寒、暑、湿、燥、火六淫之邪，从口鼻或从皮毛而入侵袭肺系，或吸入烟尘异味气体，使肺失宣降，气机上逆引起咳嗽。内因指肺脏自病及他脏及肺，由于肺系多种疾病迁延日久，或长期吸烟，耗伤肺气肺阴，影响肺之宣肃功能；他脏及肺主要指肝、脾、肾等受损伤及肺，如由饮食不节，嗜食生冷，烟酒过度；或过食辛辣肥甘，损伤脾胃，脾失

健运，痰湿内生，上渍于肺；或情志不调，肝失疏泄，气郁化火，木火刑金；或年老体弱，肾精亏损，气失摄纳。即五脏六腑皆令人咳，非独肺也。

明代医家赵献可在《医贯·咳嗽论》中认为咳嗽“虽分五脏六腑之殊，而其要皆主于肺”，指出本病当主要责之于肺，治疗上提出“咳嗽必责之肺，而治之之法，不在于肺，而在于脾，不专在脾，而反归重于肾”。侯建宁主任医师在传承前人学术思想的基础上，结合自己多年的临床经验，对辨治咳嗽的认识是：外感主因肺虚，内伤重视脾肾，尤重于肾。

2. 灵活应用桑白皮汤治疗咳嗽病，注重“清、宣、润”

侯建宁主任医师喜用桑白皮汤治疗咳嗽病，桑白皮汤出自《古今医统大全》卷四十四引《医林》，具有清肺降气、化痰止嗽之功效。其主治肺气有余，痰火盛而作喘者。临床常用于老年性慢性支气管炎、慢性肺源性心脏病急性发作期，由桑白皮、半夏、苏子、杏仁、贝母、山栀、黄芩、黄连等药物组成，方中重用桑白皮为君药，泻肺平喘，利水消肿；辅以黄芩、黄连、山栀以清泄痰热，热退则无以炼津生痰，咳喘自除；贝母、杏仁、半夏、苏子等平喘、祛痰、清三焦之热。诸药共奏涤痰清热、止咳平喘之功。

侯建宁主任医师根据自己多年的临床经验，将桑白皮汤进行优化，形成了自己应用桑白皮汤加减治疗咳嗽的经验。宁夏处于西北，整体气候偏于干燥，故在整个治疗过程中，祛风润燥贯穿始终，形成了“清、宣、润”的治疗原则。清者，具有清热散邪，防邪入里传变，既可以清肺热，也可以清痰热；宣者，可使肺气得以通畅，邪气外散有道，可疏风化痰止咳、祛湿化痰止咳；润者，养阴生津以防燥，性属平和而不滋腻。侯建宁主任医师在温燥初期，善用桑叶、炒苦杏仁，霜桑叶甘寒质轻，能够轻清疏散，虽疏散风热作用较为缓和，但亦可清肺热、润肺燥；杏仁性味苦，微温，能宣肺止咳降气。二者相辅相成，宣降有序，为治疗温燥的经典配伍用药。凡燥热明显者，注重清宣与凉润并中，祛邪不忘保护阴液，常选用麦冬、石斛、玉竹、玄参、天花粉、北沙参等药物滋阴生津以润燥。其次，侯建宁主任医师注重和胃肃肺以驱逐痰湿，胃失和降，则腑气不通，肺难以布津，从而导致水湿内生，痰饮内聚。故唯有胃气和降不上逆，肺气方可通调而肃降水津。因此临床上常选清润疏通、理气蠲痰之品，如贝母、半夏、枇杷叶、竹茹等。同时，因肺与大肠相表里，肠腑不通，三焦水道不利，津液输布失于常道，可导致肺气不利，宣降失职。因此，治疗咳嗽时宜三焦通畅，水道通调，则利于肺气宣降。临床上常选茯苓、薏苡仁、芦根等。最后，侯建宁主任医师强调肺为贮痰之器，脾为生痰之源，因此治疗咳嗽定要健脾益胃，固本澄源。

3. 临床经验举隅

患者男性，66岁。主因“咳嗽、咳痰、胸闷气短1周”就诊，既往有冠心病、肺气肿等慢性病病史。发病前有受凉史，症见：咳嗽咳痰，咳吐黄痰，痰黏量多，伴见胸闷气短气喘，心烦不寐，口干口渴，无发热恶寒，大便干结，小便短赤，尿量少。面诊：面色通红，舌红，苔黄腻。切诊：脉滑数。中医诊断：咳嗽病。中医证型：痰热蕴肺。病机分析：患者发病前有明显的受凉史，外感风寒邪气，邪气袭肺，肺失宣降，故见咳嗽，久而入里化热。标为外感邪气，本为患者年老体虚，多种慢性病，心肺气虚，外邪阻滞气道，导致肺不布津，脾运化水湿无力，酿生痰湿，蕴结日久化热，痰热互结，蕴结于肺，肺失宣降，故见咳嗽咳痰，胸闷等。方药：桑白皮汤加减。处方：桑白皮 15g、酒黄芩 10g、瓜蒌 15g、法半夏 10g、陈皮 10g、茯苓 15g、浙贝母 10g、炒栀子 10g、炒苦杏仁 10g、鱼腥草 30g，葶苈子12g、竹茹 10g、炒枳实 15g、酒大黄 9g、大枣 10g、炙甘草 10g。上药口服 3 剂后，咳痰量明显减少，胸闷气喘较前减轻，大便每日 1 次，仍觉心烦，咽干咽痒，阵发性干咳。去竹茹、葶苈子、鱼腥草；心烦在原方基础上加黄连清心除烦；咽干咽痒、干咳考虑为痰热伤及肺津，加祛风润燥之药，防风 10g、五味子 10g、桔梗 15g、射干 10g。再服 5 剂后，患者上述症状较前明显好转，基本无咳痰，偶有咳嗽，嘱患者停药，麦冬、石斛、桔梗、甘草泡水代茶饮。

4. 体会

桑白皮汤初见于《景岳全书·杂病谟》之喘促篇，文中记载："外无风寒，而唯火盛作喘，或虽有微寒，而重在火者，宜桑白皮汤，或抽薪饮之类主之。"在新版《中医内科学》教材中，桑白皮汤用于治疗痰热郁肺型肺胀，清金化痰汤用于治疗痰热郁肺型咳嗽，两者无论从药物构成、功效及治疗人群较为接近，因此在临床使用时容易混淆。桑白皮汤有清肺热、化痰平喘作用，因此临床上多用于咳嗽痰多的疾病，其组方桑白皮、黄芩、杏仁、苏子、炒栀子、贝母具有很好的涤痰作用，因此对于合并有慢性支气管炎、肺气肿、肺心病等疾病的咳嗽效果较好。清金化痰汤主要药物为黄芩、山栀子、知母、桑白皮、瓜蒌、贝母、麦冬、橘红、茯苓、桔梗、甘草，主治痰热壅肺咳嗽，证属痰热者。在临床应用中，侯建宁主任医师将桑白皮汤灵活应用于肺系疾病中，根据外感、内伤不同，随症加减。

跟随侯建宁主任医师学习多年，自己的临床思维更加开阔了，尤其对辨症、辨证、辨病的认识，是我们在临床诊治过程中必备法宝，虽然都是对疾病本质的认识，但病的重点是全过程，证的重点是现阶段，而症状和体征是病和证的基本要素，疾病和证候均由症和征构成，一种疾病可见多种不同的症状和证候，同一证候又可见于多种不同的疾病过程。面对现在病情较为复杂的病人，基础病很多，很难用一个证型去涵盖、解释所有的病情，因此侯建宁主任医师更注重辨症，先在众多主诉中提炼主症，根据主症确定疾病，然后结合症状、体征再确定证型。这种临床思维让我们年轻一代医生受益匪浅。

三合汤加减治疗胃脘痛诊疗经验

付慧玲

胃脘痛为临床常见病、多发病，常由外感、伤食、情志内伤等导致，初发以实证多见，病机单一，其病机多为“不通则痛”，《中医内科学》将其分为饮食停滞、肝气犯胃、寒邪客胃、脾胃湿热、肝胃郁热等证型；迁延日久则由实转虚，出现虚实夹杂之象，既有“不通则痛”，又有“不荣则痛”“久病入络”之证，临床尤以虚实夹杂，兼有血瘀、阴虚、阳虚、阴阳气血俱虚等多见，病情迁延，反复发作，治疗更为棘手。

三合汤是著名国医大师焦树德教授幼年从其外祖父处得之，是治疗胃脘痛经验方，后焦老应运之临床，疗效显著，将其公开，口诀为：“痛在心口窝，三合共四合”，“心口窝”指胃脘处，“三合”即三合汤，“四合”即四合汤。侯健宁主任医师治疗慢性胃病30余载，临床经验丰富，于杂志偶得此方后，调整方药以三合汤为基础，临床治疗各种原因引起的胃脘痛，疗效显著，现介绍如下。

三合汤即以良附丸、百合乌药汤、丹参饮3方组合而成，方中高良姜6~10g，香附6~10g，丹参30g，檀香6g（后下），砂仁3g（打，后下），百合30g，乌药9~12g，气血同调，寒温并用。其中高良姜辛热，温胃散寒；香附辛平，疏肝理气。二药合用，善治寒凝气滞胃痛。百合甘平，主入肺、胃经，降泄肺胃郁气，肺气降则胃气和，则诸气俱调；乌药辛温，主入肺、脾、肾经，顺气散滞畅中，疏通肺胃之逆气。两药合用，既清泄肺胃之气，又防百合辛凉之性有碍中运。丹参微寒，清泄心肝，凉血祛瘀止痛；檀香理气调中，散寒止痛；砂仁理气化湿，性温而不燥，行气而不破气。三药相合，对缠绵难愈、气滞血瘀、正气渐虚的胃脘痛，不但能够活血定痛，且能醒脾、调胃、益肾、养血。三方相合，组成三合汤，调理肝、脾、胃气机为主，兼以活血止痛，为治疗心腹诸痛良方。

侯健宁主任医师在临床运用中认为，慢性胃病常伴发焦虑、抑郁，而中医门诊病人多为久病，已为虚证，或虚实夹杂，故在使用三合汤时以丹参饮为基础方，檀香价格昂贵，更为降香，一则减轻病人负担，二则降香性辛温，归肝、脾经，具有化瘀止血、理气止痛的功效，用于治疗吐血、衄血、外伤出血、肝郁胁痛、胸痹刺痛、跌打伤痛、呕吐腹痛等，《本草纲目》记载“疗折伤金疮，止血定痛，消肿生肌”，《本草经疏》记载“降真香，香中之清冽者也，故能辟一切恶气……上部伤，瘀血停积胸膈骨，按之痛或胁肋痛，此吐血候也，急以此药刮末，入药煎服良。治内伤或怒气伤肝吐血，用此以代郁金神效”。上腹畏寒怕冷者加良附丸，脾胃有郁热者常去之；腹中冷痛不得宁，伴心烦眠差者加百合乌药丸；肝火犯胃，加左金丸(黄连 9~15g，吴茱萸 3g)；泛酸加乌贼骨 15g，海螵蛸 10g；胀痛为主放射至两胁肋部者加四逆散(白芍 10g，柴胡 15g，枳实 10~20g，炙甘草 6g)；不思饮食加焦三仙各 15g；胃寒偏重去百合乌药汤，丹参减为 20g，重用高良姜，或加桂枝 10g、炙甘草 6g；湿浊不化，以寒湿为主，加平胃散；湿热为主，去高良姜，加黄连 6~15g、茯苓10~15g；大便色黑，潜血阳性减高良姜，加蒲黄炭 10g、白及 10g、生藕节 15~30g、三七 6g、茜草炭 10~20g；胃阴不足者，去高良姜、砂仁，重用百合至 300g，酌加沙参、麦冬、知母等滋阴药；腹中胀痛，反复发作，痛有定处者，加三棱、莪术各 15g。临床运用多年，胃痛无不缓解。

典型案例：

1. 阳虚血瘀，兼有阴虚气滞（慢性浅表性胃炎）

某男，60 岁。2012 年 7 月 18 日初诊。反复胃脘痛 10 余年。以刺痛、隐痛为主，痛处固定，常感觉胃脘部冷凉，进凉食则痛甚，进硬食则嘈杂、胀满，食欲尚可。舌淡黯，苔白，脉细涩。胃镜示：慢性糜烂性胃炎伴腺样增生。西医诊断：慢性浅表性胃炎。中医诊断：胃脘痛（阳虚血瘀，兼有阴虚气滞）。治法：温中化瘀，滋阴理气止痛。侯健宁主任医师给予三合汤加减。高良姜、香附（制）各 10g，百合 20g，乌药 10g，丹参 30g，降香 10g、砂仁（打，后下）各 6g，三棱、莪术各 10g，桂枝 15g，白芍 12g，生姜 10g，炙甘草 6g。水煎300mL，早中晚温服，1 剂/d，嘱清淡软食，忌生硬冷凉。4 剂后，疼痛明显减轻，后加减调理 10 余剂，疼痛消失而停药。仍嘱清淡软食，一年后随访，痛未再发。

按：胃脘部刺痛、痛处固定，舌黯，脉涩，均为血瘀之征；胃脘部冷凉，进凉食则痛甚，系阳虚之象，胀满乃气滞所致；脉细因胃痛多年，运化不足，阴血渐亏之象。三合汤加桂枝、白芍、生姜，取小建中汤之意，以温运中阳、滋养阴血，同时能理气化瘀止痛，较为合拍，故数剂即见效。

2. 阴虚血瘀，兼阳虚肝郁（慢性浅表性胃炎）

某女，47 岁。2019 年 9 月 13 日初诊。胃脘部疼隐隐作痛多年，加重半年。素有胃疾，情志抑郁多疑，半年前因家庭纷争胃痛加重，现以隐痛、刺痛、嘈杂、纳欠佳为主；进食冷物则觉胃脘部冷痛，并常伴有咳嗽，稍食辛辣则胃脘部有烧灼感、泛酸。舌质淡，苔薄，脉弦细。2019 年 4 月 7 日胃镜示：慢性浅表性胃炎。西医诊断：慢性浅表性胃炎。中医诊断：胃脘痛(阴虚血瘀，兼阳虚肝郁)。治疗当滋阴温阳、疏肝理气、化瘀止痛，给予三合汤加减治疗。香附（制）、柴胡（醋）各 15g，百合 20g，乌药 10g，丹参 20g，降香 10g、砂仁（打，后下）6g，三棱、莪术各 10g，乌贼骨（先煎）45g，浙贝 6g，生龙牡(先煎）各 30g，焦三仙各 15g。水煎

300mL，早中晚饭后温服，1剂/d，嘱清淡软食、调畅情志、忌生硬冷凉。5剂，疼痛消失，原方再服用5剂后，以柴胡疏肝散合香砂六君子汤7剂善后。半年后患者因患感冒再次就诊，诉胃脘痛半年内未再发。

按：胃脘部隐痛、刺痛为血瘀之象；进食冷物则胃脘部不适，中阳已略显不足；情志抑郁，食辛辣则胃脘部有烧灼感、泛酸，为肝郁日久化热，横逆犯胃所致；以三合汤减高良姜，再加醋柴胡、乌贼骨、龙骨牡蛎以疏肝理气、制酸止痛；全方以滋阴化瘀为主，疏肝理气、温运中阳为辅，契合病机，故有良效。患者素有胃疾，情志抑郁多疑，当以柴胡疏肝散合香砂六君子汤疏肝健脾理气善后。

仙泽止眩汤治疗眩晕症诊疗经验

王晓丽

眩晕是临床常见病及多发病，是身体空间定位的运动错觉，是对自身或外物旋转、摇晃、升降沉浮、倾倒等的错觉，可并存眼球震颤、平衡障碍、恶心、呕吐、出冷汗、面色苍白等植物神经紊乱表现，常见病如下：

1. 梅尼埃病

为内耳水肿所致，临床表现为突然发作性眩晕、恶心、呕吐、全身冷汗淋漓、面色苍白，可并存眼震，情绪紧张。每次发作持续数分钟至数小时不等，长者可达数天，一般可在1~2d内缓解。可多次反复发作，伴有听力减退、耳鸣、耳内胀满感等。长期发作可致听力严重受损，甚至耳聋。电测听、听觉诱发电位、眼震电图检查可见外周前庭功能受损。除眼震及第8对颅神经受损外，神经系统检查无异常体征。诊断须排除其他神经系统疾病。

2. 前庭神经元炎

前庭神经元炎常见于30~60岁的成人，儿童少见。临床上可见突然发生的眩晕、恶心、呕吐、平衡障碍但无耳鸣和听力下降等症状。病程数周至数月，检查可见眼震及前庭功能低下。发病前可有上呼吸道感染等前驱感染病史。诊断依据：主要是仅有前庭受损的症状和体征，无耳蜗或其他神经系统受损的体征。检查可见单例前庭功能受损的证据。病愈后很少复发。

3. 小脑卒中

主要是小脑出血和小脑梗死。

（1）小脑出血：临床表现为突然眩晕、恶心、呕吐、头痛、轻度意识障碍、嗜睡。偶可出现眼震，但严重程度不等。神经系统定位体征可不明显，查体可仅见肌张力降低，腱反射减弱。头部CT可见小脑出血，并发（或无）梗阻性脑积水表现。

（2）小脑梗死：小脑下部梗死与外周性前庭损害相鉴别，小脑前下动脉（AICA）梗死通常引起周围性前庭功能障碍和中枢性前庭功能障碍而出现眩晕。对于冷热刺激反应正常的AICA梗死的眩晕患者，其眩晕可能来源于中枢前庭结构。AICA分支支配的脑干或小脑区域梗死常伴同侧内耳迷路梗死，出现眩晕并突聋。临床上诊断迷路梗死主要是依靠间接推理：当患者出现突聋伴眩晕，常规MRI显示耳聋同侧有AICA支配区急性梗死，则推测同时有内耳迷路梗死。

4. 椎基底动脉供血不足

椎基底动脉供血不足是老年人眩晕的常见原因。眩晕发作一般突然出现，持续数分钟，常并存其他后循环缺血的神经系统症状。长期的眩晕发作，但无其他症状为椎基底动脉短暂性脑缺血发作（TIA）的不典型表现。多见于中、老年人，是短暂脑缺血发作的一种类型，多有脑血管病的危险因素或颈椎病病史。患者往往突然出现眩晕，反复发作。眩晕发作时，患者自觉下肢发软，站立不稳，感觉周围环境摇晃或旋转，尚伴随明显的恶心、呕吐、倾倒发作、视物不清、头痛、运动或感觉障碍，严重患者可有短暂性意识障碍。偶可有耳鸣。前庭功能检查多在正常范围。

5. 耳石症

又称良性阵发性位置性眩晕。是一种临床上常见的周围性前庭疾病，是最常见的源于内耳的眩晕病。当头部运动到某一特定位置时可诱发短暂的眩晕，并伴有眼震和自主神经症状。可见于各年龄段，老年人多见。该病具有自限性。最常累及的半规管为后半规管（占80%~90%），其次为外半规管（占10%），最少受累的是上半规管（占2%）。

首先依据诊断标准、结合辅助检查确定是哪种疾病导致的眩晕，治疗上也体现不同。侯建宁主任医师在临床诊疗过程中，每每在辨证论治的基础上合用泽泻30g、仙鹤草30g，效果显著。《金匮要略讲义》："心下有支饮，其人冒眩（头晕、目眩），泽泻汤主之。"泽泻汤具有西药的脱水、利尿、镇静止吐作用，仙鹤草苦涩平，归肺肝脾经，收敛止血，止痢杀虫兼具养阴之功。近代药理研究表明：有明显收缩周围血管之作用，加速血液循环，消除脑部等重要脏器的动脉痉挛并有利于病灶局部水肿的吸收。体型偏胖，中焦痰湿明显，结合舌脉，当以半夏白术天麻汤合泽术汤加减；平素肝气郁滞，日久肝郁化火证，肝阳上亢，出现头晕头痛等症当以天麻钩藤饮合仙泽止眩汤加减。这是临床常见的病症，当然人各有异，体质不同，证也不同，从西医来讲，无论是梅尼埃病、耳石症还是小脑卒中，都可以按照眩晕病的范畴辨证论治，同时在治本的同时加入治标的泽泻、仙鹤草，均能起到良好的疗效。

侯建宁主任医师善用仙泽止眩汤治疗脾虚痰湿型眩晕，痰湿阻滞清窍所致。古代医家所言：无虚不作眩、无痰不作眩、无风不作眩，但当今社会，安逸少动，嗜食肥甘，助湿生痰者多。泽泻汤可能具有西药的脱水、利尿、镇静止吐作用，仙鹤草苦涩平，归肺肝脾经，收敛止血，止痢杀虫兼具养阴之功。近代药理研究表明仙鹤草有明显收缩周围血管之作用，加速血液循环，消除脑部等重要脏器的动脉痉挛并有利于病灶局部水肿的吸收。仙鹤草具有清热解毒，能够补虚益气，对于虚劳、体弱等症状有一定的改善作用，有助于增强患者的体质。仙鹤草对于焦虑、失眠和情绪不稳定等有一定的缓解作用，能促进睡眠质量的提高，有助于患者恢复良好的精神状态。仙鹤草中的仙鹤草素是较为有效的强心剂，能够增强心脏的心率和收缩强度，对预防心血管疾病有一定的作用。仙鹤草能扩张血管，可以促进血液流通，从而降低血压。

仙泽止眩汤由侯建宁主任医师自拟，在泽泻汤基础上，适做调整，方药共计 5 味药物：仙鹤草 30g，泽泻 30g，炒白术 15g，葛根 20g，石菖蒲 15g。虽主治痰湿蒙窍型的眩晕，但在临床中，常将此方广泛应用于各类眩晕中，如梅尼埃综合征、耳石症、高血压、颈椎病及其他外周性眩晕和中枢性眩晕，临床疗效显著。

第三章 跟师感悟

师恩如光

——记我的老师侯建宁主任

付慧玲

第一次看见侯老，是11年前，刚进医院没几个月轮转的时候，不知道中医科在哪里，不知道中医科能干什么。和二线一同走在门诊大厅里，那是一个夕阳余晖映射进门诊大厅的午后，迎着对面一个身材瘦小、头发花白，甚则印象里脸色都不够明亮的50余岁的大叔，正逆光低着头认真走路……后来每每回忆起那个场景，我都会感慨，那大概是我印象里侯老精神最低迷的一刻，甚至在他后来生病的时候，都不曾有过的。后来他们说我肯定记错了，侯老就没有那样过，好吧——二线跟我说，那是你们中医科的侯主任，他是你们科最好的大夫了，当时我心里有一丝丝的震惊加疑惑，对未来回科室的生活和工作充满了无知甚则恐惧。而侯老身后的那道光，深深地印在记忆中，甚则照亮我职业生涯的茫茫前路。

侯老是我参加工作进中医科的第一位二线加老师，其实并不如我的第一印象，头发虽花白却精神矍铄，听说40多岁时年龄小的病患就管他喊“侯爷爷”，这一喊喊了十几年，到现在都是“侯爷爷”，他也并不在意。方子干净利落，每方不过十五六味，有治标有治本，跟导师的思路截然不同。当然我当年对饮片的价格没有深刻的了解，满脑子刚毕业愤青的学术头脑，丝毫没有发现，侯老的方子除了干净利落，最大的特点是物美价廉。直到有一次，跟着他在门诊抄方，一个面瘫的病人，侯老让我先开个方子看看，我顺理成章地开了很多虫类的药物拿给他看，他看完当着病人的面，大声说：你家是开矿的吧……你知道这个方子多少钱吗？说得我“满脸红光”，后来临床久了才深刻领悟到，价格是中药方剂多么重要的一部分，在当前的医疗环境下，它是影响病人复诊率和疗效的重要因素。所以，侯老对饮片价格的了解到了“令人发指”的程度，哪个药物几毛，哪个药物才几分钱却有什么样难得的疗效，他都了解得一清二楚。贵重药品能不用则不用，要用能用3g起效绝不会用到6g；有价格亲民的药物代替绝不用贵药。那次被当众指责的经历几乎成了我的“心理阴影”，自从上门诊后每次开完方子我都会仔细研究一下价格，每次用药价格略高的时候都会想起侯老当时的表情……

都说一个中医大夫的方子能反应一个大夫的性格甚至人格，侯老方子干净利落，标本兼治，什么证用什么方，什么症用什么药，没有一丝繁琐陈腐的理论言说，正如侯老的为人处世方式——说话直白，从不阿谀奉承，不趋炎附势，不专为达官显贵开通绿色通道，对病患一视同仁。记得有一次医院系统升级，临床应用初期十分不便捷，对电脑不是很精通的他造成了不小的困扰，信息科的人去门诊调研，侯老毫不客气地说：“你们的系统设置得非常好，电脑变成了猪脑，把猪脑按在电脑上，让人去用，你们觉得会好用吗？”说得信息科的人哑口无言，后来成了我们茶余饭后解气的笑谈。

时光荏苒，十余年弹指一挥间，侯老已退休，却不愿在家休息，亦不接受任何私人医院的高薪聘任，仍坚持在医院每周出4个专家门诊，节假日几乎从不间断。医院对返聘人员的返聘工资做了些许调整，但他却毫无怨言，后来有一次问起，他感慨说：“我在家闲着也是闲着，出来上上班也是好，真是舍不得那些病人。私立医院去不得，给你那么多任务，我又不可能为了盈利开出高价的药，也让人聘请的人为难，还不如在医院继续干着，反正我又不缺钱”……利欲熏心的时代，能说自己不差钱的人又有几个呢？

侯老酷爱养花、收藏石头。家里、诊室里总有那么些耳熟能详的花，却被他养得神采奕奕。绿萝叶大色翠，从文件柜一直垂到地面上，文竹绕着暖气管道和花架支开那么大一面绿墙，家里的散尾竹要撑到屋顶，穿心莲错综盘绕于花架上，一盆巨大的蟹爪兰听说是随便从别人家摘了一枝子繁衍来的……我每每都要感慨一下，侯老是用了什么肥沃的土壤施了什么神奇的肥料让它们这么奋力地生长，侯老却总说只是院子里的黄泥巴，水龙头里的自来水，让人匪夷所思。至于侯老的石头，更是千奇百怪，造型特异，可惜我并不能理解。有猴子拜观音、七色葫芦、金蟾对蛤蟆、一帆风顺……而在我看来，却更像结节性肝硬化的肝脏、皮蛋、肿大的胰腺……不能理解它们的价值，但它们要么隐于花间，要么立于案头，要么支于花下，与侯老、侯老的花总是形成了一道靓丽的风景线，似乎他们是融为一体的，互相映衬的，互生光辉的。有侯老在的地方，必然有花、有石、有病患，一派欣欣向荣，一派欢乐祥和，一派持重温和……

暖心的一瞬间

王晓丽

2006 年 7 月，我研究生毕业后来到银川市第一人民医院工作，与可亲可敬的侯主任一起工作已 18 年。

记得刚参加工作不久，一天下午，我照例跟随侯主任上便民门诊，当时的条件还不像现在这么先进，手写处方，大病医疗开药需要参考一个蓝色的印刷本，由于我对那个小本本的内容不太熟悉，开一种药往往就要找半天，商品名、药品名、剂量规格、适应证、是否报销，都是要顾及的，病人排长队等候，心情也比较焦虑，其中一个病人就冲我发火了："你干啥呢，开个药这么半天，我等到啥时候呢，干不了就别干了！"我当时羞得面红耳赤，恨不得找个地缝钻进去，这时旁边的侯主任立马为我伸张正义："她是来帮忙的，我一个人开的话会更慢，再说她刚刚上班，还不熟悉，如果是你自己的孩子，你还这样对待吗？"病人沉默了，在那一瞬间，我感动至极，真的特别暖心，当年我 28 岁，是我失去双亲的第三年，我似乎很久没有体会到这种温暖的亲情了，而我的上级医师竟然像长辈一样护着我，简简单单的几句话，让我铭记一生，我深知这是值得我敬重一生的好主任。

后来的工作中，逐渐了解了侯主任的性格，踏实、认真、幽默、乐观，爱工作、爱生活，以一名优秀的中医人践行自己的从医之路。侯主任不仅大公无私地为我们分享看病的经验，闲暇之余还会给大家教教做美食、赏石头、理花草，这样说来，我们的侯主任不仅医术高明，还非常热爱生活，真的是我们工作生活中的榜样。

医者仁心，侯主任这么多年的临床工作中积累了很丰富的临床经验，与他的仁心仁术是密不可分的。每次开完处方，他都要看一下价格，而且他熟知每一味中药饮片的价格，在确保疗效的前提下，首选价格低的，为患者治病的同时，还节省费用，越来越多的患者为他竖起大拇指！正是这样日复一日地坚持，侯主任身边聚拢了越来越多的患者粉丝。

暖心的一瞬间，也是暖心的一世，在我从医生涯中能遇到这样一位德高望重的良师益友，可谓是幸运至极，在此，祝福侯主任健康、长寿、乐观、豁达！

主要参考文献

[1] 田德禄.中医内科学[M].北京:人民卫生出版社,2002.

[2] 裴正学.国医名师裴正学医学经验集[M].北京:中国中医药出版社,2016.

[3] 马宝璋,杜惠兰.中医妇科学[M].上海:上海科学技术出版社,2012.

[4] 李日庆.中医外科学[M].北京:中国中医药出版社,2007.

[5] 北京中医医院.赵炳南临床经验集[M].北京:人民卫生出版社,2006.

[6] 焦树德.焦树德[M].北京.中国医药科技出版社,2010.

[7] 刘毅,张卓.三合汤、四合汤辨治胃脘痛[J].实用中医内科杂志,2018,32(2):66-67.

[8] 仝小林.论辨症、辨病、审因与辨证论治在临床中的应用[J].中医杂志,2013,54(2):93-95.

[9] 王翼天,魏秀秀,赵林华,等.基于病证结合模式的经方新用探讨[J].中医杂志,2019,60(23):2055-2057.

[10] 沈自尹.从肾本质研究到证本质研究的思考与实践——中西医结合研究推动了更高层次的中医与西医互补[J].上海中医药杂志,2000,34(4):4-7.

[11] 方朝义,方芳.从脏腑辨证中“病”的嵌构谈“病与证”的相关性[J].医学与哲学,2009,30(23):52,68.